JAMT技術教本シリーズ

循環機能検査
症例集

監修 一般社団法人　日本臨床衛生検査技師会

じほう

JAMT 技術教本シリーズについて

　本シリーズは，臨床検査に携わる国家資格者が，医療現場や検査現場における標準的な必要知識をわかりやすく参照でき，実際の業務に活かせるように，との意図をもって発刊されるものです。

　今日，臨床検査技師の職能は，医学・医療の進歩に伴い高度化・専門化するだけでなく，担当すべき業務範囲の拡大により，新たな学習と習得を通じた多能化も求められています。

　"検査技師による検査技師のための実務教本"となるよう，私たちの諸先輩が検査現場で積み上げた「匠の技術・ノウハウ」と最新情報を盛り込みながら，第一線で働く臨床検査技師が中心になって編集と執筆を担当しました。

　卒前・卒後教育は言うに及ばず，職場内ローテーションにより新たな担当業務に携わる際にも，本シリーズが大きな支えとなることを願うとともに，ベテランの検査技師が後進の教育を担当する場合にも活用しやすい内容となるよう配慮しています。さらには，各種の認定制度における基礎テキストとしての役割も有しています。

一般社団法人　日本臨床衛生検査技師会

本書の内容と特徴について

　心電図検査はどこの施設でも行うことができる生理検査のひとつとして，すべての診療科で汎用されている。簡便かつ繰り返し記録を行うことが可能なため，診断や経過観察における病態把握に非常に有用な検査である。

　心電図を判読するには，基本的な心電図計測から始まり，不整脈，さらに波形評価を行い総合的に判断されるが，実際の臨床での心電図判読は，1枚の心電図の所見判読ではなく，検査目的，主訴や既往歴，現病歴などの臨床的背景を加味した判読が行われ，臨床心電図として活用されている。

　本書は，これから臨床の現場で心電図検査を担当する方，またすでに担当している方々が，実践の経験年数にとらわれずに本書（循環機能検査症例集）を通して多くの症例を経験し，知識と技術を習得することを目的としている。

　標準12誘導心電図（以下，本書では12誘導心電図とする）のほかに，長時間記録心電図，心臓超音波検査，循環器バイオマーカーや侵襲的検査の電気生理検査，冠動脈造影検査，また近年不整脈治療において大きく発展した高周波カテーテルアブレーション治療法も解説した。

　本書を活用することにより，心電図検査がどうして行われたか（心電図を記録した経緯），心電図所見と臨床の現場で行われた心電図判読，診断・治療および臨床経過を通して，多くの症例を学び，臨床の現場に立って活躍していただけることを願っている。

「循環機能検査症例集」編集部会

編集委員および執筆者一覧

●編集委員

泉	礼司	倉敷芸術科学大学　生命科学部　生命医科学科
内田	文也	三重ハートセンター　診療支援部
富原	健*	帝京大学医学部附属病院　中央検査部
小郷	正則	日本臨床衛生検査技師会
中井	規隆	日本臨床衛生検査技師会

[*は委員長]

●執筆者

安保	浩二	大阪市立大学医学部附属病院　中央臨床検査部
生駒	俊和	北陸大学　医療保健学部　医療技術学科
泉	礼司	倉敷芸術科学大学　生命科学部　生命医科学科
内田	文也	三重ハートセンター　診療支援部
北川	文彦	藤田保健衛生大学病院　臨床検査部
齋藤	和	北海道社会事業協会小樽病院　臨床検査科
柴田	正慶	北海道循環器病院　臨床検査科
武田	淳	藤田保健衛生大学病院　臨床検査部
筑地	日出文	倉敷中央病院　臨床検査技術部
富原	健	帝京大学医学部附属病院　中央検査部
藤岡	一也	大阪市立大学医学部附属病院　中央臨床検査部
松林	正人	三重ハートセンター　診療支援部
山崎	正之	大阪府済生会中津病院　検査技術部
山田	宣幸	三菱京都病院　臨床検査科

[五十音順，所属は2017年10月現在]

目　次

1章 ● 正常心電図 ——————————————————————— 1

1.1：正常心電図（成人）・・・・・・2
1.2：正常心電図（小児）・・・・・・7

2章 ● リズム異常 ——————————————————————— 11

2.1：洞頻脈・洞徐脈・・・・・・12
2.2：上室期外収縮・・・・・・20
2.3：上室頻拍・・・・・・26
2.4：心房細動・・・・・・35
2.5：心房粗動・・・・・・46
2.6：心室期外収縮・・・・・・53
2.7：心室頻拍・・・・・・63
2.8：心室細動・・・・・・73
2.9：洞不全症候群・・・・・・75
2.10：房室ブロック・・・・・・83
2.11：ペースメーカ心電図・・・・・・105

3章 ● 形の異常 ——————————————————————— 121

3.1：早期興奮症候群（WPW 症候群）・・・・・・122
3.2：形の異常・・・・・・126

4章 ● 心肥大 ——————————————————————— 141

4.1：左室肥大・・・・・・142
4.2：右室肥大・・・・・・146

5章 ● 冠動脈疾患 ——————————————————————— 149

5.1：狭心症・・・・・・150
5.2：心筋梗塞・急性冠症候群・・・・・・155

■目 次

6章 ● その他 ——————————————————————— 167

6.1：Brugada 症候群・・・・・168

6.2：J 波症候群・・・・・170

6.3：QT 延長症候群・・・・・172

6.4：電解質異常・・・・・174

6.5：肺塞栓症・・・・・178

6.6：心膜炎・・・・・182

6.7：心筋炎・・・・・185

6.8：心筋症・・・・・187

6.9：くも膜下出血など・・・・・202

6.10：右胸心・・・・・204

6.11：末梢動脈疾患・・・・・207

6.12：循環器疾患のバイオマーカー・・・・・210

付　録：共用基準範囲・おもな検査項目のうち共用基準範囲以外の基準範囲・パニック値・
　　　　おもな心臓超音波検査項目・・・・・219

査読者一覧・・・・・224

索　引・・・・・225

本書の記載ルールについて

◆正常（基準範囲内）心電図は「正常心電図」と記載する。

◆標準 12 誘導心電図は「12 誘導心電図」と記載する。

◆ Morris 指数（P terminal force）は「P terminal force」と記載する。

◆臨床化学検査データ，臨床血液検査データの一覧表には略称のみ記載した。詳しくは付録「表1，2　共用基準範囲」（p.220）「表3　おもな検査項目のうち共用基準範囲以外の基準範囲」（p.221）を参照のこと。

◆心臓超音波検査データの一覧表には略称のみ記載した。詳しくは付録「表5　おもな心臓超音波検査項目」（p.223）を参照のこと。

1章 正常心電図

章目次

1.1：正常心電図（成人）……………………… 2

1.2：正常心電図（小児）……………………… 7

SUMMARY

心電図を読むときは，まず正常心電図を知ることが重要となる。

判読には，基本的な心電図計測から始まり，不整脈，さらに波形評価を行い総合的に判断される。

心電図計測値が基準範囲内の場合は，正常心電図と判断される。

基準値を逸脱している場合でも健常者に認められれば正常亜型と判断されるが，その場合にも病歴や患者背景（冠危険因子の有無）の確認が重要となる。

また，12誘導心電図が正常でも，器質的心疾患を否定できないことに留意する。

その他にも心電図は発育に伴い変化する。乳児期，幼児期，学童期などおおよその心電図変化を把握することが心電図判読に必要となる。

本章では，症例情報をもとに心電図判読の基本となる心電図計測データにより心電図所見を同定し，心電図を判読する手順，および心電図検査室で最も多く認められる心電図所見である正常心電図の留意点を確認していただきたい。

1章 正常心電図

1.1 正常心電図（成人）

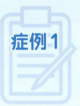

症例1

● 40歳台女性。
主訴：脂質異常症と右側胸部誘導（V₁, V₂）における陰性T波の精査。
現病歴：人間ドックにてコレステロール高値，精査目的のため当院受診。
家族歴：母親に虚血性心疾患，コレステロール高値。
受診時12誘導心電図を図1.1.1に，臨床検査データを表1.1.1に示す。

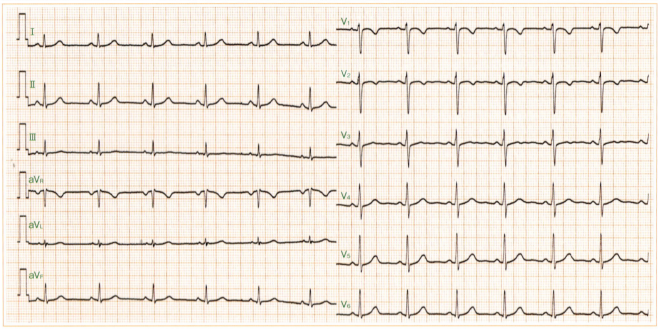

図1.1.1　受診時12誘導心電図

表1.1.1　臨床検査データ

心電図計測データ	
記録条件	25mm/秒　10mm/mV
調律（Rhythm）	洞調律
心拍数（HR）	73/分
QRS軸	＋56°
P波	Ⅱ誘導：幅0.1秒，高さ0.14mV， V₁：Morris指数（P terminal force）0.02mm・秒
PR（PQ）時間	0.14秒
QRS波	幅0.94秒，高さSV₁ 0.88mV，RV₅ 1.25mV， R+S 2.13mV
胸部移行帯	V₃-V₄
ST-T（U波）	STに特記所見認めず T波：V₁, V₂で陰性T波 T電位：V₁ −0.25mV，V₂ −0.1mV U波：（−）
臨床化学検査データ	

GLU（mg/dL）	98	HDL-C（mg/dL）	65
TG（mg/dL）	67	LDL-C（mg/dL）	228
TC（mg/dL）	306	HbA1c（%）	5.4

● 1. 心電図所見

V₁, V₂誘導に陰性T波が認められる。
正常心電図である。
健常者に認められる基準範囲から逸脱している心電図所見（ST上昇，陰性T波ほか）は正常亜型（normal variation）と分類されている。

● 2. 健常者で認められる正常亜型（normal variation）の心電図所見

① Ⅲ, aV_L, V₁で認められる陰性P波
心房の興奮ベクトルは前額面で左下に向かうので，Ⅰ，Ⅱ，aV_Fでは上向き，aV_Rでは下向きとなる。

✎ 用語　　正常亜型（normal variation）

Ⅲ，aV_L，V_1 は肺気腫による立位心や肥満による横位心などによる心房興奮ベクトルの変動により陽性，陰性，2相性と不定である。
②Ⅲ，aV_L に単独に認められる異常Q波（幅0.04秒以上，深さR波の25%以上のQ波）
③Ⅲ，aV_L，V_1 でのT波の平定化や陰性化
　若年性T波（juvenile T wave）は，小児，若い女性（図1.1.2）に認められ，V_1〜V_2，（V_3）まで陰性化を示す場合もある。V_1からV_4以上の陰性T波や誘導が，右側誘導から左側誘導に進むにつれて陰性度が増す場合は異常所見とされる（図1.1.3）。
④V_1-V_3（ときにV_4）での2〜3mmまでのST上昇（早期再分極）
　比較的若い男性の胸部誘導に認められ，J波を認める。上に凹のST上昇，QRS波の後棘形成，T波の増高を伴うことが多い。
⑤移行帯の右側（V_1，V_2：反時計方向回転）あるいは左側（V_4，V_5：時計方向回転）への偏位（図1.1.4）

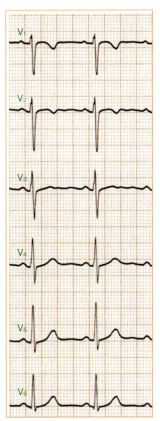

図1.1.2　心電図の正常亜型（40歳台女性）
女性に認められる若年性T波（juvenile T wave）の特徴は，5mm以上深くなることがないこと，T波陰性度がV_1でもっとも大であり，V_1よりV_2，V_2よりV_3が浅い点にある。

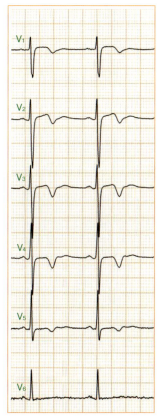

図1.1.3　胸部誘導陰性T波の異常心電図
右側誘導に認められる陰性T波が，左側誘導にも認められ，T波陰性度が左側誘導に進むにつれて陰性度が増している。陰性T波の異常所見である。

用語　若年性T波（juvenile T wave）

■ 1章　正常心電図

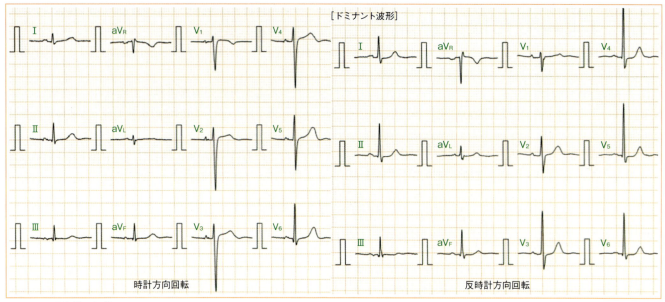

図1.1.4　移行帯の偏位

● 3. 正常亜型心電図の留意点

　正常亜型を判断するには病歴や患者背景が重要となる。
　冠危険因子には，家族歴，喫煙，肥満，高血圧，脂質異常症，糖尿病などがあげられている。
　症状を伴い冠危険因子を有する場合は，精密検査が必要な心電図となる。
　また，正常心電図を呈していても器質的心疾患を否定できないことに留意する。正常か異常か判断しにくい場合は，時間をおいて再検査を行い，経過を追って心電図検査を実施することが重要となる。

1.1 正常心電図（成人）

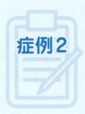

症例2

● 60歳台男性。
現病歴：狭心症の診断で加療中。貧血精査にて下部消化管内視鏡検査施行。S状結腸に病変を認め当院紹介入院。
冠危険因子：脂質異常症（＋），高血圧（＋），糖尿病（＋），喫煙（＋）（20本／日×30年，10年前に禁煙）。
入院時12誘導心電図を図1.1.5に，臨床検査データを表1.1.2示す。

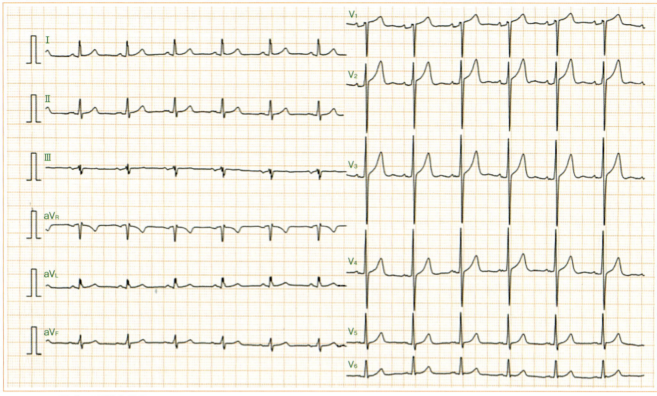

図1.1.5　入院時12誘導心電図

表1.1.2　臨床検査データ

心電図計測データ	
記録条件	25mm／秒　10mm／mV
調律（Rhythm）	洞調律
心拍数（HR）	75／分
QRS軸	＋6°
P波	II誘導：高さ1.00mV，幅0.10秒，V_1 P terminal force 0.03mm・秒
PR（PQ）時間	0.15秒
QRS波	高さ SV_1 1.19mV，RV_5 1.09mV，R＋S 2.28mV
胸部移行帯	V_4
ST-T	特記所見を認めず
心臓超音波検査データ	
LV IVST	11mm
LV PWT	11mm
FS	37％
EF	58％
E/A	0.9

● 1. 心電図所見

正常。

● 2. 心臓超音波検査所見

Normal LV systolic function（no asynergy）。

● 3. マスター2階段負荷試験（図1.1.6）

・負荷前心電図所見：正常
・負荷直後後心電図所見：I，II，III，aV_L，aV_F，V_3-V_6でST低下，aV_RでST上昇，重症冠動脈疾患疑い
・症状：負荷後，息切れ（＋），胸痛（－）
・負荷試験所見：陽性

用語　左室中隔厚（left ventricle interventricular septal thickness；LV IVST），左室後壁厚（left ventricle posterior wall thickness；LV PWT），左室内径短縮率（fractional shortening；FS），駆出率（ejection fraction；EF），E波とA波の比（early filling/atrial filling；E/A），左室収縮能正常（壁運動異常なし）（normal LV systolic function (no asynergy)）

● 4. 症例の経過

負荷試験陽性のため冠動脈造影 (CAG) が施行された。狭心症の診断のもと1年前に施行された経皮的冠動脈インターベンション (PCI) 後のCAGと比較し、再狭窄、および胸部症状も認められないことにより、耐術能は保たれていると判断された。

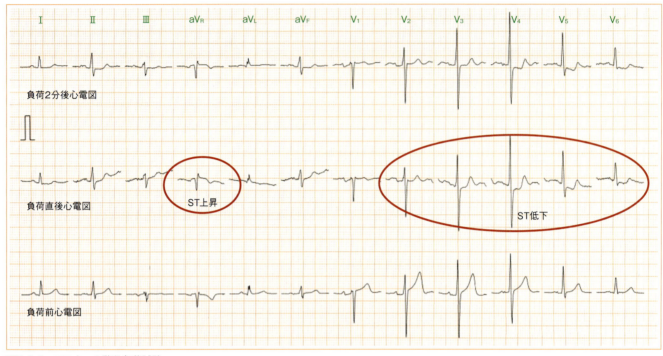

図1.1.6　マスター2階段負荷試験

Q 正常心電図 (成人) は器質的心疾患を否定できますか？
A 否定することはできない。

心電図はスクリーニング検査や術前検査として、また循環器疾患の診断に欠かすことのできない基本の検査として用いられるが、安静時12誘導心電図が基準範囲内を示す場合でも、器質的心疾患を否定することはできないことに留意する必要がある。喫煙歴、高血圧、脂質異常症、糖尿病は、虚血性心疾患のリスクとなる。

虚血性心疾患の非発作時の心電図は基準範囲内を示す場合があることに留意する必要がある。

［富原　健］

用語　冠動脈造影 (coronary angiography ; CAG)，経皮的冠動脈インターベンション (percutaneous coronary intervention ; PCI)

1.2 正常心電図（小児）

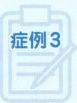

症例3
● 4歳男子。
現病歴：発熱（39℃台），眼球結膜充血，不定形発疹により川崎病が疑われ精査，治療目的にて入院。
身体所見：体温：38.6℃，脈拍：115/分，SpO₂：99％。
入院時12誘導心電図を図1.2.1に，臨床検査データを表1.2.1に示す。

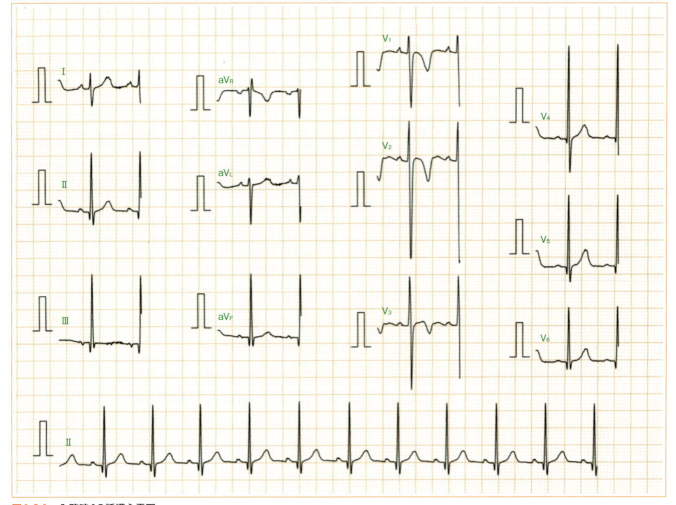

図1.2.1 入院時12誘導心電図

表1.2.1 臨床検査データ

心電図計測データ	
記録条件	25mm/秒　10mm/mV
調律（Rhythm）	洞調律
心拍数（HR）	101/分
QRS軸	＋96°
P波	II誘導：高さ 0.08mV，幅 0.08秒，V₁ P terminal force 0.02mm・秒

PR（PQ）時間	0.14秒
QRS波	幅 0.09秒，高さ SV₁ 1.59mV，RV₅ 2.10mV，R＋S 3.69mV
胸部移行帯	V₃
ST-T（U波）	STに特記所見認めず T波形態：V₁，V₂，V₃で陰性T波 T電位：V₁ －0.54mV，V₂ －0.64mV U波：（－）

📝 用語　経皮的動脈血酸素飽和度（percutaneous arterial oxygen saturation；SpO₂）

臨床血液検査・臨床化学検査データ			
WBC ($10^3/\mu L$)	8.6	PLT ($10^3/\mu L$)	305
RBC ($10^6/\mu L$)	4.72	AST (U/L)	226
Hb (g/dL)	12.4	ALT (U/L)	389
Ht (%)	37.4	CRP (mg/dL)	11.77

1. 心電図所見

正常心電図である。

2. 心臓超音波検査所見

冠動脈拡張（－），左室機能問題なし，弁膜症（－）。

3. 症例の経過

心電図計測データ，心臓超音波検査には特記すべき所見事項は認められなかった。臨床血液検査・臨床化学検査データは，WBC $7.6 \times 10^3/\mu L$，RBC $4.74 \times 10^6/\mu L$，Hb 12.5 g/dL，Ht 38.3%，PLT $536 \times 10^3/\mu L$，AST 35U/L，ALT 8U/L，CRP 0.91mg/dLと改善し，軽快退院となった。小児の虚血性心疾患は川崎病による冠動脈瘤に起因するものが多い。経過観察には心電図が汎用される（図1.2.2）。時系列比較を行うため，正しい電極位置での心電図記録が重要となる。

4. 小児心電図の特徴

小児の心臓は，発育とともに胎児循環から成人型の循環に移行する。そのため心電図上では新生児期に生理的に右心系優位を呈し，成長とともに左室優位の正常心電図へ移行していく。

成長とともに心電図は変化する（図1.2.3～図1.2.7）ため，年齢により心電図の基準範囲が異なることに留意する必要がある（表1.2.2）。

［富原　健］

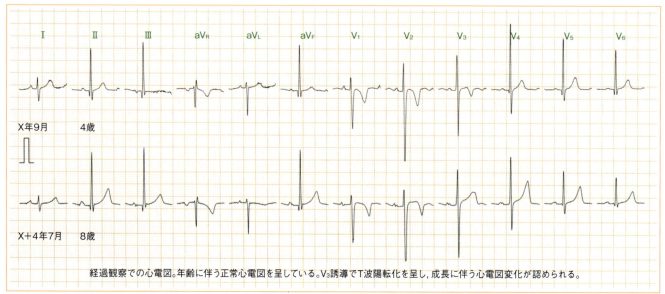

図1.2.2　経過観察12誘導心電図

1.2 | 正常心電図（小児）

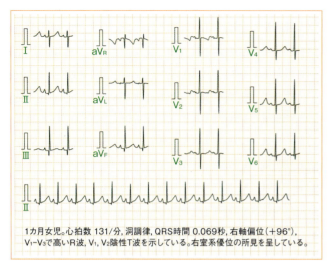

1カ月女児。心拍数 131/分，洞調律，QRS時間 0.069秒，右軸偏位（+96°），V₁-V₃で高いR波，V₁，V₂陰性T波を示している。右室系優位の所見を呈している。

図1.2.3　発育に伴う心電図変化①

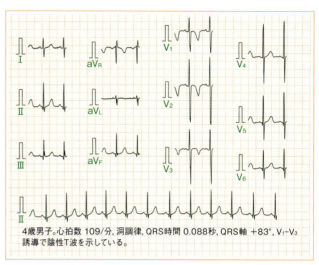

4歳男子。心拍数 109/分，洞調律，QRS時間 0.088秒，QRS軸 +83°，V₁-V₃誘導で陰性T波を示している。

図1.2.4　発育に伴う心電図変化②

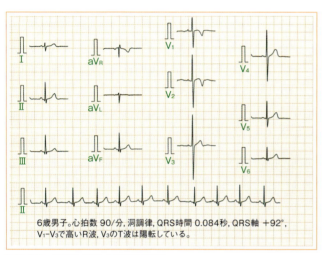

6歳男子。心拍数 90/分，洞調律，QRS時間 0.084秒，QRS軸 +92°，V₁-V₃で高いR波，V₃のT波は陽転している。

図1.2.5　発育に伴う心電図変化③

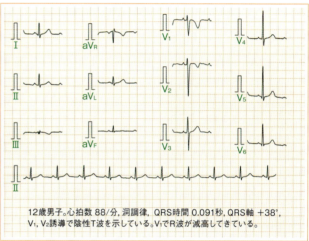

12歳男子。心拍数 88/分，洞調律，QRS時間 0.091秒，QRS軸 +38°，V₁，V₂誘導で陰性T波を示している。V₁でR波が減高してきている。

図1.2.6　発育に伴う心電図変化④

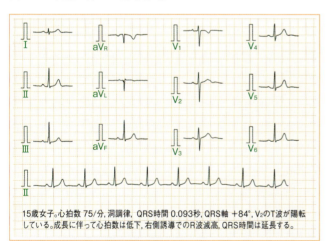

15歳女子。心拍数 75/分，洞調律，QRS時間 0.093秒，QRS軸 +84°，V₂のT波が陽転している。成長に伴って心拍数は低下，右側誘導でのR波減高，QRS時間は延長する。

図1.2.7　発育に伴う心電図変化⑤

表1.2.2　成長に伴う心電図時間指標の変化の例[1]

	生後3日	1～6カ月	3～5歳	6～9歳	12～14歳
心拍数（/分）	83～175（128）	100～150（120）	75～120（95）	70～115（90）	65～100（75）
PR時間（秒）	0.07～0.14	0.08～0.14	0.10～0.15	0.10～0.16	0.10～0.18
QT時間（秒）補正前	0.20～0.34	0.20～030	0.24～0.35	0.28～0.37	0.30～0.39

安静時の値。カッコ内は平均値を示す。

参考文献

1) 中村昭宏，堀米仁志：「小児の臨床検査11 小児の生理機能検査－循環器疾患編」．検査と技術，2015；43：128-134

2章 リズム異常

章目次

2.1：洞頻脈・洞徐脈 ···································· 12
   2.1.1   洞頻脈
   2.1.2   洞徐脈
   2.1.3   洞不整脈

2.2：上室期外収縮 ···································· 20

2.3：上室頻拍 ·· 26
   2.3.1   通常型房室結節リエントリー頻拍
   2.3.2   正方向性房室回帰頻拍
   2.3.3   冠静脈洞入口部起源心房頻拍
   2.3.4   心房中隔欠損閉鎖術後心房頻拍

2.4：心房細動 ·· 35
   2.4.1   発作性心房細動となるP on T期外収縮からの心房細動
   2.4.2   典型的な心房細動
   2.4.3   連合弁膜症を合併した永続性心房細動
   2.4.4   心房細動中にみられる心室内変行伝導
   2.4.5   完全房室ブロックを合併した心房細動

2.5：心房粗動 ·· 46
   2.5.1   通常型心房粗動（反時計方向回転）
   2.5.2   通常型心房粗動（時計方向回転）
   2.5.3   脚ブロックに合併した心房粗動

2.6：心室期外収縮 ···································· 53
   2.6.1   間入性心室期外収縮
   2.6.2   代償性休止期を伴う心室期外収縮
   2.6.3   右室流出路起源心室期外収縮
   2.6.4   僧帽弁輪起源心室期外収縮
   2.6.5   三尖弁輪起源心室期外収縮

2.7：心室頻拍 ·· 63
   2.7.1   陳旧性心筋梗塞に合併した心室頻拍
   2.7.2   トレッドミル運動負荷心電図検査にて誘発された心室頻拍
   2.7.3   ベラパミル感受性左室起源心室頻拍
   2.7.4   カテコラミン感受性多形性心室頻拍

2.8：心室細動 ·· 73

2.9：洞不全症候群 ···································· 75
   2.9.1   洞徐脈
   2.9.2   洞停止
   2.9.3   2度洞房ブロック
   2.9.4   徐脈頻脈症候群

2.10：房室ブロック ···································· 83
   2.10.1   1度房室ブロック
   2.10.2   2度房室ブロック
   2.10.3   2：1房室ブロック
   2.10.4   発作性房室ブロック
   2.10.5   3度（完全）房室ブロック

2.11：ペースメーカ心電図 ···················· 105
   2.11.1   ペーシング不全
   2.11.2   センシング不全

SUMMARY

　心電図診断には，「リズム（調律）診断」と「波形診断」が含まれる。
　前者のリズム診断は不整脈診断そのもので，非侵襲的診断法として心電図検査が最も威力を発揮する臨床検査である。
　不整脈分類は，関連する部位（洞結節，心房，房室接合部，心室），リズム異常（徐脈，頻脈，不規則）により大別されるが，本章ではそれぞれ症例を用いて解説した。
　さらに，ペースメーカの代表的なリズム異常も併せて記した。
　また，不整脈治療に大きな発展をもたらした電気生理検査3次元マッピングシステム，高周波カテーテルアブレーション治療法も解説した。
　12誘導心電図による上室頻拍判読手順や，高周波カテーテルアブレーションの検討により可能となった心室期外収縮の起源部位の推定方法（不整脈診断アルゴリズム），経過観察に用いられた心電図の時系列変化や24時間ホルター心電図検査を，臨床経過を通して確認していただきたい。

2.1 洞頻脈・洞徐脈

2.1.1 洞頻脈

症例 4
- 19歳女性。
- 主訴：発熱。
- 現病歴：8カ月前より全身性エリテマトーデス（SLE）の診断にて治療開始。数日前より39℃台の発熱が持続したため受診。発熱精査目的のため同日入院。
- 生活歴：飲酒（－），喫煙（－）。
- 身体所見：脈拍116/分，血圧132/78mmHg，SpO$_2$ 99％，体温 38.7℃，意識清明。
- 入院時12誘導心電図を図2.1.1に，心電図計測データを表2.1.2に示す。

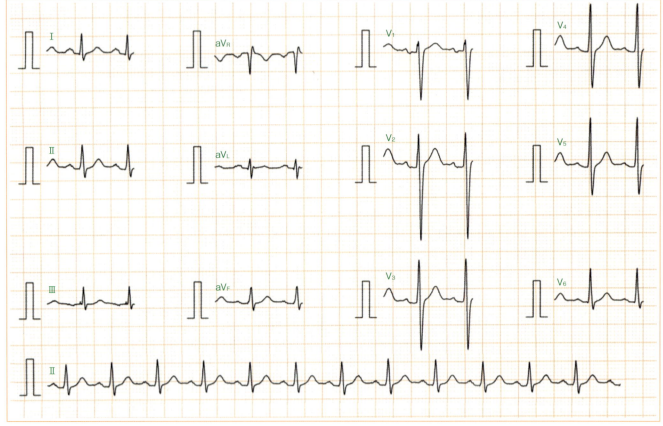

図2.1.1　入院時12誘導心電図

表2.1.1　心電図計測データ

記録条件	25mm/秒　10mm/mV
調律（Rhythm）	洞調律
心拍数（HR）	113/分
QRS軸	＋59°
P波	II誘導：幅 0.10秒，高さ 0.09mV
PR（PQ）時間	0.15秒

QRS波	幅 0.10秒，高さ SV$_1$ 1.31mV，RV$_5$ 1.35mV，R＋S 2.66mV
QT時間	0.31秒，QTc：B 0.42秒，F 0.38秒
胸部移行帯	V$_3$
ST-T（U波）	STに特記所見認めず U波：（－）

用語　経皮的動脈血酸素飽和度（percutaneous arterial oxygen saturation；SpO$_2$），全身性エリテマトーデス（systemic lupus erythematosus；SLE）

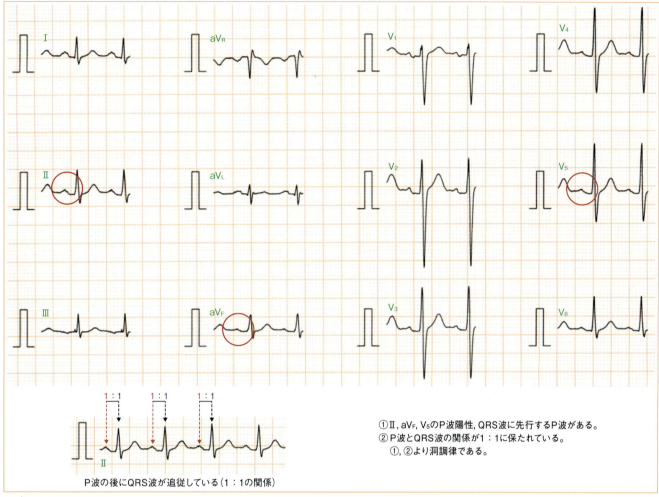

図2.1.2　洞調律の定義

● 1. 心電図所見

P波の極性はⅠ，Ⅱ，aV_F，V_5で陽性で，QRS波と1対1と連動しており，洞調律（図2.1.2）である。心拍数113/分と，100/分以上であり頻脈である。

洞頻脈の心電図である。

鑑別を必要とする心電図には，①発作性上室頻拍，②心房頻拍，③心房粗動（2：1）などがあげられる。

● 2. 原因疾患と臨床的意義

洞頻脈は洞結節自動能の亢進により心拍数は100/分以上になる。運動，交感神経緊張，精神的興奮，発熱，貧血，低酸素，薬剤（アトロピンほか）の影響などで生じる。代表的疾患として甲状腺機能亢進症がある。

来院してすぐの検査による心拍上昇，緊張感・不安・興奮などの精神状態によって頻脈を呈する場合は，患者の状態を観察し，安静を保つなど患者に適した対応を行い，心電図記録に努める。

発熱，貧血，低酸素などの病態では，原因となる疾患の状態により心拍数は推移する。心拍数が高いからと病態を理解せず，心拍数の安静化を図るためにむやみに仰臥位のまま時間をおいて心電図を記録することは避ける。

● 3. 症例の経過

全身性エリテマトーデスの増悪の診断のもと加療。その後解熱。体温と心拍数は並行に動く場合が多く（Q＆A参照），解熱とともに平常心拍数に復した（図2.1.3）。症状軽快し退院，外来経過観察となった。

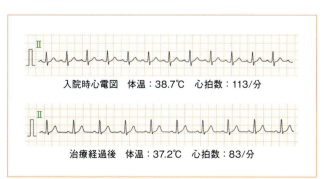

図2.1.3　体温と心拍数の推移

2章　リズム異常

Q 体温と心拍数の関係は？

A 基本的に体温と心拍数は平行して動き，体温が1℃上がると心拍数は8～10/分増加することが知られている[1]。

一般的に38℃以上の発熱時，おおよその心拍数は，体温（℃）×18－590となる。

体温から推定する心拍数

体温　心拍数
38℃　94/分
39℃　112/分
40℃　130/分

2.1.2 洞徐脈

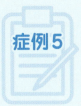

●20歳台男性。
現病歴：健康診断にて右下肺野浸潤影，2度房室ブロックを指摘される。精査指示され当院受診。
既往歴：特になし。
生活歴：飲酒（−），喫煙歴（＋）（10本/日×5年間），サッカーを行っており，運動に伴う胸部症状（−）。
身体所見：体温 36.1℃，脈拍 40台/分，血圧 124/64mmHg　身長173cm，体重61kg，動悸（−），胸部症状（−）。胸部X線：特記所見なし。
受診時12誘導心電図を図2.1.4に，心電図計測データを表2.1.2に示す。

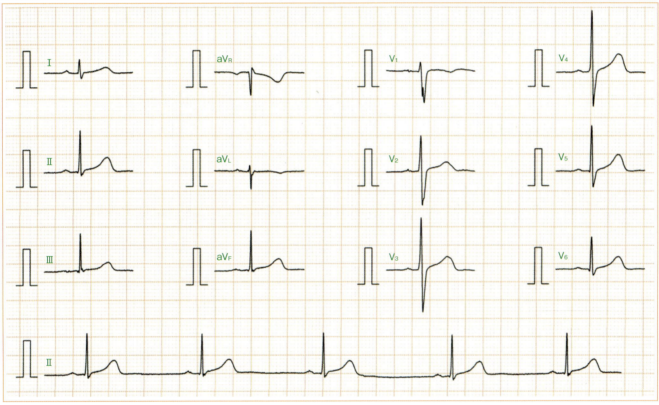

図2.1.4　受診時12誘導心電図

表2.1.2　心電図計測データ

記録条件	25mm/秒　10mm/mV
調律（Rhythm）	洞調律
心拍数（HR）	43/分
QRS軸	＋81°
P波	II誘導：高さ 0.06mV，幅 0.10秒
PR（PQ）時間	0.17秒
QRS波	幅 0.10秒，高さ SV_1 0.84mV，RV_5 1.24mV，R＋S 2.08mV
QT時間	0.45秒，QTc：B 0.38秒，F 0.41秒
胸部移行帯	V_3
ST-T（U波）	STに特記所見認めず，T波形態：V_1陰性T波，T電位：V_1 −0.05mV　U波：（−）

1. 心電図所見

P波の極性はI，II，aV_F，V_5で陽性で，QRS波と1対1と連動しており，洞調律である。心拍数43/分と，60/分以下であり徐脈である（洞徐脈）。

受診時12誘導心電図，健診時心電図（図2.1.5）は2度房室ブロックではなく，RR変動を伴う洞徐脈が疑われた。

洞徐脈は心電図自動解析にてしばしば誤って判定される。鑑別を必要とする心電図には，①洞休止，②洞房ブロック，③房室ブロック，④非伝導性上室期外収縮などがあげられる。

■2章 リズム異常

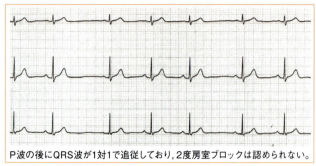

P波の後にQRS波が1対1で追従しており、2度房室ブロックは認められない。

図2.1.5 健診時心電図

● 2. 原因疾患と臨床的意義

洞徐脈は、洞結節自動能の低下により心拍数は60/分以下になる。副交感神経（迷走神経）緊張、アスリート心臓（スポーツ心臓）、薬剤の影響（β遮断薬、Ca拮抗薬ほか）で生じる。代表的疾患として甲状腺機能低下症、洞不全症候群などがある。

徐脈により十分な心拍出量を維持できないことによる症状（徐脈関連症状：めまい、失神、息切れなど）が誘発されれば治療の対象となるが、徐脈の程度の軽いものは健康人にもみられ、治療を要しない場合が多いとされる。

● 3. 症例の経過

12誘導心電図、3分間心電図（図2.1.6）にて洞徐脈、洞不整が認められた。胸部X線において異常を認めず無症状のため、その後の精査、加療は行われなかった。

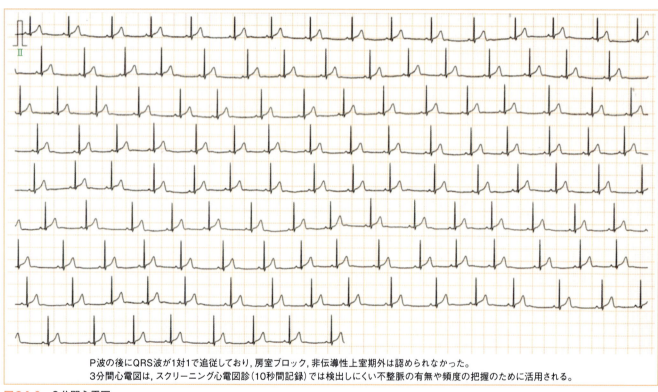

P波の後にQRS波が1対1で追従しており、房室ブロック、非伝導性上室期外は認められなかった。
3分間心電図は、スクリーニング心電図診（10秒間記録）では検出しにくい不整脈の有無や頻度の把握のために活用される。

図2.1.6 3分間心電図

2.1.3 洞不整脈

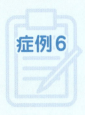

症例6
- 17歳男性。
現病歴：健康診断にて期外収縮を指摘される。精査目的で当院受診。
既往歴：特になし。
生活歴：飲酒（−），喫煙（−），部活動はバドミントンを行っており，運動に伴う症状（−）。
家族歴：祖父に狭心症，祖母に心筋梗塞。
受診時12誘導心電図を図2.1.7に，心電図計測データを表2.1.3に示す。

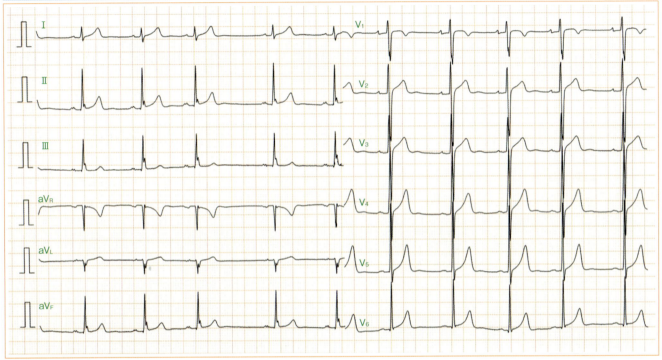

図2.1.7　受診時12誘導心電図

表2.1.3　心電図計測データ

記録条件	25mm/秒　10mm/mV
調律（Rhythm）	洞調律
心拍数（HR）	60/分
QRS軸	＋80°
P波	Ⅱ誘導：高さ 0.05mV，幅 0.10秒
PR（PQ）時間	0.17秒
QRS波	幅 0.10秒，高さ SV_1 1.10mV，RV_5 2.71mV，R+S 3.81mV
胸部移行帯	V_3
ST-T（U波）	STに特記所見認めず，T波形態：V_1陰性T波，T電位：V_1 −0.14mV U波：（−）

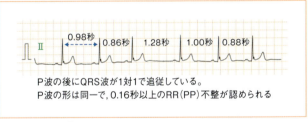

P波の後にQRS波が1対1で追従している。
P波の形は同一で，0.16秒以上のRR(PP)不整が認められる

図2.1.8　洞不整

● 2. 3分間心電図（図2.1.9）

心拍数：60/分。
RR間隔の変動（＋）
P波の後にQPS波が1対1で追従している。
洞房ブロック，非伝導性上室期外収縮などの不整脈は認められなかった。

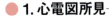 1. 心電図所見

P波の形は同一で，0.16秒以上のRR（PP）不整が認められる（図2.1.7，2.1.8）。Ⅱ，aV_L，aV_Fにノッチが認められる。
洞不整の心電図である。

■ 2章　リズム異常

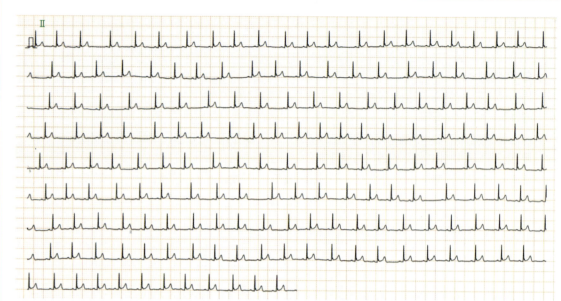

心拍数：60/分
RR数：163個
平均RR：1.18秒
最大RR：1.18秒
最小RR：0.83秒

QRS波にはすべて先行P波を伴い，P波の後にQRS波が1対1で追従している。房室ブロック，非伝導性上室期外は認められなかった。3分間心電図は，スクリーニング心電図診（10秒間記録）では検出しにくい不整脈の有無や頻度の把握のために活用される。

図2.1.9　3分間心電図

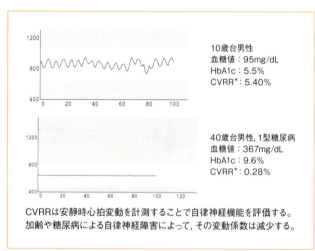

図2.1.10　安静時心電図RRトレンド

● 3. 症例の経過

　心電図，3分間心電図に特記すべき異常所見が認められないため，精査加療は行われず経過観察となった。

　洞不整脈は小児や若年健康者で生理的に認められる。一般には吸気とともに漸次心拍数が増大し，呼気で減少する呼吸性洞不整脈が多い。吸気相では迷走神経が抑制され，呼気相で迷走神経緊張が高まることにより洞結節における興奮発火頻度が不規則になるために起こる。

　加齢や糖尿病による自律神経障害によって，洞不整は減少，心電図RR間隔変動係数（CVRR）は低値を示す（図2.1.10）。

✎ **用語**　心電図RR間隔変動係数 (coefficient of variation of RR interval；CVRR)

Q 洞不整脈の診断基準は？

A P波の形とPP間隔で評価される。
(1) P波は洞性P波（I，II，V_5で陽性）で形は心拍ごとに一定
(2) PP間隔が不整
(3) PP間隔の最大と最小の差が0.16秒以上

Q 鑑別を要する心電図は？

A 以下の3点があげられる。
(1) 洞房ブロック
(2) 2度房室ブロック（Wenckebach型）
(3) 上室期外収縮

［富原　健］

📖 参考文献

1) 古谷伸之：「診察を極める！Dr・古谷のあすなろ塾 第2回 体温・発熱を極める！」，レジデント，2008；1（3）：6.

2.2 上室期外収縮

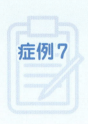

●80歳台女性。
主訴：動悸。
現病歴：数年前より動悸を自覚していたが放置していた。最近動悸の頻度が増えてきたため紹介にて当院受診。心雑音（＋）収縮期雑音 Levine Ⅱ / Ⅵ，来院時動悸症状（＋） 血圧132/70mmHg。高血圧，脂質異常症にて他院通院中。
受診時12誘導心電図を図2.2.1に，臨床検査データを表2.2.1に示す。

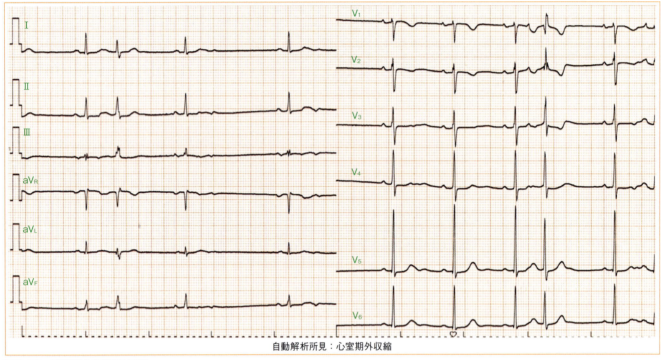

自動解析所見：心室期外収縮

図2.2.1 受診時12誘導心電図

表2.2.1 臨床検査データ

心電図計測データ	
記録条件	25mm/秒　10mm/mV
調律（Rhythm）	洞調律
心拍数（HR）	57/分
QRS軸	＋46°
P波	Ⅱ誘導：高さ0.06mV，幅0.10秒
PR（PQ）時間	0.17秒
QRS波	幅0.09秒，高さ SV$_1$ 0.49mV，RV$_5$ 1.85mV，R+S 2.34mV
QT時間	0.42秒，QTc：B 0.41秒，F 0.41秒
胸部移行帯	V$_2$-V$_3$
ST-T	STに特記所見なし，T波形態V$_1$，V$_2$に陰性T波 T電位：V$_1$ －0.16mV，V$_2$ －0.08mV
心臓超音波検査計測データ	
LVDd	45mm
LVDs	32mm

EF	68%
E/e'	9.9
E/A	0.8
診断	Normal LV systolic function（no asynergy） 軽度大動脈弁狭窄

1. 心電図所見

　早期性を伴うwide QRSが認められ，自動解析で心室期外収縮と解析されたが，先行P波を有し，変行伝導を伴う上室期外収縮である（図2.2.2）。
　自動解析では，しばしば変行伝導を伴う上室期外収縮を

用語　左室拡張末期径（left ventricular end-diastolic diameter；LVDd），左室収縮末期径（left ventricular end-systolic diameter；LVDs），駆出率（ejection fraction；EF），E波と弁輪速度の比（E/e'），E波とA波の比（early filling/atrial filling；E/A），左室収縮能正常（壁運動異常なし）（normal LV systolic function（no asynergy））

2.2 | 上室期外収縮

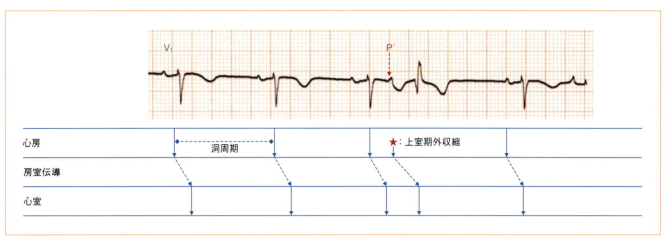

図2.2.2　時相分析図

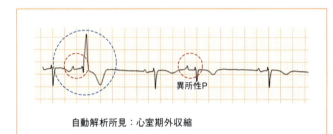

図2.2.3　上室期外収縮鑑別の注意点

早期性を伴うwide QRSはしばしば心室期外収縮と判定されるが，先行するP波を伴い，QRS波は右脚ブロック型，不完全代償性休止期を呈している。典型的な心室内変行伝導を伴う上室期外収縮である。

心室期外収縮と解析するため注意が必要である（図2.2.3）。

不整脈評価のため，延長記録心電図ならびに24時間ホルター心電図が施行された。

安静時心電図では種々の上室期外収縮が認められた（図2.2.4, 2.2.5）。

24時間ホルター心電図では，上室期外収縮が9,449／日（非伝導性上室期外収縮を含まない）認められたが，心房細動は検出されなかった（図2.2.6）。

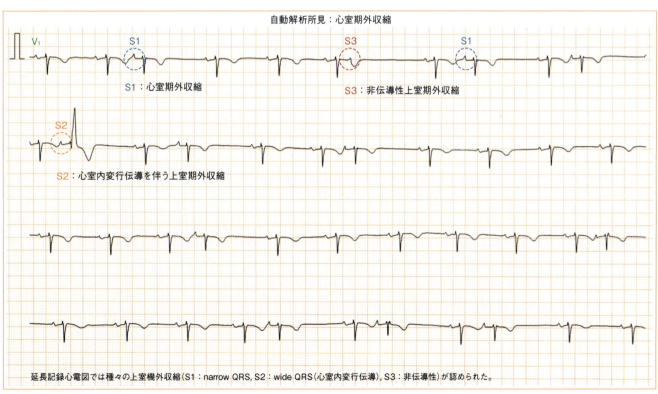

延長記録心電図では種々の上室期外収縮（S1：narrow QRS, S2：wide QRS（心室内変行伝導），S3：非伝導性）が認められた。

図2.2.4　延長記録心電図

● 2. 臨床経過

上室期外収縮に対し加療され，上室期外収縮は減少し，症状も軽減したため経過観察となった。時系列心電図を図2.2.7に示す。

● 3. 原因疾患と臨床的意義

上室期外収縮は，健常者でも認められるが心室期外収縮と比べて病的である場合が多く，各疾患（慢性肺疾患，僧帽弁疾患，先天性心疾患，高血圧症，原因を認めない特発性など）にみられる。基礎心疾患を有さない散発（1.2回/分）例では臨床的意義は少ないとされる。しかし自覚症状が強い場合，心房細動/粗動のトリガーとなる場合は治療の対象となる。

● 4. 臨床経過

上室期外収縮に対し，延長記録心電図，24時間ホルター心電図による不整脈評価が行われ，症状を有しており，加療となった。

心雑音評価に対し心臓超音波が施行された。軽度の大動脈弁狭窄が診断されたが，抗不整脈治療により症状も安定したため定期的に検査を行うこととなり，経過観察となった。

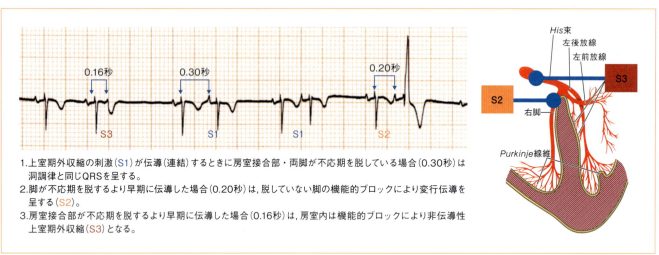

1. 上室期外収縮の刺激(S1)が伝導(連結)するときに房室接合部・両脚が不応期を脱している場合(0.30秒)は洞調律と同じQRSを呈する。
2. 脚が不応期を脱するより早期に伝導した場合(0.20秒)は，脱していない脚の機能的ブロックにより変行伝導を呈する(S2)。
3. 房室接合部が不応期を脱するより早期に伝導した場合(0.16秒)は，房室内は機能的ブロックにより非伝導性上室期外収縮(S3)となる。

図2.2.5　連結期の違いによる上室期外収縮変化

用語　プルキンエ(Purkinje)線維

2.2 | 上室期外収縮

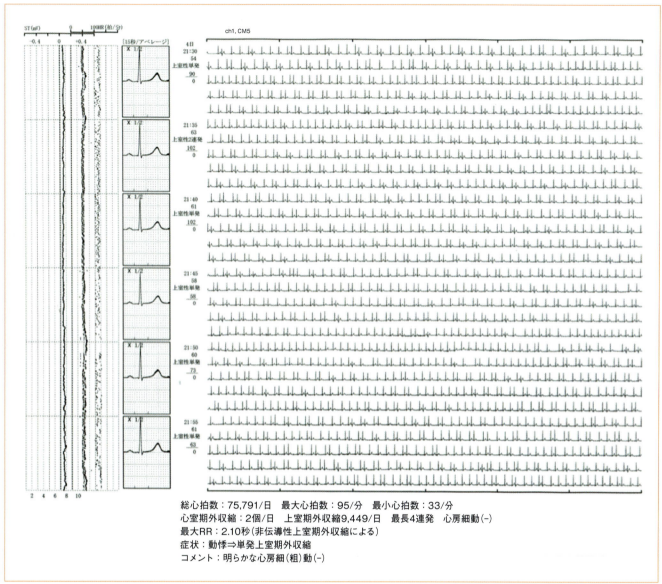

総心拍数：75,791/日　最大心拍数：95/分　最小心拍数：33/分
心室期外収縮：2個/日　上室期外収縮9,449/日　最長4連発　心房細動(−)
最大RR：2.10秒(非伝導性上室期外収縮による)
症状：動悸⇒単発上室期外収縮
コメント：明らかな心房細(粗)動(−)

図2.2.6　24時間ホルター心電図

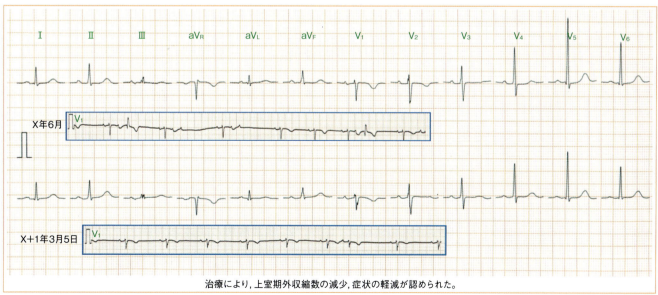

治療により，上室期外収縮数の減少，症状の軽減が認められた。

図2.2.7　臨床経過(時系列心電図)

23

2章 リズム異常

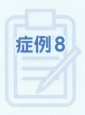

症例8

- 60歳台女性。
- 主訴：動悸，軽度息切れ。
- 現病歴：発作性心房細動，高血圧症にて経過観察中。心房細動は薬理学的除細動により洞調律に復している。動悸と労作時の軽度息切れを自覚し来院。受診時12誘導心電図を図2.2.8に，臨床検査データを表2.2.2に示す。

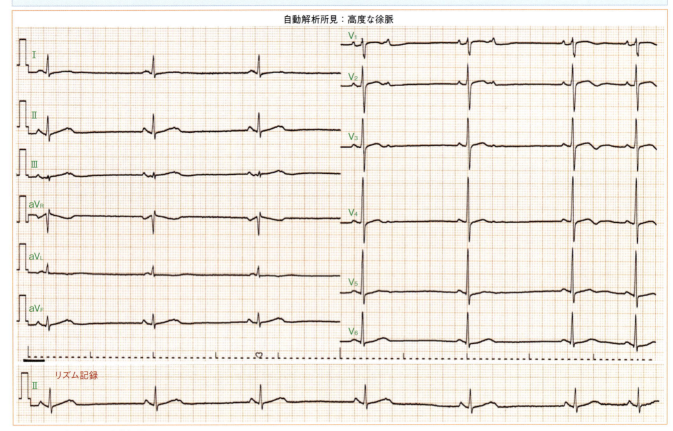

図2.2.8　受診時12誘導心電図

表2.2.2　臨床検査データ

心電図計測データ	
記録条件	25mm/秒　10mm/mV
調律（Rhythm）	洞調律
心拍数（HR）	38/分
QRS軸	+26°
P波	II誘導：高さ0.15mV，幅0.10秒
PR（PQ）時間	0.15秒
QRS波	幅0.09秒，高さ SV_1 0.51mV，RV_5 1.70mV，R+S 2.21mV
QT時間	0.48秒，QTc：B 0.39秒，F 0.42秒
胸部移行帯	V_3
ST-T	STに特記所見なし
心臓超音波検査データ	
EF	63%
LAD	42mm
所見	Normal LV systolic function (no asynergy)，右房と左房の拡大，もやもやエコーなし，Mild AR/MR/TR/PR

● 1. 心電図所見

受診時12誘導心電図と臨床経過時系列心電図（図2.2.9）を示す。

自動計測結果では，高度な徐脈と解析されたが，早期性を伴う非伝導性上室期外収縮が認められる。

自動計測による解析では，上室期外収縮でのP波の識別が困難な場合があり，本例のように非伝導性上室期外収縮は高度な徐脈と解析される場合があり注意が必要である（図2.2.10，2.2.11）。

● 2. 原因疾患と臨床的意義

上室期外収縮と同様である。

 用語　左房径（left atrial dimension；LAD），大動脈弁逆流（aortic regurgitation；AR），僧帽弁逆流（mitral regurgitation；MR），三尖弁逆流（tricuspid regurgitation；TR），肺動脈弁逆流（pulmonic regurgitation；PR）

2.2 | 上室期外収縮

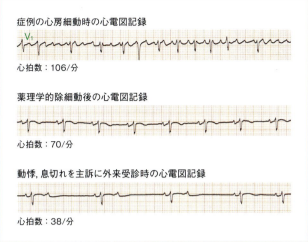

図2.2.9 臨床経過（時系列心電図）

● 3. 臨床経過

上室期外収縮に対する加療により，上室期外収縮は減少し症状も軽減したため，経過観察となった。

● 4. 非伝導性上室期外収縮鑑別の注意点

非伝導性上室期外収縮で，異所性P波の鑑別が難しい場合は，しばしば洞房ブロックと診断される。

高度の徐脈が認められた場合は，T波に隠れているP波の存在を疑うことが非伝導性上室期外収縮の診断に重要となる。

［富原　健］

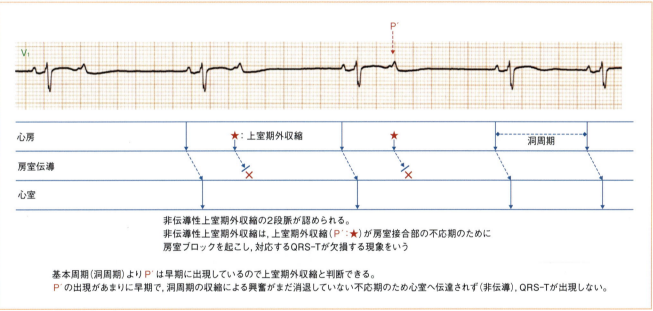

図2.2.10　非伝導性上室期外収縮の時相分析図

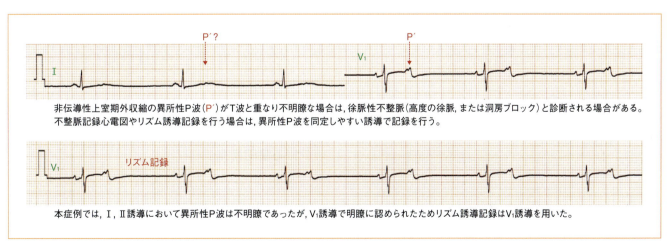

図2.2.11　非伝導性上室期外収縮鑑別の注意点

2.3 上室頻拍

2.3.1 通常型房室結節リエントリー頻拍

症例9

●60歳台女性。
主訴：動悸。
現病歴：40歳台後半，労作時に初めての動悸発作を自覚する。発作は突然発症し，停止する瞬間もわかるとのこと。徐々に発作頻度の増加，持続時間も長くなってきた。今朝から発作出現，近医にて処方されているCa拮抗薬を内服するも停止しないため，当院受診。
既往歴：特記事項なし。
来院時12誘導心電図を図2.3.1に，心電図計測データを表2.3.1に示す。

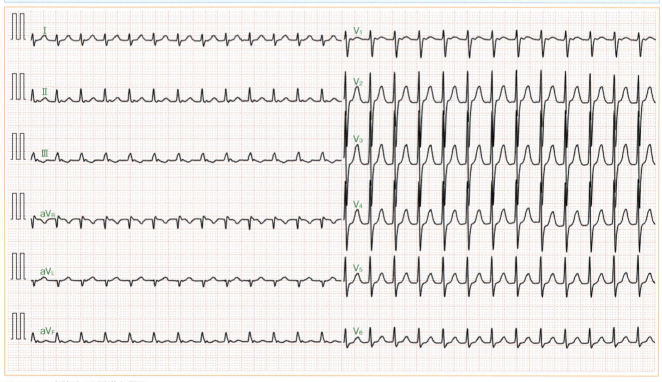

図2.3.1　来院時12誘導心電図

表2.3.1　心電図計測データ

記録条件	25mm/秒　10mm/mV
調律（Rhythm）	上室頻拍
心拍数（HR）	152/分
QRS軸	正常軸
P波	逆行性P波で洞性P波は認めず
PR（PQ）時間	───
QRS波	幅 正常範囲内

● 1. 心電図所見

心拍数は，152/分，QRS波形は，narrow QRS（QRS幅正常）で，RR間隔の規則正しい頻拍である。洞性P波は認めず，QRS波の直後に，逆行性P波がⅡ，Ⅲ，aV_F，V_1誘導にてわずかに認められる上室頻拍である。

● 2. 心電図判読

上室頻拍とは，異常興奮起源または旋回路が心房に存在

2.3 上室頻拍

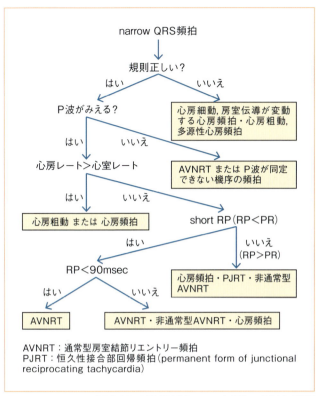

図2.3.2 narrow QRS（QRS時間120msec未満）の頻拍に遭遇した場合の上室頻拍判読手順
(Page RL, et al.: Heart Rhythm 2016; 13: e136–e221.)

する頻脈性不整脈の総称である。心拍数（心房拍数）は，100/分以上であり，洞頻脈は除かれる。

narrow QRS（QRS時間120msec未満）の頻拍に遭遇した場合，上室頻拍の判読手順（図2.3.2）[1]として，まずは，規則正しいかどうかを確認することから始まる。次に，P波を探して逆行性P波または異所性P波の出現のタイミング，また各誘導におけるP波の形状を観察する。

本例では，152/分とほぼ一定である。洞性P波が認められず，逆行性P波がQRS波の直後に認められる。このRP時間は，90msec未満であり，頻拍周期のRR間隔の中間より前半に存在していることがわかる。つまりshort RP型頻拍である。

各誘導におけるP波の形状を観察するには，洞調律時の12誘導心電図と比較することが大切である（図2.3.3）。Ⅱ，Ⅲ，aV_F誘導をみると，洞調律時にはみられないQRS波の終末にノッチ（notch）のようなものが認められる（図2.3.3↑部分）。これをpseudo Sとよぶ。また発作時12誘導のV_1誘導で認められるrSr'は，pseudo R'とよばれる。以上の所見より，本症例は，上室頻拍，さらに詳細な判読所見としては，通常型房室結節リエントリー頻拍と考えられる。

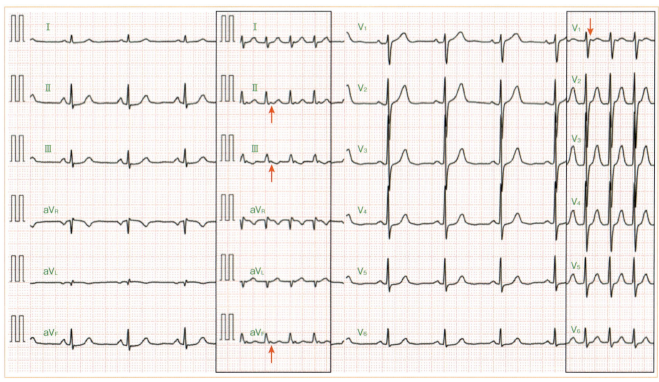

図2.3.3 発作時と洞調律時12誘導心電図の比較

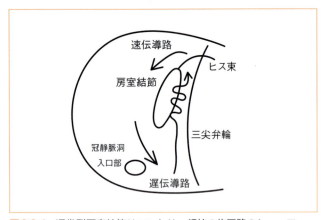

図2.3.4 通常型房室結節リエントリー頻拍の旋回路のシェーマ
（Jackman WM, et al.：N Engl J Med 1992；327：313-318.）

● 3. 通常型房室結節リエントリー頻拍の機序

通常型房室結節リエントリー頻拍の旋回路のシェーマを図2.3.4に示す[2]。詳細については，『循環機能検査技術教本』p.76を参照のこと。

● 4. 症例の経過

頻拍発作の精査加療のため，電気生理学的検査（EPS）および高周波カテーテルアブレーションを施行した。房室結節二重伝導路が証明され，遅伝導路を順伝導し，速伝導路を逆伝導する頻拍が証明された。遅伝導路に対して高周波通電を行い，根治に至った。

用語 電気生理学的検査（electrophysiologic study；EPS），高周波カテーテルアブレーション（radio frequency catheter ablation）

2.3.2　正方向性房室回帰頻拍

症例10

● 30歳台女性。
主訴：動悸，息切れ。
現病歴：中学校の健診にて，WPW症候群を指摘されたが，このときは，特に症状はなかった。妊娠中に，初めて動悸発作出現するも，短時間で自然停止。最近になり，急な動作で発作が出現するようになり，持続時間も長くなってきた。昨晩，発作出現し，朝になっても治まらないため受診。
既往歴：特記事項なし。
発作時12誘導心電図を図2.3.5に，心電図計測データを表2.3.2に示す。

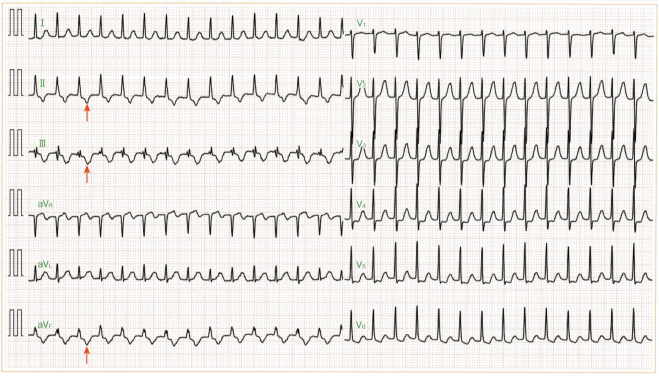

図2.3.5　発作時12誘導心電図

表2.3.2　心電図計測データ

記録条件	25mm/秒　10mm/mV
調律（Rhythm）	上室頻拍
心拍数（HR）	176/分
QRS軸	正常軸
P波	逆行性P波で洞性P波は認めず
PR（PQ）時間	——
QRS波	幅　正常範囲内

● 1. 心電図所見

　心拍数は176/分，QRS波形は，narrow QRS（QRS時間正常）で，RR間隔の規則正しい頻拍である。洞性P波は認めず，QRS波のやや後に，陰性の逆行性P波がⅡ，Ⅲ，aVFにて認められる（図2.3.5↑部分）上室頻拍である。

● 2. 心電図判読

　narrow QRS（QRS時間120msec未満）の頻拍の判読手順は，図2.3.2（p.27）と同様に，まずは，規則正しいかどうかを確認することから始まる。次に，P波を探して逆行性P波または異所性P波の出現のタイミング，また各誘導におけるP波の形状を観察する。

　本例では，心拍数は176/分とほぼ一定である。洞性P波が認められず，逆行性P波がQRS波のやや後ろ離れたところに認められる。このRP時間は，約100msecであり，90msec以上である。しかしながら，頻拍周期のRR間隔の中間より前半に存在していることから，short RP型頻拍である[1]。

　各誘導におけるP波の形状は，Ⅱ，Ⅲ，aVF誘導にて明瞭な陰性の逆行性P波が認められる。しかしながら，他の誘導では，明らかなP波は確認できない。

2章 リズム異常

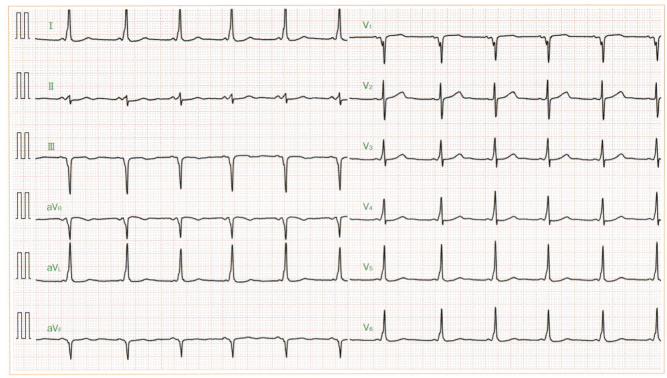

図2.3.6 洞調律時12誘導心電図

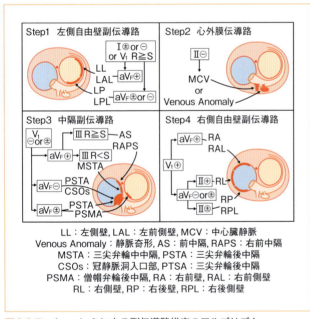

図2.3.7 Arrudaらによる副伝導路推定のアルゴリズム
〔Arruda MS, et al. : J Cardiovasc Electrophysiol 1998 ; 9 (1) : 2-12〕

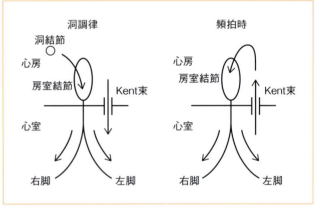

図2.3.8 房室回帰頻拍の興奮旋回路

誘導心電図所見より，本症例は，上室頻拍，さらに詳細な判読所見としては，正方向性房室回帰頻拍と考えられる。

3. 正方向性房室回帰頻拍の機序

本頻拍の洞調律時および頻拍時のリエントリー回路のシェーマを図2.3.8に示す。詳細については，『循環機能検査技術教本』p.76-77を参照のこと。

4. 症例の経過

頻拍発作を有するWPW症候群における高周波カテーテルアブレーションはガイドラインでもclass1であり，本例も三尖弁輪後中隔に存在するKent束の離断に成功しデルタ波は消失し頻拍も根治に至った。

安静時12誘導心電図（図2.3.6）をみると，C型顕性WPW症候群であった。デルタ波のQRS初期極性から，Kent束（副伝導路）の局在がある程度推測できる。図2.3.7にArrudaらのアルゴリズムを示す[3]。V_1誘導のデルタ波のQRS初期極性はマイナスでstep3の中隔副伝導路と考えられ，さらにaV$_F$誘導では，マイナスであることより，三尖弁輪後中隔あるいは冠静脈洞入口部付近であると推測される。これは，逆行性P波が陰性を示しており，三尖弁輪後壁から心房が興奮していることと合致している。以上，発作時および安静時12

2.3.3 冠静脈洞入口部起源心房頻拍

症例11
- 70歳台男性。
- 主訴：労作時息切れ。
- 現病歴：血圧測定の際，これまで脈拍が60〜70/分であった。最近，常に110〜120/分と速く，労作時に息切れを自覚するようになり，紹介受診。
- 既往歴：高血圧。
- 来院時12誘導心電図を図2.3.9に，心電図計測データを表2.3.3に示す。

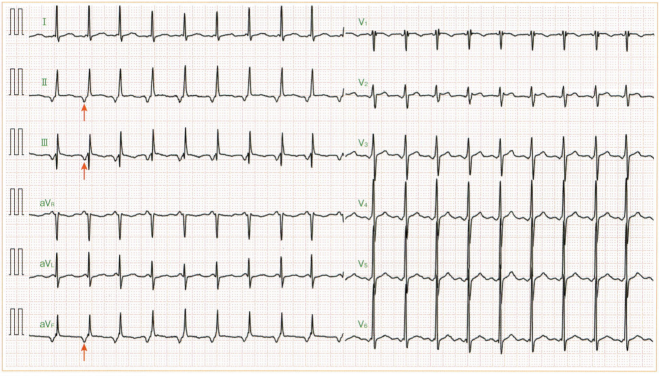

図2.3.9　来院時12誘導心電図

表2.3.3　心電図計測データ

記録条件	25mm/秒　10mm/mV
調律 (Rhythm)	上室頻拍
心拍数 (HR)	120/分
QRS軸	正常軸
P波	洞性P波は認めず，下壁誘導にて陰性P波
PR (PQ) 時間	―
QRS波	幅 正常範囲内

● 1. 心電図所見

　心拍数は，約120/分，QRS波形は，narrow QRS（QRS時間正常）で，RR間隔の規則正しい頻拍である。洞性P波は認めず，QRS波の直前に，Ⅱ，Ⅲ，aV_F誘導にて明瞭な陰性P波（図2.3.9 ↑部分）を認める上室頻拍である。

● 2. 心電図判読

　narrow QRS（QRS時間120msec未満）頻拍の判読手順（p27，図2.3.2）に沿って判読すると，QRS波の直前にP波が存在し，P波に対してQRS波は1：1伝導，RP時間とPR時間の関係は，RP＞PRでありlong RP型頻拍である。long RP型頻拍の場合，鑑別を要する不整脈には，心房頻拍，永続性接合部回帰頻拍（PJRT），非通常型房室結節リエントリー頻拍があげられる[1]。これらを体表の12誘導心電図だけでは鑑別は困難である。

● 3. 頻拍機序の解説

1) 心房頻拍

　心房のある部分の興奮性が異常に高まり，その興奮頻度

用語　永続性接合部回帰頻拍（permanent form of junctional reciprocating tachycardia；PJRT）

2章 リズム異常

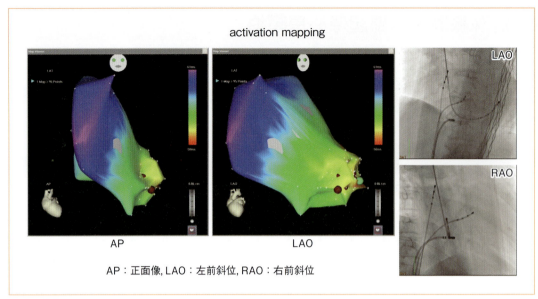

AP：正面像，LAO：左前斜位，RAO：右前斜位

図2.3.10　3次元マッピング装置による興奮伝搬とアブレーション治療部位

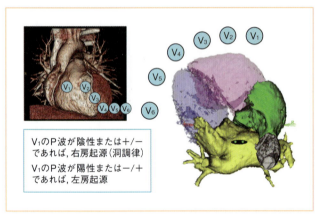

V₁のP波が陰性または+/−
であれば，右房起源（洞調律）
V₁のP波が陽性または−/+
であれば，左房起源

図2.3.11　四肢誘導のP波形による起源の推定

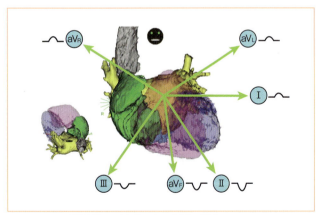

図2.3.12　四肢誘導のP波形による起源の推定

が100/分以上を呈する．興奮頻度と房室伝導能により，1：1房室伝導するものから，心房興奮頻度が心室興奮頻度を上回り，さまざまな伝導パターンを呈する場合がある．

2) PJRT

本頻拍は，正常の房室結節を介する伝導路以外に，副伝導路の存在がすることで成立する頻拍である．この副伝導路の特徴は，通常のKent束と異なり，伝導速度の遅い副伝導路である．興奮旋回路は，心房から正常な房室伝導を介して心室へ伝導した後，伝導速度の遅い副伝導路を介して室房伝導，そして再び心房へ戻るリエントリー性の頻拍である．心房頻拍との違いは，頻拍旋回路に心室と伝導速度の遅い副伝導路が必須であることである．

3) 非通常型房室結節リエントリー頻拍

房室結節二重伝導路が存在し，順行性に速伝導路を興奮が伝導し，逆行性に遅伝導路を介して成立するリエントリー性頻拍である．

● 4. 症例の経過

頻拍の根治を希望されたため，EPSおよび高周波カテーテルアブレーションが行われた．室房伝導はなく，プログラム刺激にて頻拍は容易に誘発された．頻拍中の興奮伝搬過程を3次元マッピング装置にてactivation mapを作成すると図2.3.10となり，冠静脈洞入口部を最早期興奮部位とする心房頻拍と診断された．同部位に対してアブレーションを行い根治に至った．

この診断・治療結果をもとに，再度本症例の12誘導心電図のP波形から頻拍起源を推定[4]すると，まず，V₁誘導にてプラス/マイナスを呈して右房起源と考えられた（図2.3.11）．次に四肢誘導で考えると，II，III，aV_F誘導にてマイナス，I，aV_L，aV_R誘導にてプラスを呈すること（図2.3.12），短いPR時間などを考慮すると，右房後壁・中隔よりと考えると，冠静脈洞入口部起源であったこととほぼ合致するものと考えられた．

2.3.4 心房中隔欠損閉鎖術後心房頻拍

症例12
- 50歳台男性。
- 主訴：動悸，息切れ。
- 現病歴：40歳台後半より，仕事（運送業）中に息切れを自覚するようになる。その後，徐々に軽労作にても息切れおよび動悸が出現するようになったため当院受診。
- 既往歴：3歳時，心房中隔欠損症指摘。7歳時，心房中隔欠損閉鎖術。
- 来院時12誘導心電図を図2.3.13に，心電図計測データを表2.3.4に，24時間ホルター心電図を図2.3.14に示す。

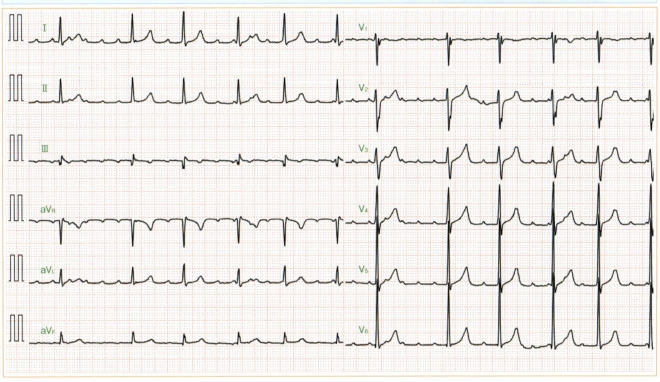

図2.3.13　来院時12誘導心電図

表2.3.4　心電図計測データ

記録条件	25mm/秒　10mm/mV
調律（Rhythm）	上室頻拍
心拍数（HR）	心房拍数250/分，2：1～4：1房室伝導でRR間隔不規則
QRS軸	正常軸
P波	洞性P波は認めず，下壁誘導にて等電位線を有するP波
PR（PQ）時間	—
QRS波	幅　正常範囲内

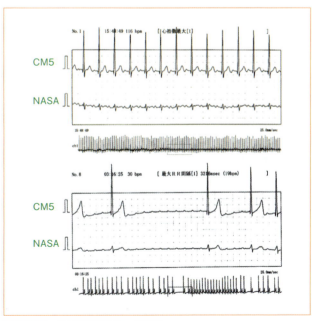

図2.3.14　24時間ホルター心電図

● 1. 心電図所見

RR間隔は，不規則で心房細動のように見えるが，基線をよく観察すると，下壁誘導にて等電位線を有するP波が認められ細動波ではない。心房拍数は約250/分，2：1～4：1房室伝導と変動しているためRR間隔が不規則となっている。24時間ホルター心電図検査では，労作時心拍数116/分と2：1伝導して動悸を自覚，就寝中には最大RR間

■2章　リズム異常

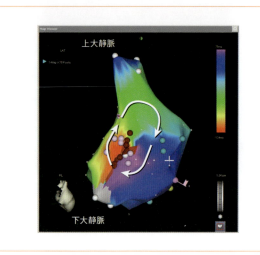

図2.3.15　3次元activation map　切開線を時計方向に回転　右房を右斜め後ろから見たところ

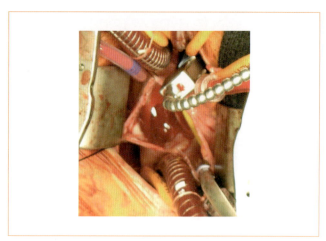

図2.3.16　心房中隔欠損閉鎖術　術野

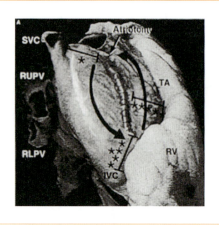

図2.3.17　切開線リエントリー頻拍のシェーマ
（Jonathan M, et al. : Circulation 1996 ; 93 : 502-512.）

隔3.2秒を認める。

● 2. 心電図判読

　下壁誘導にて等電位線を有するP波を認め，心房拍数＞心室拍数より，心房頻拍が最も考えられる。心房粗動との鑑別点は，心房粗動では下壁誘導にて等電位線を認めず，緩やかに立下り，急峻に立ち上がる鋸歯状が特徴であるが，本症例では明らかでなく，心房粗動は除外される。

● 3. 症例の経過

　頻拍機序および頻拍旋回路の同定のためEPS，根治のため高周波カテーテルアブレーションを施行した。頻拍中の興奮伝搬過程を3次元マッピング装置にてactivation mapを作成すると図2.3.15となった。心房中隔欠損閉鎖術のイメージとしては図2.3.16のごとくであり，右房自由壁を切開して，心房中隔欠損部位を閉鎖して，切開したところを縫合して終了となる。切開・縫合した部分が電気的に伝導ブロックとなり，三尖弁輪や上大静脈，下大静脈などの解剖学的障壁との間を興奮旋回路とするリエントリー性頻拍が，術後慢性期に生じることがあるとされている（図2.3.17）[5]。

　図2.3.15のactivation mapは，図2.3.17の右房自由壁の切開線の瘢痕化した組織の周囲を旋回しているのが明瞭に示されている。

［内田文也］

📖 参考文献

1) Page RL, et al. : "2015 ACC/AHA/HRS guideline for the management of adult patients with supraventricular tachycardia". Heart Rhythm 2016 ; 13 : e136-e221.
2) Jackman WM, et al. : "Treatment of Supraventricular tachycardia due to atrioventricular nodal reentry radiofrequency catheter ablation of slow-pathway conduction". N Engl J Med 1992 ; 327 : 313-318.
3) Arruda MS, et al. : "Development and Validation of an ECG Algorithm for Identifying Accessory Pathway Ablation Site in Wolff-Parkinson-White Syndrome". J Cardiovasc Electrophysiol 1998 ; 9(1) : 2-12.
4) Kistler PM, et al. : "P-Wave Morphology in Focal Atrial Tachycardia". J Am Cardiol 2006 ; 48 : 1010-1017.
5) Jonathan M, et al. : "Ablation of 'incisional' reentrant atrial tachycardia complicating surgery for congenital heart disease -use of entrainment to define a critical isthmus of conduction-", Circulation 1996 ; 93 : 502-512.

2.4 心房細動

2.4.1　発作性心房細動となるP on T期外収縮からの心房細動

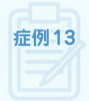

症例13

● 80歳台女性。
主訴：動悸。
現病歴：4年前より脈が飛ぶ感じと動悸症状があり，薬物療法で加療中であった。3カ月ほど前より朝と夕方に動悸発作が頻回に起こるようになり，24時間ホルター心電図にて動悸発作時に発作性心房細動を認め，高周波カテーテルアブレーション治療目的で入院。LAD 40.2mm，左房容積係数（LAVI）48.6mL/m^{2}であり，左房は軽度の拡大を認める。
既往歴：糖尿病，家族性コレステロール血症。
入院時12誘導心電図を図2.4.1に示す。

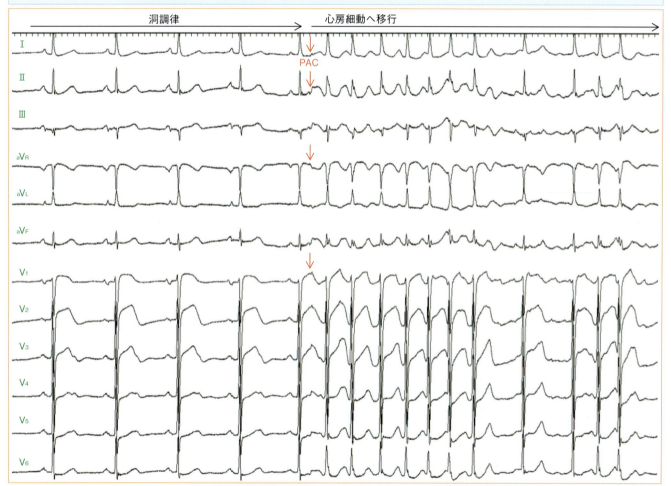

図2.4.1　P on Tから心房細動へ移行した際の体表12誘導心電図

✏️ **用語**　左房容積係数（left atrial volume index；LAVI）

■ 2章　リズム異常

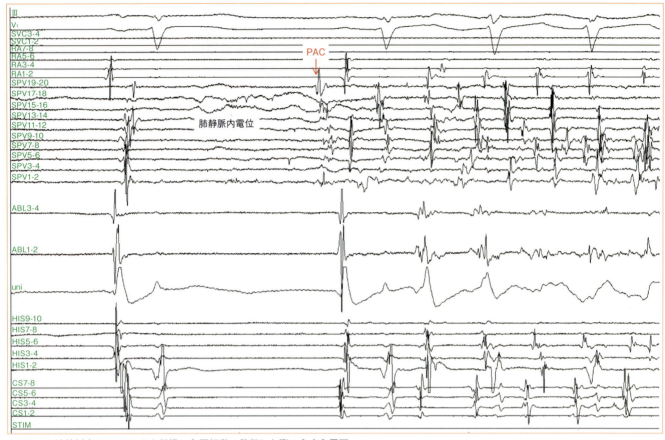

図2.4.2　肺静脈内からのPACを契機に心房細動へ移行した際の心内心電図

● 1. 心電図と肺静脈の心内心電図所見

図2.4.1の5拍目のT波の上に心房期外収縮（PAC）が重なっている（P on T期外収縮，↓部分）。このPACを契機に細動波（f波：基線がゆれて見える）が出現してQRS間隔も不規則（絶対性不整脈）となっており，心房細動に移行していることがわかる。図2.4.2は図2.4.1の心電図と同じタイミングで記録された肺静脈の心内心電図である。図2.4.1の5拍目のP波より先行して肺静脈内のPACが出現しており（↓部分），図2.4.1の5拍目のP波は洞結節からの興奮と，肺静脈内からの興奮の融合波形であることがわかる。このPACの後，連結期の短いPACが連続して発生して，心房細動へ移行していることがわかる。体表心電図ではT波の上に乗ったPAC（P on T）1拍のみが心房細動のトリガーのように見えるが，実際には体表心電図にはあらわれないPACの連発が肺静脈内で発生して（Firing），心房細動へ移行することが多い。

● 2. 高周波カテーテルアブレーション治療

心房細動に対する高周波カテーテルアブレーション治療の基本的な方法は，P on Tの起源となることが多い肺静脈を，電気的に隔離する肺静脈（電気的）隔離術である。近年では3次元マッピングシステムの普及により，肺静脈の前庭部を含む広範囲の隔離（拡大肺静脈隔離術，図2.4.3）が行われることが多くなっている。これにより，肺静脈内で起きた期外収縮が，左房へ伝わらなくなり，心房細動の発生を抑制できる。肺静脈隔離術は，心房細動発生の要因に対する治療だが，持続性心房細動による心房細動維持要因も考慮する必要があり，基質へのアブレーションを行うことがある。自律神経叢（GP）へのアブレーションを肺静脈隔離術に追加する方法もある。

図2.4.4は，肺静脈隔離後の肺静脈内心内心電図である。肺静脈内では興奮が無秩序に発生しており，いわゆる細動となっていることがわかる。しかし，肺静脈を電気的に隔離しているため，その興奮は左房へは伝わらず，心房内はペーシング調律でペーシングの後にP波を認め，心房の電位と肺静脈内の電位が隔離していることから，肺静脈と電気的隔離が完成されていることがわかる。

> 用語　心房期外収縮（premature atrial contraction；PAC），自律神経叢（ganglionated plexi；GP）

2.4 | 心房細動

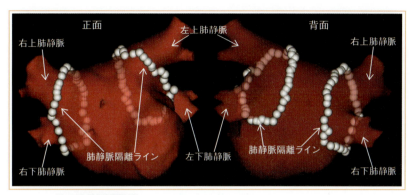

図2.4.3　拡大肺静脈隔離術

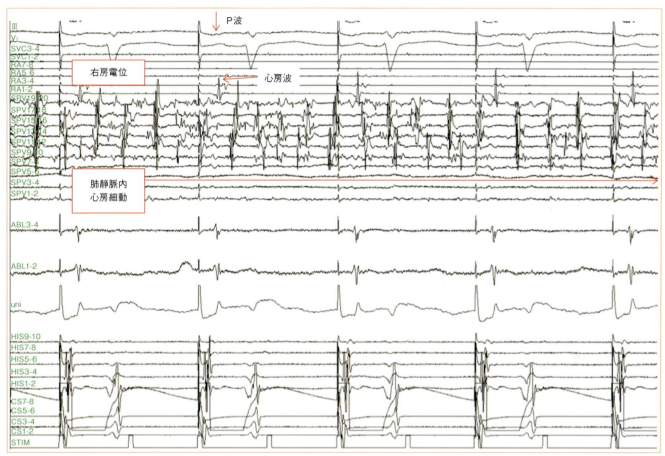

図2.4.4　肺静脈隔離後に肺静脈内で心房細動が出現した心内心電図

Q 心内心電図とは？

A 心臓の各部に留置した電極カテーテルより得られる心電図。

　心房興奮はA波，His束電位はH波，心室興奮はV波として記録される。

　体表心電図は25mm/秒という紙送り速度で記録を行うが，心内心電図は通常100〜200mm/秒と，体表心電図に比べて4〜8倍の速さで記録/解析を行うため，詳細な心臓内の伝導を確認することが可能となる。

　例えば図2.4.5のA波に注目すると，洞結節近傍に留置しているHRAカテーテルのA波が一番早く，冠静脈内のCSカテーテルでは，右房側のCS9-10が早く，左房側のCS1-2へ興奮が伝播していることがわかる。このように，体表心電図ではP波として見ている部分が心内心電図では，心房内の興奮伝播を詳細に確認できる。

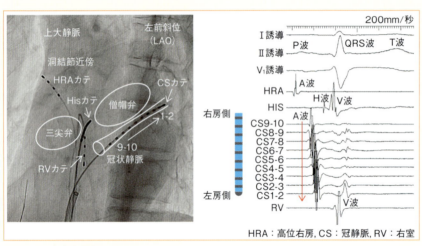

図2.4.5　心内心電図のしくみ

2.4.2 典型的な心房細動

症例14

● 50歳台男性。
主訴：動悸。
現病歴：1年前より動悸を自覚するようになった。同年の健康診断にて心房細動を指摘され専門病院を受診。24時間ホルター心電図にて動悸発作時に発作性心房細動を認め，高周波カテーテルアブレーション治療目的で入院。LAD 48.3mm, LAVI 41.8mL/m^2 であり左房拡大を認める。
既往歴：糖尿病。
入院時12誘導心電図を図2.4.6に示す。

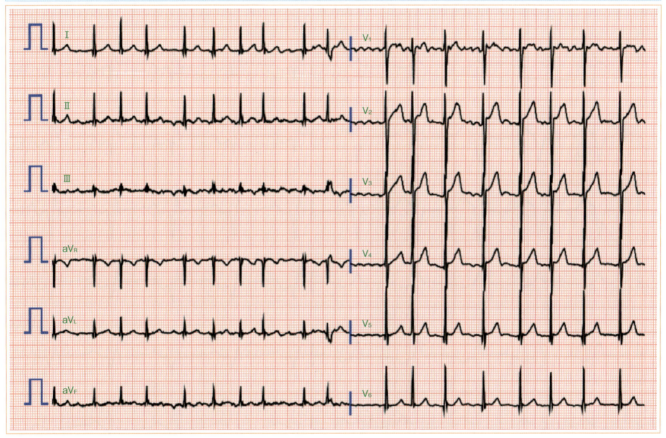

図2.4.6　心房細動中の12誘導心電図

1. 心電図所見

図2.4.6は，発作性心房細動がある50歳台男性の心房細動中の12誘導心電図である。細動波（f波）は，下壁誘導およびV$_1$で比較的明瞭であり，RR間隔は不整で絶対性不整脈である。心拍数は108/分と頻脈性心房細動であり，脈不整のみならず頻脈であることも動悸症状の原因となっている。図2.4.7は，同患者の高周波カテーテルアブレーション治療時の心房電位波高のカラーマッピング（voltage map）図である。紫色は心房電位波高が高電位部位で，赤色は0.5mV以下の低電位部位をあらわしているが，左房全域が紫色で低電位部位をほとんど認めず，健常な心房筋の電位波高をもっている。

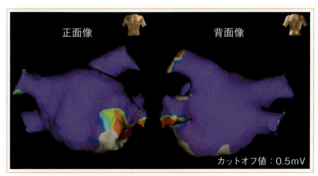

図2.4.7　発作性心房細動の左房心内電位波高マッピング（voltage map）

2.4.3　連合弁膜症を合併した永続性心房細動

◆VVIペースメーカ心電図

症例15
- 90歳台男性。
- 主訴：呼吸困難，下肢浮腫。
- 現病歴16年前に呼吸困難，下肢浮腫を主訴に当院受診。大動脈弁と僧帽弁の連合弁膜症による心不全に対して加療。12年前に徐脈性心房細動に対してペースメーカを植込んだ。
- 既往歴：重度僧帽弁閉鎖不全症，中等度大動脈弁閉鎖不全症，心不全，慢性心房細動，腎不全，糖尿病。
- 受診時12誘導心電図を図2.4.8に示す。

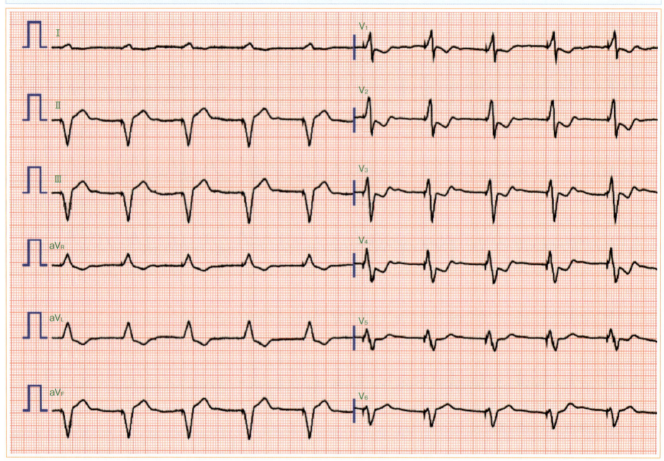

図2.4.8　受診時12誘導心電図

1. 心電図所見

図2.4.8は，大動脈弁と僧帽弁の連合弁膜症を認める90歳台男性の永続性心房細動の心電図である。図2.4.9は，同患者の心臓超音波図であるが，LAD 62.6mm，LAVI 114.6mL/m^{2}であり，左房は著明に拡大している。心房は，圧負荷および容量負荷による機械的リモデリング，長期の心房細動による電気的リモデリングが進行し，心房筋の著明な変性を来しているため，心電図上（図2.4.8），細動波（f波）はほぼ確認できず不明瞭で，本症例では房室ブロックにより徐脈があり，VVIのペースメーカを植込んでいる。

図2.4.10は高周波カテーテルアブレーション治療時に心房電位波高のカラーマッピングを施行した図（voltage map）である。前述のとおり紫色が高電位部位，赤色が0.5mV以下の低電位部位だが，永続的に心房細動が持続している場合は，リモデリングが進行しており，図2.4.9のように低電位部位を多く認め，心房筋の変性を来していることを示唆している。しかし，永続的に心房細動が持続している患者すべてが，図2.4.9のように低電位部位のみとは限らないので，認識には注意が必要である。

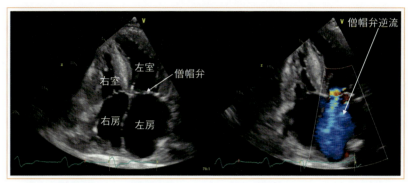

図2.4.9　僧帽弁逆流の心臓超音波図

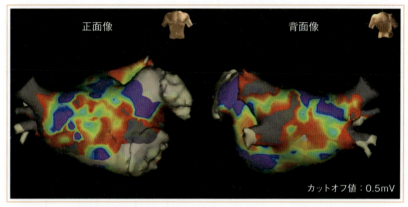

図2.4.10　永続性心房細動患者の左房心内電位波高マッピング（voltage map）

2.4.4　心房細動中にみられる心室内変行伝導

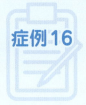

症例16

● 80歳台女性。
主訴：不明。
現病歴：12年前に急性心筋梗塞にて左回旋枝に対してステント留置。同年，左前下行枝に対してもステント留置。重度僧帽弁閉鎖不全症（severe MR），重度三尖弁閉鎖不全症（severe TR），中等度大動脈弁閉鎖不全症（Moderate AR）を認め，左室駆出率（EF）46％，LAVI 93.6mL/m² であり，心不全増悪にて入院加療。
既往歴：心不全，慢性心房細動
心房細動中の12誘導心電図を図2.4.11に示す。

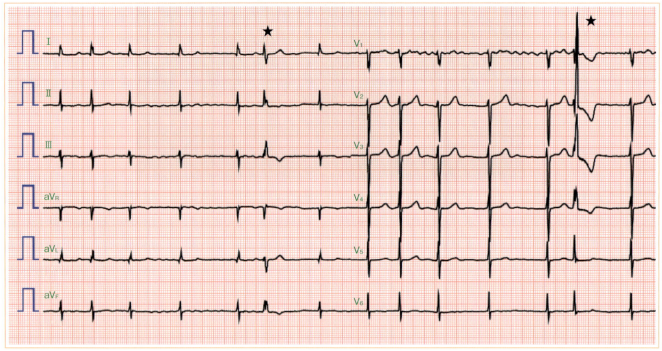

図2.4.11　心房細動中の12誘導心電図

1. 心電図所見

図2.4.11の★の右脚ブロック波形は，右脚の不応期によって生じた機能的な伝導障害で，心室内変行伝導という。★の右脚ブロック波形の連結期は，他のRR間隔より短く，さらに前のRR間隔が長いことが特徴である。図2.4.12は，脚の不応期とRR間隔の関係を模式的にあらわした図である。脚の不応期は前のRR間隔に依存しており，その関係は比例関係にあるといわれ，前のRR間隔が長いほど脚の不応期も長くなる（Ashman現象）。そのため，心房細動では絶対性不整脈であり，1拍ごとに不応期が変化することになる。また，右脚と左脚では右脚のほうが不応期が長い場合が多く，図2.4.11のように長いRR間隔の直後に，短い連結期で心室に興奮が伝播した際に右脚ブロックとなるが，まれに左脚ブロックタイプの変行伝導も存在する。この現象は，心室期外収縮（PVC）との鑑別に必要な考え方のひとつになる。

用語　僧帽弁閉鎖不全症（mitral valve regurgitation；MR），三尖弁閉鎖不全症（tricuspid regurgitation；TR），大動脈弁閉鎖不全症（aortic regurgitation；AR），駆出率（ejection fraction；EF），心室期外収縮（premature ventricular contraction；PVC）

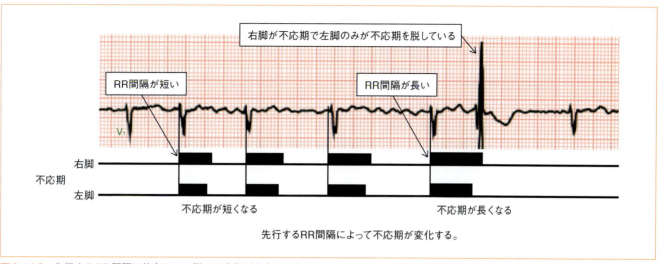

図2.4.12　先行するRR間隔に依存して，脚の不応期が変化する（Ashman現象）

2.4.5　完全房室ブロックを合併した心房細動

症例17

●60歳台男性。
主訴：息切れ，呼吸困難感。
既往歴：心不全，僧帽弁閉鎖不全症。
現病歴：永続性心房細動にて経過観察中の患者で，徐々に息切れ，呼吸困難感が強くなり，脳性ナトリウム利尿ペプチド（BNP）は609pg/mLと上昇を認めた。心拍数は42/分で，RR間隔はほぼ一定。24時間ホルター心電図にて，総心拍数 56,122/日と著明に低下。植込み型ペースメーカの適応となり，入院となった。
受診時12誘導心電図を図2.4.13に示す。

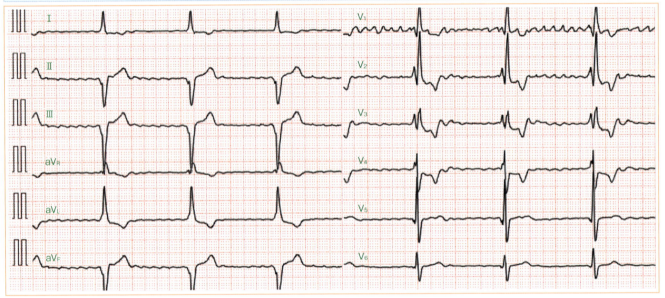

図2.4.13　受診時12誘導心電図

● 1. 心電図所見

図2.4.13の心房の基本調律は，細動波（f波）を認めており，心房細動であることがわかる。通常，心房細動の場合は絶対性不整脈となるが，図2.4.12の症例ではRR間隔が一定である。しかし，心拍数は43/分と遅く，QRS波形は右脚ブロックの左軸偏位を伴っており，正常の房室伝導路を介した興奮伝播とは考えにくい。この心電図の心室の調律は，正常の房室伝導路より下位中枢の刺激伝導系からの調律と考えられ，QRS波形は右脚ブロック，左軸偏位（左脚前枝ブロック）であることから，左脚後枝からの調律であることが推察される。心房細動に伴う，心房と房室結節と心室の関係については，『循環機能検査技術教本』p.114を参照のこと。

図2.4.13の心電図を左軸偏位と判断するためには，図2.4.14の四肢の双極誘導から考えると，ある程度のQRS軸を計算することが可能である。

図2.4.14に-30°の四肢双極誘導の波形と-30°以下（左軸偏位）の四肢双極誘導の波形の比較を示す。-30°の心電図（図2.4.14-①）は，Ⅱ誘導でプラス波高（R波）とマイナス波高（S波）の比が1となり，Ⅰ誘導のプラス波高（R波－S波）とⅢ誘導のマイナス波高（S波－R波）の比が1となる。そして，-30°以下で左軸偏位の場合は，図2.4.14-②のようにベクトルが変化するため，-30°の心電図と比べてⅠ誘導でR波高が減高，Ⅱ誘導でR波高が減高しS波高が増高，Ⅲ誘導でS波高が増高する。

次に，図2.4.15に90°の四肢双極誘導の波形と+110°以上（右軸偏位）の四肢双極誘導の波形の比較を示す。+90°の心電図（図2.4.15-①）は，Ⅰ誘導でプラス波高（R波）とマイナス波高（S波）の比が1となり，Ⅱ誘導のプラス波高（R波－S波）とⅢ誘導のプラス波高（R波－S波）の比が1となる。そして，+110°以上で右軸偏位の場合は，図2.4.15-②のようにベクトルが変化するため，+90°の心電図と比べてⅠ誘導でS波高が低減しS波高が増高，Ⅱ誘導

✏️ **用語**　脳性ナトリウム利尿ペプチド（brain natriuretic peptide；BNP）

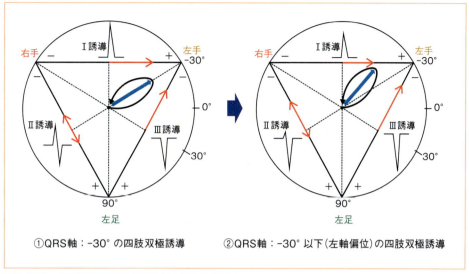

図2.4.14　四肢双極誘導における左軸偏位の考え方

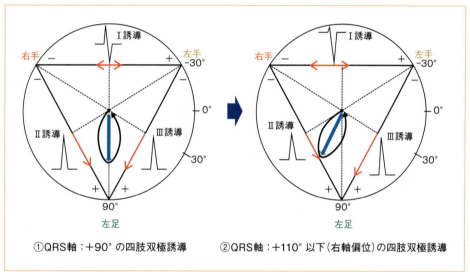

図2.4.15　四肢双極誘導における右軸偏位の考え方

でR波高が減高，Ⅲ誘導でR波高が増高する。
　また，この考えにaV_F誘導を交えて考えると，-30°から +90°までのQRS軸の判定も容易となる。

［柴田正慶］

2章 リズム異常

2.5 心房粗動

2.5.1 通常型心房粗動（反時計方向回転）

症例17

- 70歳台男性。
- 主訴：動悸。
- 現病歴：最近，動悸を感じるようになった。
- 既往歴・生活歴：特記すべき事項なし。
- 受診時12誘導心電図を図2.5.1に，心電図計測データを表2.5.1に示す。

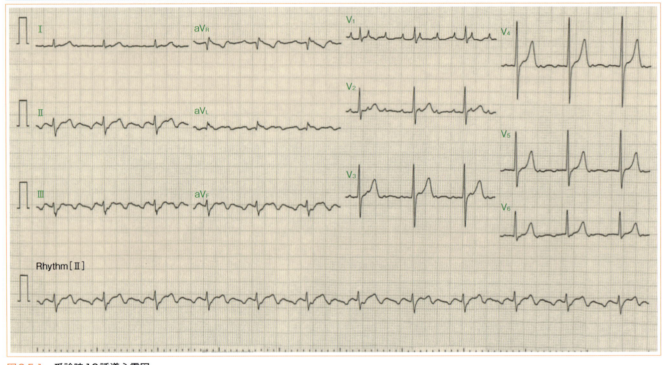

図2.5.1　受診時12誘導心電図

表2.5.1　心電図計測データ

記録条件	25mm/秒　10mm/mV
心拍数（HR）	71/分
QRS軸	−40°
PR（PQ）時間	計測不能
QRS波	幅 0.09秒，高さ RV₅ 1.62mV，SV₁ 0.15mV R＋S 1.77mV

● 1. 心電図所見

　3：1伝導を示す通常型心房粗動，左軸偏位，反時計方向回転（CCW），F波レート約210/分，F波（粗動波）はⅡ，Ⅲ，aV_Fで陰性，V₁で陽性（図2.5.2）。

用語　反時計方向回転（counterclockwise rotation；CCW）

2.5 | 心房粗動

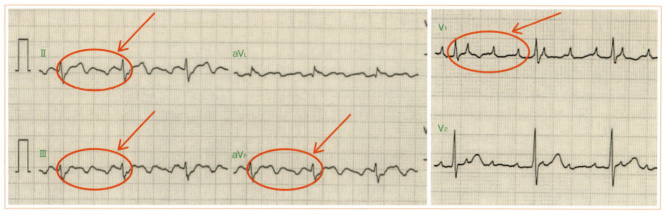

図2.5.2　F波：○囲み，←の部分（Ⅱ，Ⅲ，aV_Fで陰性，V₁では陽性の波）
　　　　F波は最近は粗動波（鋸歯状波）と呼ばれる

2.5.2 通常型心房粗動（時計方向回転）

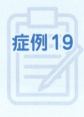

症例19

● 70歳台男性。
現病歴：息切れ，呼吸苦を主訴に近医を受診。胸部X線にて胸水貯留あり。心不全疑いにて当院紹介受診。
既往歴：肝細胞がん，僧帽弁閉鎖不全症，人工弁置換術後。
受診時12誘導心電図を図2.5.3に，心電図計測データを表2.5.2に示す。

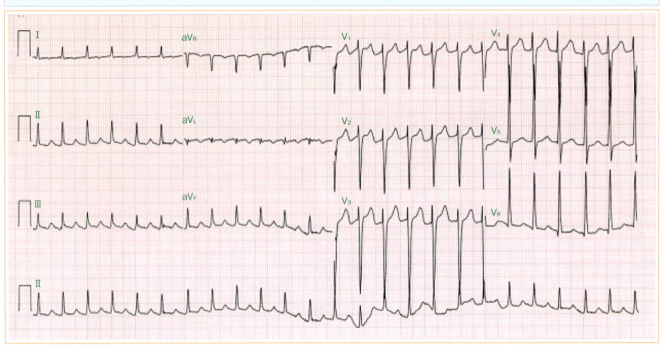

図2.5.3　受診時12誘導心電図

表2.5.2　心電図計測データ

記録条件	25mm/秒　10mm/mV
心拍数（HR）	150/分
QRS軸	+60°
PR（PQ）時間	計測不能
QRS波	幅 0.08秒

● **1. 心電図所見**

2：1伝導を示す通常型心房粗動。F波はⅡ，Ⅲ，aV_Fで陰性，V_1で陽性，F波レート300/分。

左室肥大の根拠は以下のとおり。
・RV_5/SV_1：3.0/1.5mV（$RV_5 + SV_1$ = 4.5mV）
・$SV_3 + RaV_L$ = 29 + 1 = 3.0mV

左室肥大のCornell voltage基準では，SV_3+RaV_Lの値が男性2.8mV，女性2.4mV以上を左室肥大とする[1]。

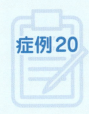

症例20

- 80歳台女性。
- 主訴：動悸，息切れ。
- 現病歴：労作時息切れ，下腿浮腫を主訴に近医を受診。心不全疑いにて当院紹介受診。
- 既往歴：慢性関節リウマチ，大動脈弁置換術後，洞不全症候群にてペースメーカ植込み後。
- 受診時12誘導心電図を図2.5.4に，心電図計測データを表2.5.3に示す。

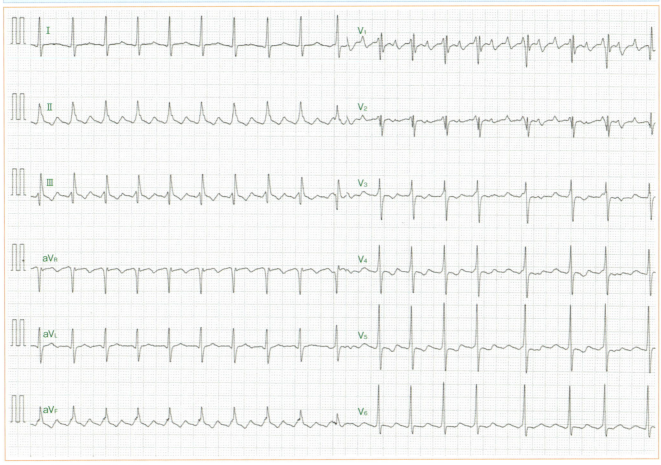

図2.5.4　受診時12誘導心電図

表2.5.3　心電図計測データ

記録条件	25mm/秒　10mm/mV
心拍数（HR）	105/分
QRS軸	+35°
PR（PQ）時間	計測不能
QRS波	幅0.10秒，高さ RV_5 1.72mV, SV_1 0.70mV, R+S 2.42mV

● 1. 心電図所見

2：1〜3：1伝導を示す心房粗動。F波はⅡ，Ⅲ，aV_Fで陰性，V_1で陽性，F波レート300/分。

2章 リズム異常

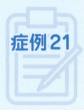

症例21

- 80歳台女性（症例20と同症例）。
- 主訴：動悸，息切れ。
- 現病歴：労作時息切れ，下腿浮腫を主訴に近医を受診。心不全疑いにて当院紹介受診。
- 既往歴：慢性関節リウマチ，大動脈弁置換術後，洞不全症候群にてペースメーカ植込み後。
- 受診時12誘導心電図を図2.5.5に，心電図計測データを表2.5.4に示す。

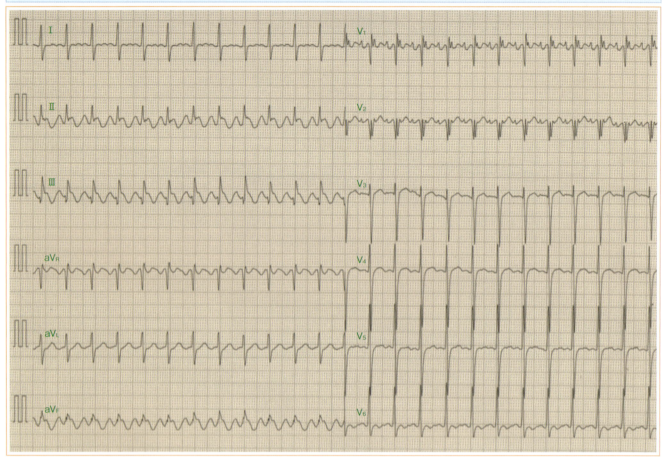

図2.5.5　受診時12誘導心電図

表2.5.4　心電図計測データ

記録条件	25mm/秒　10mm/mV
心拍数（HR）	148/分
QRS軸	+62°
PR（PQ）時間	計測不能
QRS波	幅0.11秒，高さ RV_5 1.71mV，SV_1 0.85mV，R+S 2.56mV

● 1. 心電図所見

2：1伝導を示す心房粗動。F波はⅡ，Ⅲ，aV_Fで陰性，V_1で陽性。F波レート300/分。

MEMO

粗動波を見やすくするために行う手技（新しいバルサルバ手技について[2]）

　房室伝導を抑制すると粗動波が認識しやすくなる。比較的安全に行える手技としてバルサルバmanoeuvre（生理学的変化は文献3参照）があるが，その有効性は低く20％未満である。Lancetに掲載された論文では修正バルサルバ法を行うと洞調律への復帰率が43％に上昇したと報告されている。

　（修正バルサルバ法：ベッド上での半坐位で15秒間のバルサルバ負荷を加えた後，腹部の緊張を緩めた瞬間に姿勢の変換を実施。上半身は仰臥位にし，下肢は伸ばしたまま医療スタッフが45度まで持ち上げて，15秒間その状態を維持する）

2.5.3 脚ブロックに合併した心房粗動

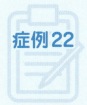

症例22

- 60歳台男性。
- 現病歴：心不全にて救急搬送，低心機能例（駆出率30%）。
- 既往歴：陳旧性心筋梗塞，直接的経皮的冠動脈形成術（PPCI）後。
- 冠危険因子：脂質異常症（＋），高血圧（＋），喫煙（＋）。
- 受診時（救急搬送時）12誘導心電図を図2.5.6に，心電図計測データを表2.5.5に示す。

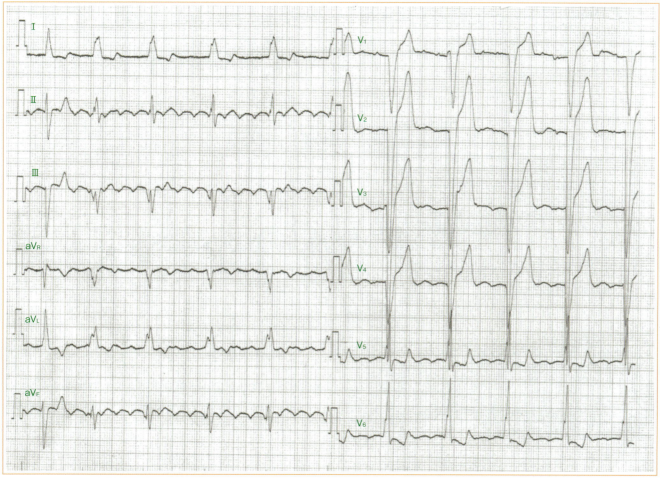

図2.5.6　受診時（救急搬送時）12誘導心電図

表2.5.5　心電図計測データ

記録条件	25mm/秒　10mm/mV
心拍数（HR）	63/分
QRS軸	＋11°
PR（PQ）時間	計測不能
QRS波	幅0.16秒，高さ RV₅ 1.71mV，SV₁ 0.85mV，R＋S 2.56mV

1. 心電図所見

3：1〜4：1伝導を示す心房粗動。F波はⅡ，Ⅲ，aV_Fで陰性，V₁で陽性。F波レート300/分，完全左脚ブロック。

用語　直接的経皮的冠動脈形成術（primary percutaneous coronary intervention；PPCI）

■ 2章　リズム異常

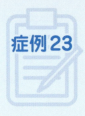

症例23

●50歳台女性。
現病歴：数週間前より突発的に動悸を感じるようになり，近医受診し，当院紹介受診となる。
既往歴：特記すべき事項なし。
受診時12誘導心電図を図2.5.7に，心電図計測データを表2.5.6に示す。

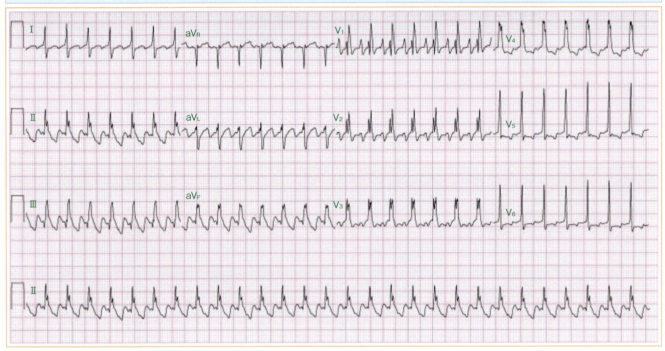

図2.5.7　受診時12誘導心電図

表2.5.6　心電図計測データ

記録条件	25mm/秒　10mm/mV
心拍数（HR）	167/分
QRS軸	+65°
PR（PQ）時間	計測不能
QRS波	幅0.11秒，高さ RV₅ 1.72mV，SV₁ 0.30mV，R＋S 2.02mV

● **1. 心電図所見**

2：1伝導を示す心房粗動，不完全右脚ブロック。QRS時間は0.11秒と短く心室頻拍は否定。F波はⅡ，Ⅲ，aV_F で陰性，V₁で2相性，F波レート330/分。

［藤岡一也］

参考文献

1) Casale PN, et al : "Electrocardiographic detection of left ventricular hypertrophy : Development and prospective validation of improved criteria". ACC, 1985 ; 6 : 572.
2) Andrew Appelboam, et al. : "Postural modification to the standard Valsalva manoeuvre for emergency treatment of supraventricular tachycardias（REVERT）: a randomised controlled trial". Lancet 2015 ; 386 : 1747-53.
3) Constant J（著），広沢弘七郎，関口守衛，宮里不二彦（訳）：ベッドサイドの心臓病学．南江堂，東京，1988．
4) 一般社団法人日本臨床衛生検査技師会（監）：循環機能検査技術教本，じほう，東京，2015．
5) Wells JL, et al. : "Characterization of atrisl flutter". Circulation 1979 ; 60 : 665-673.
6) 井上博，山下武志（編）：不整脈クリニカルプラクティス，南江堂，東京，2009．

2.6 心室期外収縮

2.6.1 間入性心室期外収縮

症例24

- 80歳台女性。
- 主訴：動悸。
- 現病歴：以前から動悸，胸部不快感あり。β遮断薬を処方されるも薬物抵抗性であり，高周波カテーテルアブレーションを目的に当院紹介受診。
- 既往歴：慢性腎臓病，糖尿病，脂質異常症，胃炎。

受診時12誘導心電図を図2.6.1に，心電図計測データを表2.6.1に示す。

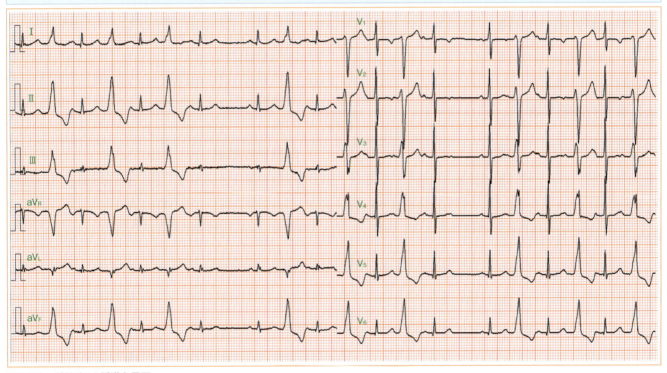

図2.6.1 受診時12誘導心電図

表2.6.1 心電図計測データ

記録条件	25mm/秒 10mm/mV
調律（Rhythm）	洞調律
心拍数（HR）	119/分
QRS軸	＋48°
P波	II誘導：幅0.08秒，振幅0.15mV V_1誘導：幅0.04秒，深さ0.05mV
PR（PQ）時間	0.15秒
QRS波	幅 0.09秒（narrow QRS），高さ RV_5 0.90mV，SV_1 0.50mV
QT時間	0.35秒，QTc：0.49秒
胸部移行帯	V_1-V_2
ST-T	有意な所見なし

● 1. 心電図所見

洞調律，反時計方向回転，心室期外収縮。

心室期外収縮は，II，III，aV_Fの下壁誘導で陽性の下方軸（II，III，aV_F誘導でQRS波が上向き），V_1で左脚ブロックタイプの心室期外収縮2段脈。12誘導心電図（図2.6.1）からは右室流出路起源と考えられた。

2章　リズム異常

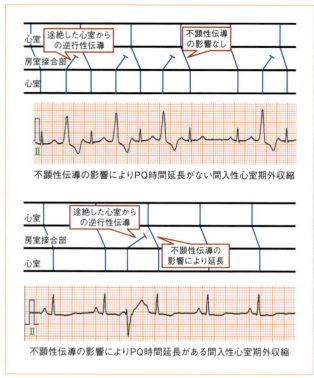

図2.6.2　症例の時相分析図

● 2. 症例の詳細解説

心室期外収縮とは，His束以下の心室を起源とし基本洞周期よりも早期に生じる異所性興奮のことをいう。心電図では先行するP波がなく，幅広い（120msec以上）QRS波とQRS波とは極性の異なるT波を呈することが特徴である。

心室期外収縮の起源は大まかに推定することができ，V_1

誘導でのQRS波は右室起源のものでは左脚ブロック型，左室起源のものでは右脚ブロック型で，心基部（上部）起源では下方軸（II，III，aV_F誘導で上向き），心尖部（下部）起源では上方軸（II，III，aV_F誘導で下向き）を示す。主訴である動悸は心室期外収縮によるものと考えられた。

洞調律2つのQRSの間に位置するよう，先行するP波を持たない幅広いQRS波が出現している。またこの幅広いQRS波の前後の洞調律PP間隔の長さは不変であることがわかる。幅広いQRS波を挟む前後の洞調律波形は，通常の洞調律波形のPP間隔と同じである。これは洞周期に影響を及ぼさないように間に入るように出現することから間入性心室期外収縮であることがわかる。

時相分析図を用いるとさらにわかりやすい（図2.6.2）。通常の洞調律波形は心房-房室結節-心室と一定のリズムで伝導しているが，心室期外収縮は早期のタイミングで心室が興奮するために，心室から逆行性に興奮が房室結節を伝導する。しかし，洞結節の興奮は規則正しく出現するために，心室からの興奮は房室結節で途絶することになる。その結果，房室結節に不応期が残った場合はPQ時間に影響を及ぼすことがあり，その場合はPQ時間が延長することがある。この現象をconcealed conduction（不顕性伝導）とよぶ。

● 3. 症例の経過

薬剤抵抗性であったため，右室流出路中隔側の高周波カテーテルアブレーションが施行された（図2.6.3）。術後，症状は消失，心室期外収縮の再発は認めない。

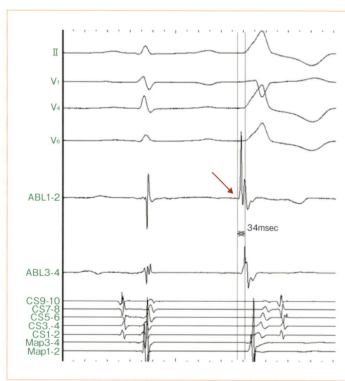

アブレーションカテーテル（ABL1-2）の局所電位は心室性期外収縮のQRSの立ち上がりから-34msec先行しており，同部位の通電で期外収縮は消失した。

図2.6.3　高周波カテーテルアブレーション成功部位の心内心電図

2.6.2　代償性休止期を伴う心室期外収縮

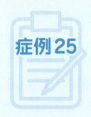

症例25

- 80歳台男性。
- 主訴：労作時呼吸苦。
- 現病歴：以前から労作時呼吸苦を自覚。労作時呼吸苦は徐々に増悪を認めたため近医を受診。胸部X線にて右胸水貯留，心拡大を認め当院紹介受診となった。
- 既往歴：心筋梗塞，高血圧症，脂質異常症，慢性腎臓病，失神。
- 受診時12誘導心電図を図2.6.4に，心電図計測データを表2.6.2に示す。

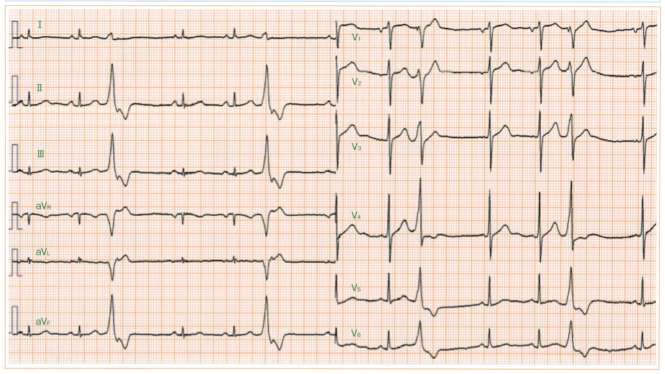

図2.6.4　受診時12誘導心電図

表2.6.2　心電図計測データ

記録条件	25mm/秒　10mm/mV
調律（Rhythm）	洞調律
心拍数（HR）	75/分
QRS軸	＋37°
P波	II誘導：幅0.10秒，振幅0.15mV V_1誘導：幅0.04秒，深さ0.15mV
PR（PQ）時間	0.15秒
QRS波	幅0.09秒（narrow QRS），高さRV_5 1.10mV，SV_1 0.90mV
QT時間	0.38秒，QTc：0.42秒
胸部移行帯	V_3–V_4
ST-T	有意な所見なし

● 1. 心電図所見

左房拡大，心室期外収縮3段脈。

心室期収縮は，II，III，aV_Fの下壁誘導で陽性の下方軸，V_1で左脚ブロックタイプであり，12誘導心電図からは右室流出路起源と考えられた。

● 2. 症例の詳細解説

洞調律QRSが2つ続いた後に先行するP波を持たない幅広いQRS波が出現している。またこの幅広いQRS波の前後で，RR間隔の長さが違っていることがわかる。幅広いQRS波を挟む前後の洞調律波形は，通常の洞調律波形のPP間隔の2倍に相当する。この心室期外収縮を挟むRR間隔が洞周期のRR間の2倍の期間のことを代償性休止期とよび，このことから本症例は代償休止期を伴う心室期外収縮であることがわかる。時相分析図を用いるとさらにわかりやすい（図2.6.5）。通常の洞調律波形は心房–房室結節–心室と一定のリズムで伝導しているが，心室期外収縮は早期のタイミングで心室が興奮するために，心室から逆行性に興奮が房室結節を伝導する。しかし，洞結節の興奮は規則正しく出現するために，互いに房室結節で打ち消しあうことになる。その結果，心室は興奮しない時間が存在することになる。次の洞調律は，規則正しく興奮しその伝導は

2章 リズム異常

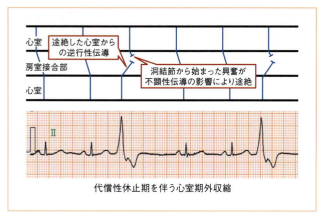

図2.6.5 症例の時相分析図

通常どおり心室へ伝わる。

● 3. 症例の経過

24時間ホルター心電図は，総心拍数で101,172/日，心室期外収縮は11,340個/日（総心拍数の11％）で，非持続性心室頻拍12連発を認めた。その後，心室期外収縮は増加傾向，薬剤抵抗，失神も認めたため，高周波カテーテルアブレーションを施行。起源は大動脈冠尖であり，同部位への通電にて心室期外収縮は消失し，以後の再発は認めなかった。

2.6.3 右室流出路起源心室期外収縮

症例26

● 40歳台女性。
主訴：動悸。
現病歴：近医にて，心電図で心室期外収縮の多発を認め24時間ホルター心電図にて，総心拍数の8%に心室期外収縮の出現を認めた。β遮断薬開始後，様子をみたが症状強く，高周波カテーテルアブレーション含め当院紹介。
既往歴：心筋梗塞，高血圧症，脂質異常症，慢性腎臓病（CKD），失神。
受診時12誘導心電図を図2.6.6に，心電図計測データを表2.6.3に示す。

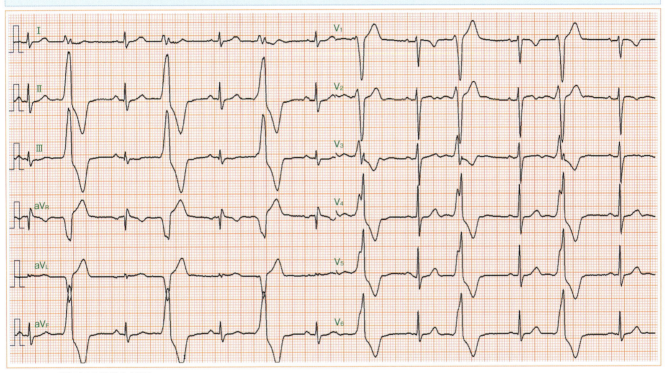

図2.6.6　受診時12誘導心電図

表2.6.3　心電図計測データ

記録条件	25mm/秒　10mm/mV
調律（Rhythm）	洞調律（心室期外収縮2段脈）
心拍数（HR）	77/分
QRS軸	＋26°
P波	II誘導：幅 0.08秒，振幅 0.15mV V_1誘導：幅 0.04秒，深さ 0.05mV
PR（PQ）時間	0.16秒
QRS波	幅 0.12秒（narrow QRS），高さ RV_5 1.00mV，SV_1 1.10mV
QT時間	0.39秒，QTc：0.44秒
胸部移行帯	V_3-V_4
ST-T	有意な所見なし

1. 心電図所見

II，III，aV_Fの下壁誘導で陽性の下方軸，V_1で左脚ブロックタイプの心室期外収縮2段脈。12誘導心電図からは右室流出路起源と考えられた。

2. 症例の詳細解説

本症例の心室期外収縮はV_6誘導にS波を認めず，胸部移行帯はV_2からV_3誘導である。I誘導にRRパターンでS波を認めず，aV_L誘導ではRRパターンを認めない。下壁誘導では高いR波を認め，V_2誘導ではS波高が1.80mVあるため，流出路起源心室期外収縮診断のアルゴリズム（『循環機能検査技術教本』p.94，図4.1.40参照）からは，右室流出路中隔起源心室期外収縮が疑われた。

3. 症例の経過

EPSでは，右室流出路後壁に最早期電位を認め，高周波カテーテルアブレーション施行。その後心室期外収縮および症状は消失した。

用語　慢性腎臓病（chronic kidney disease；CKD）

2章 リズム異常

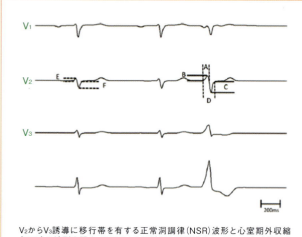

図2.6.7 transition ratioの算出方法
(Brian P. Betensky et al. : J Am Coll Cardiol 2011 ; 57 : 2255-62より改変)

V₂からV₃誘導に移行帯を有する正常洞調律(NSR)波形と心室期外収縮(PVC)の波形を記す。以下のように計測しV₂誘導のtrasition ratioを算出する。フォーマットに当てはめて算出する。
A=PVCのR波の幅(msec); B=PVCのR波の高さ(mV); C=PVCのS波の深さ(mV); D=PVCのQRS時間; E=NSRのR波の高さ(mV); F=NSRのS波の深さ(mV) transition ratio＝[B/(B+C)$_{VT}$÷E/(E+F)$_{SR}$]

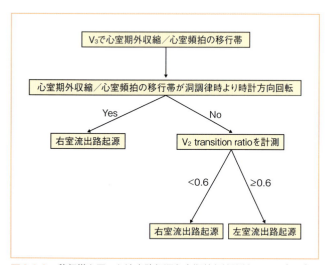

図2.6.8 移行帯を用いた流出路起源心室期外収縮診断のアルゴリズム
(Brian P. Betensky et al. : J Am Coll Cardiol 2011 ; 57 : 2255-62より改変)

特発性心室期外収縮で最も頻度が多いのは，流出路起源特発性心室期外収縮で，特に右室流出路起源が多い。左脚ブロック型であれば右室起源，右脚ブロック型であれば左室起源が原則であるが，大動脈冠尖起源や大動脈弁直下の起源では中間的な波形を示す[1]。そのほか，三尖弁輪，僧帽弁輪，乳頭筋起源のものがある。

流出路起源の心室期外収縮は，Ⅱ，Ⅲ，aV$_F$で下方軸，V$_1$で左脚ブロックタイプが一般的で，右室流出路起源と考えられてきたが，近年，マッピングやアブレーションの進歩により，左右両心室のさまざまな領域が起源になることがわかってきた。移行帯がV$_3$よりも時計方向回転の場合は，右室起源であることがいわれているが，それよりも反時計方向回転の場合は左室起源であることも多く，起源の推定に難渋する場合も少なくない。BetenskyらはV$_2$誘導において，洞調律と心室期外収縮のR波の高さおよびS波の深さを用いた計算式でV$_2$ transition ratioを算出し（図2.6.7），鑑別に役立つことを報告[2]している（図2.6.8）。しかし，さまざまなアルゴリズムが提唱されているが，いずれを用いても12誘導心電図のみでは起源を同定することができない症例も存在することを知っておくべきである。

用語 正常洞調律（normal sinus rhythm；NSR）

2.6.4　僧帽弁輪起源心室期外収縮

症例27

- 50歳台男性。
- 主訴：脈不整。
- 現病歴：7年前に健診で、心室期外収縮を指摘。昨年、心室期外収縮を24時間ホルター心電図で16,000個/日、その後も心室期外収縮の出現があり、心臓超音波検査では駆出率50％と低下を認めたため、高周波カテーテルアブレーション含め当院紹介。
- 受診時12誘導心電図を図2.6.9に、心電図計測データを表2.6.4に示す。

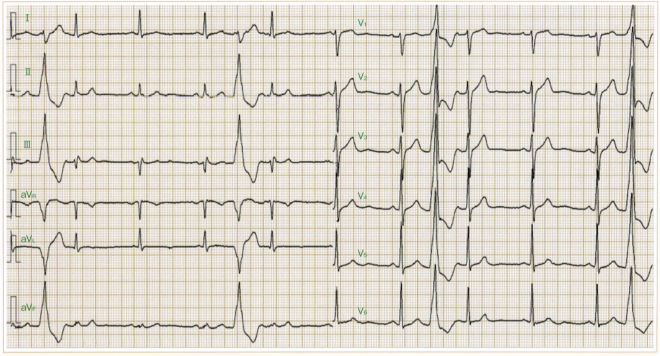

図2.6.9　受診時12誘導心電図

表2.6.4　心電図計測データ

記録条件	25mm/秒　10mm/mV
調律（Rhythm）	洞調律
心拍数（HR）	73/分
QRS軸	＋62°
P波	II誘導：幅0.12秒，振幅0.20mV V_1誘導：幅0.04秒，深さ0.10mV
PR（PQ）時間	0.13秒
QRS波	幅0.11秒（narrow QRS），高さRV_5 1.60mV，SV_1 0.70mV
QT時間	0.38秒，QTc：0.44秒
胸部移行帯	V_3-V_4
ST-T	有意な所見なし

● 1. 心電図所見

II，III，aV_Fの下壁誘導で陽性の下方軸，V_1で右脚ブロックタイプの心室期外収縮。12誘導心電図からは左室流出路起源と考えられた。

● 2. 症例の詳細解説

V_1からV_6誘導でRパターンまたはRSパターンを認める。移行帯はV_3誘導付近である。下壁誘導のすべての誘導でQRS波形は陽性であり、I誘導はRSパターンでaV_L誘導は陰性であることから、僧帽弁輪部前側壁起源の心室期外収縮が疑われた。なお、僧帽弁輪部起源心室期外収縮の診断、ならびに局在診断のためのアルゴリズムを示す（図2.6.10，2.6.11）。

● 3. 症例の経過

EPSでは、左室の中層からやや心外膜が原因だったと思われ、僧帽弁輪前壁への高周波カテーテルアブレーション施行。心室期外収縮は消失し、その後、再発は認めない。

■ 2章 リズム異常

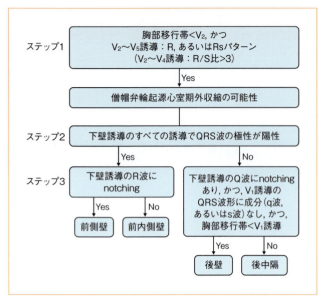

図2.6.10 僧帽弁輪起源心室期外収縮診断のアルゴリズム
（夛田 浩：エキスパートはここを見る心電図読み方の極意，105-114，三田村秀雄（編），南山堂，東京，2016. より改変）

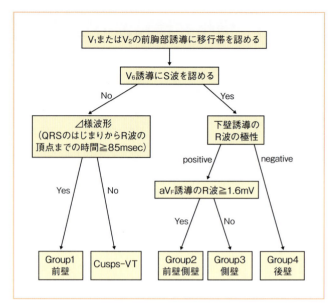

図2.6.11 僧帽弁輪起源の部位を推定するための段階的なアルゴリズム
（Kumagai, K, et al. : J Cardiovasc Electrophysiol 2005；16：1029-1036より改変）

2.6.5　三尖弁輪起源心室期外収縮

症例28

- 30歳台女性。
- 主訴：脈不整，動悸。
- 現病歴：20年ほど前から不整脈を指摘。経過をみていたが，昨年11月頃より動悸が強くなり，近医を受診。24時間ホルター心電図で，心室期外収縮62,802個/日，最大14連発を認めた。β遮断薬を開始したが，症状残存し，高周波カテーテルアブレーション目的で，当院を紹介受診となった。
- 既往歴：甲状腺機能低下症。

受診時12誘導心電図を図2.6.12に，心電図計測データを表2.6.5に示す。

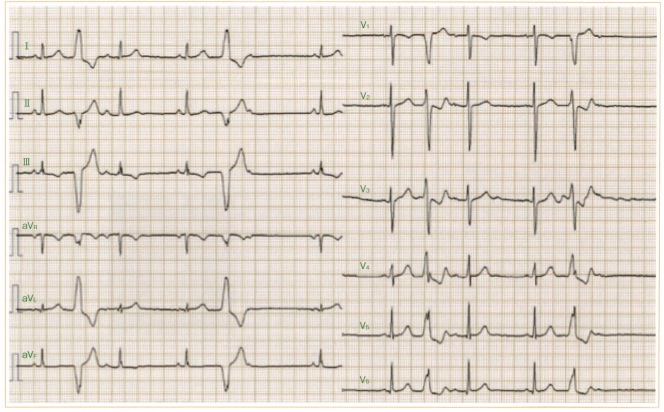

図2.6.12　受診時12誘導心電図

表2.6.5　心電図計測データ

記録条件	25mm/秒　10mm/mV
調律（Rhythm）	洞調律
心拍数（HR）	75/分
QRS軸	＋18°
P波	II誘導：幅0.10秒，振幅0.10mV V₁誘導：幅0.04秒，深さ0.50mV
PR（PQ）時間	0.16秒
QRS波	幅0.11秒（narrow QRS），高さRV₅ 1.60mV，SV₁ 0.70mV
QT時間	0.38秒，QTc：0.44秒
胸部移行帯	V₃-V₄
ST-T	有意な所見なし

1. 心電図所見

　左房拡大，軽度左軸偏位，II，III，aV_Fの下壁誘導で陰性の上方軸，V₁で左脚ブロックタイプの心室期外収縮。12誘導心電図（図2.6.12）からは右室下壁領域起源の心室期外収縮と考えられた。

2. 症例の詳細解説

　I誘導でRパターン，aV_R誘導でQRS波形に陰性成分，aV_L誘導でQRS波形に陽性成分を認める。V₁誘導でQSパターンを示していることから，三尖弁輪部中隔起源の心室期外収縮が疑われた（図2.6.13）。

3. 経過

　12誘導心電図の極性を基に，心室期外収縮のマッピングを右心室から行い，最早期興奮部位は三尖弁輪部中隔側

2章 リズム異常

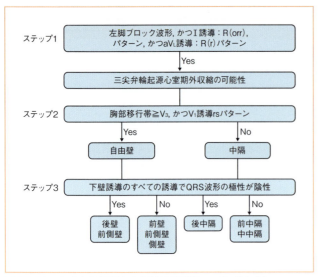

で，心室頻拍とペーシング波形の一致が得られたため，同部位への通電で頻拍の消失が得られた（図2.6.14）。心室期外収縮の再発は認めない。

[山崎正之]

図2.6.13 三尖弁輪起源心室期外収縮診断のアルゴリズム
(夛田 浩：エキスパートはここを見る心電図読み方の極意，105-114，三田村秀雄（編），南山堂，東京，2016. より改変)

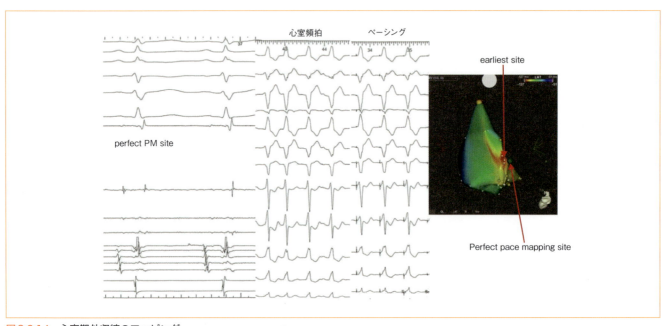

図2.6.14 心室期外収縮のマッピング
12誘導心電図の極性を基に，心室期外収縮のマッピングを右心室から行い，早期性の最も高かった三尖弁輪部中隔側でperfect pace mapping（治療対象心室期外収縮波形とペーシング波形が一致すること）が得られ，同部位の通電で頻拍の消失が得られた。

参考文献

1) 向井靖，砂川賢二：「特集◇循環器疾患の診断と治療（1）心室頻拍」．医学と薬学，2013；69(4)：587-594.
2) Brian P. Betensky, et al："The V_2 Transition Ratio A New Electrocardiographic Criterion for Distinguishing Left From Right Ventricular Outflow Tract Tachycardia Origin". J Am Coll Cardiol, 2011；57：2255-62.

2.7 心室頻拍

2.7.1 陳旧性心筋梗塞に合併した心室頻拍

症例29
- 60歳台男性。
- 主訴：動悸。
- 既往歴：20数年前に前壁中隔急性心筋梗塞。左回旋枝に対して複数回の冠動脈形成術。
- 現病歴：散歩40分後に動悸が出現，いつもは10分程度の安静で治っていたが，今回の動悸発作は持続するため近医を受診。12誘導心電図でwide QRS頻拍を認め，当院紹介受診。
- 冠危険因子：脂質異常症（＋），糖尿病（＋），喫煙（＋）。

来院時12誘導心電図を図2.7.1に，心電図計測データを表2.7.1に示す。このとき，意識は清明であった。

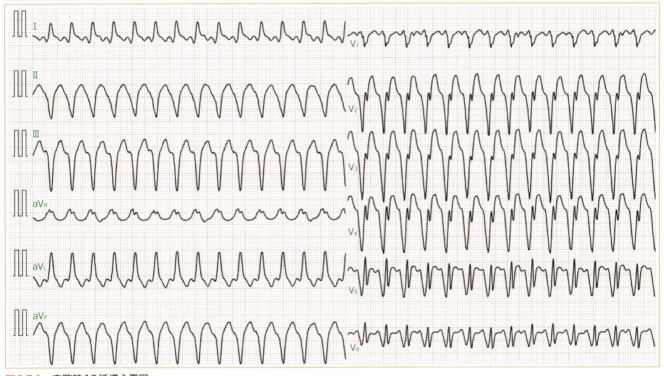

図2.7.1　来院時12誘導心電図

表2.7.1　心電図計測データ

記録条件	25mm/秒　10mm/mV
調律（Rhythm）	心室頻拍
心拍数（HR）	180/分
QRS軸	左軸偏位（上方軸）
P波	—
QRS波	形 胸部誘導にて広範なQS波形，幅 0.12秒以上

● 1. 心電図所見

心拍数は約180/分で規則正しく，QRS時間は0.12秒以上とwide QRS，QRS軸は上方軸で，胸部誘導では広範（V$_2$-V$_6$）でQS波形を呈している。aV$_R$誘導はR波であり，V$_1$誘導をよくみると，P波がQRS波とは無関係に一定のリズムで出現している。

● 2. 心電図判読

このようなwide QRS頻拍に遭遇した場合，まずは心室頻拍と考えた初期診療に備える必要がある。鑑別を必要とする不整脈には，①上室頻拍＋もともとある脚ブロック，②上室頻拍＋変行伝導で，いずれにしても上室頻拍である。

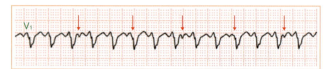

図2.7.2　房室解離

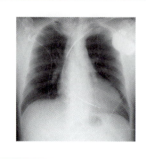
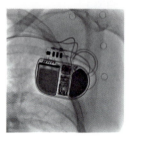

図2.7.3　植込み型除細動器（ICD）

本症例は，陳旧性心筋梗塞で，心臓超音波検査での計測値は，左室拡張末期径61mm，EF28％，LAD43mmと低心機能であり，これまでに動悸は自覚するも，失神歴はなく，来院時wide QRS頻拍中も意識清明で，幸いにも血行動態は保たれた状態であった。

wide QRS頻拍の心室頻拍（VT）と上室頻拍（SVT）の鑑別には，Brugadaらの鑑別診断法[1]，aV_R誘導アルゴリズムによる鑑別診断法[2]などがある。詳細については『循環機能検査技術教本』p.98を参照のこと。

Brugadaらの鑑別診断法によると，本症例では，胸部誘導でRS型がない→心室頻拍，左脚ブロック型でV_6誘導がQS波形→心室頻拍と判断推定できる。

またaV_R誘導アルゴリズムでは，aV_R誘導にてR波を呈しており心室頻拍と判断される。

V_1誘導では，図2.7.2に示すごとく，P波（↓）がQRS波とは無関係に一定のリズムで出現し房室解離（『循環機能検査技術教本』p.97参照）しており，心室頻拍と診断できる。

● 3. 症例の経過

入院後，抗不整脈薬にて心室頻拍は停止するも，ショック状態となり，二次予防として，植込み型除細動器（ICD）が植込まれた（図2.7.3）。植込み術中にも頻回に心室頻拍は出現し，プログラム刺激にて停止に難渋した。

ICD植込み後も心室頻拍は頻回に出現しVT storm（24時間以内に3回以上）の状況となり，ICDの頻回作動を来した。そのため，緊急VTアブレーションによる根治術が施行された。

EPSにて左室心尖部中隔側の瘢痕組織と健常心筋との境界部分に興奮の出口が存在することが推測され，同部位に対して高周波通電を線状に行い，心室頻拍は停止した（図2.7.4）。その後，ペーシングにより心室頻拍誘発を試み，誘発するも心室頻拍は誘発されなくなったことを確認して手技を終了している。

［内田文也］

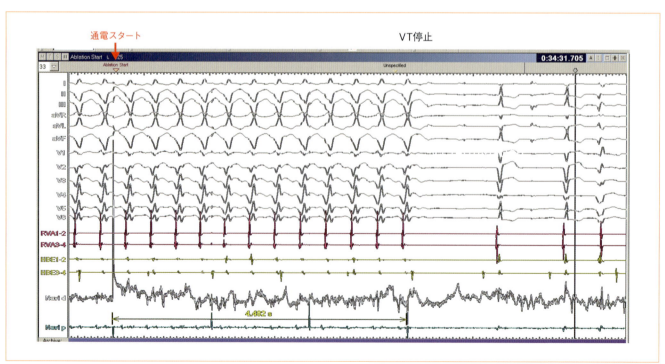

図2.7.4　高周波通電によるVTの停止

✏️ **用語**　心室頻拍（ventricular tachycardia；VT），上室頻拍（supraventricular tachycardia；SVT）

2.7.2 トレッドミル運動負荷心電図検査にて誘発された心室頻拍

症例30

- 40歳台男性。
- 主訴：動悸，眼前暗黒感。
- 現病歴：生来健康であったが，最近，犬の散歩などの労作時に，動悸および眼前暗黒感が出現するようになり，当院受診。トレッドミル運動負荷心電図検査を行ったところ，負荷5分頃に頻拍が誘発されたため，ただちに検査を中止した。
- 既往歴：特記事項なし。

負荷5分後の12誘導心電図を図2.7.5に，心電図計測データを表2.7.2に示す。

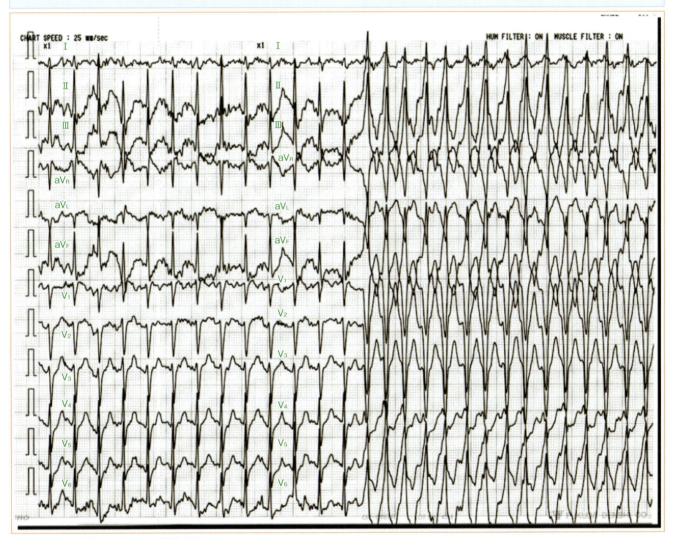

図2.7.5　運動負荷5分後の12誘導心電図

表2.7.2　心電図計測データ

記録条件	25mm/秒　10mm/mV
調律（Rhythm）	洞性頻拍から心室頻拍へ移行
心拍数（HR）	187/分
QRS軸	下方軸
P波	──
QRS波	形 左脚ブロック，幅 0.12秒以上
胸部移行帯	V₄-V₅の間

1. 心電図所見

トレッドミル運動負荷心電図検査（Bruce変法）にて，負荷5分10秒後に，心拍数約187/分，QRS時間は0.12秒以上，左脚ブロック型で，QRS軸は下方軸の規則正しいwide QRS頻拍が誘発された（図2.7.5）。ただちに運動を中止，仰臥位にて安静を保ち，負荷中止1分10秒後に自然停止した。図2.7.6は，負荷中止後，停止直前に仰臥位にて記録した頻拍中の12誘導心電図である。P波は明らかでない。

2章　リズム異常

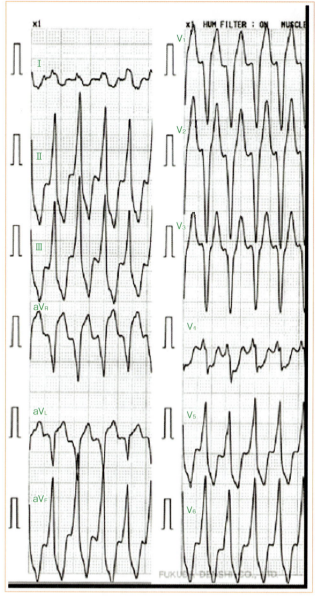

図2.7.6　wide QRS頻拍（仰臥位）

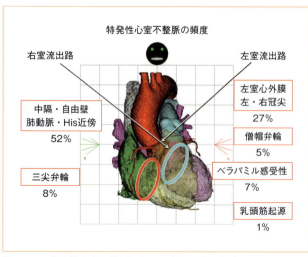

図2.7.7　特発性心室不整脈における起源の出現頻度
（図中のパーセンテージは芎田浩：Jpn J Electrocardiology 2010；30（5）：453-465）

● 2. 心電図判読

　このQRS波形から起源を推定すると，左脚ブロック型であることより右室起源，下方軸であるので，心臓の上のほうから下に向かって，電気的な興奮が向かっていると考える。右室で上方にある部位は，右室流出路である。芎田ら[4]によると，器質的心疾患のない心室不整脈，いわゆる特発性心室不整脈の発生頻度をみると，図2.7.7のごとくであり，右室流出路が最も多く，解剖学的に対側に位置する左室流出路と合わせると約80％を占める。ただし，この右室流出路と左室流出路起源のQRS波形は類似している点も多く鑑別が困難なことがある。

● 3. 症例の経過

　通常，これら特発性心室不整脈は，症状もなく，単発で，運動負荷にて減少する場合が多いが，なかには，脈の結滞感が強く，ときに持続性となり，眼前暗黒感，失神といった症状を呈する場合がある。本症例のように運動にて持続性心室頻拍が誘発され，臨床的にも労作（犬の散歩など）でも，動悸・眼前暗黒感といった症状を呈していることより，根治のため，起源を同定して高周波カテーテルアブレーションが施行された。12誘導心電図波形からある程度起源を推定することが大切である。

● 4. その他の特発性心室不整脈の 12誘導心電図

　図2.7.8に，出現頻度の高い流出路起源心室不整脈の起源を推定するための指標を示す。図2.7.9および図2.7.10は，それぞれ，高周波カテーテルアブレーションにより根治され，起源の同定できている症例である。図2.7.8の指標に基づいて，図2.7.9と図2.7.10の心室期外収縮の起源を推定すると，図2.7.9では，胸部移行帯はV_2であり，V_1，V_2誘導で算出したR wave duration index（R波の幅/QRS幅；V_1，V_2誘導で計算し，大きいほうの値）は0.5より大きく，R/S amplitude ratio（R波の振幅/S波の振幅：大きいほうの値）は0.3より大であることより，左冠尖起源と考えられる。

　図2.7.10は，His束近傍起源のQRS波形である。特徴は，V_6誘導でS波がなく，I誘導で高いR波を有してS波がなくRパターンを呈し，aV$_L$誘導にてRR'パターンであることから，His束近傍と推定される。

［内田文也］

2.7 | 心室頻拍

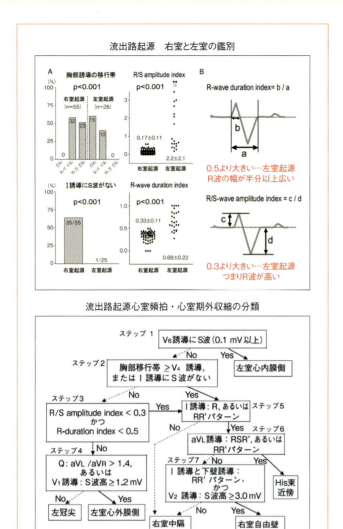

図2.7.8 流出路起源心室不整脈の起源の推定
（芥田 浩：Jpn J Electrocardiology 2010；30(5)：453–465）

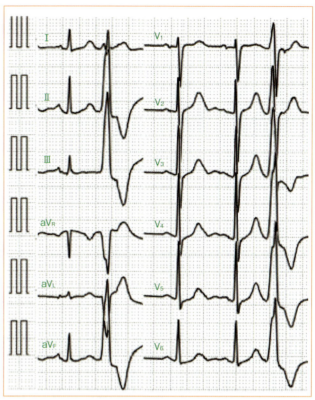

図2.7.9 左冠尖起源心室期外収縮

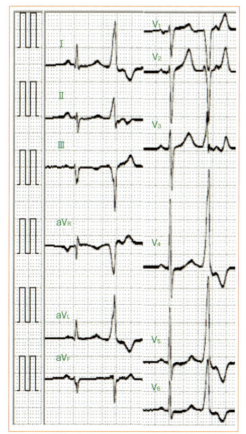

図2.7.10 His束近傍起源心室期外収縮

2.7.3 ベラパミル感受性左室起源心室頻拍

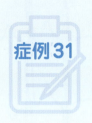

症例31
● 20歳台女性。
主訴：動悸・冷汗・眩暈。　既往歴：特記事項なし。
現病歴：8月末の昼頃，冷汗を伴う動悸出現，3時間持続，めまいからふらついて倒れる。9月初旬にも同様の動悸が出現，6時間持続してふらつき・冷汗を伴うため，同日夕方に近医を受診。収縮期血圧78mmHg。Ca拮抗薬投与にて徐拍化して頻拍発作は停止した。
近医受診時の12誘導心電図を図2.7.11に，心電図計測データを表2.7.3に示す。

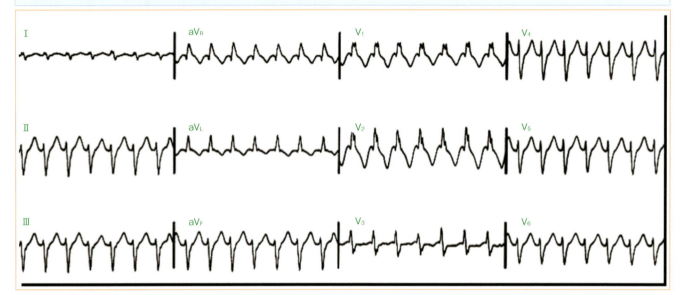

図2.7.11　他院発作時12誘導心電図

表2.7.3　心電図計測データ

記録条件	25mm/秒　10mm/mV
調律（Rhythm）	心室頻拍
心拍数（HR）	187/分
QRS軸	左軸偏位
P波	──
QRS波	形 右脚ブロック，幅 0.12秒以上

● **1. 心電図所見**

心拍数は約187/分で規則正しく，QRS時間は0.12秒以上と wide QRS，右脚ブロック，左軸偏位を呈している。P波ははっきりせず，心室頻拍か上室頻拍の鑑別は困難である。

● **2. 心電図判読**

ベラパミル感受性左室起源心室頻拍は，本症例のように，若年で基礎心疾患を認めず，右脚ブロックに左軸偏位を呈することが多い不整脈とされている。
また，基礎心疾患を有さない特発性心頻拍のなかで，右室流出路VTの次に多く認められ，1979年，Zipesらに

よりその3徴が報告された。
　①心房ペーシングによって誘発可能
　②心室頻拍中のQRS波形が右脚ブロック＋左軸偏位型
　③器質的心疾患を伴わない
さらに1981年，Belhassenらによって第4の特徴ともいえるベラパミル感受性が報告された。
現在では，右脚ブロック＋右軸偏位型のものやQRS幅が極めて狭いものもベラパミル感受性心室頻拍として分類されている。
特発性左室脚枝心室頻拍は，近年，急性・陳旧性心筋梗塞，心筋症などの器質的心疾患を有する症例においても合併することが明らかになっている。
心室頻拍の機序は，回路の一部に中隔領域の異常Purkinje線維（減衰伝導特性とベラパミル感受性を有する）を含むマクロ・リエントリーと考えられており，下記の3つに分類されている。
　①左脚後枝領域心室頻拍は下行脚が異常Purkinje線維で，上行脚が左脚後枝領域
　②左脚前枝領域心室頻拍は下行脚が異常Purkinje線維で，上行脚が左脚前枝領域
　③上部中隔型心室頻拍は下行脚が左脚前枝と後枝で，上

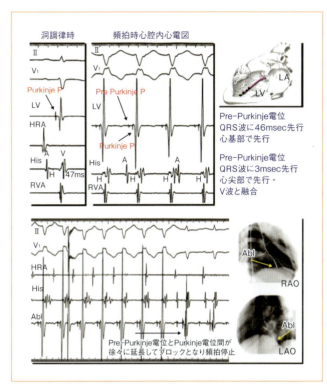

図2.7.12 洞調律時および心室頻拍時のP1・P2電位と通電による心室頻拍の停止

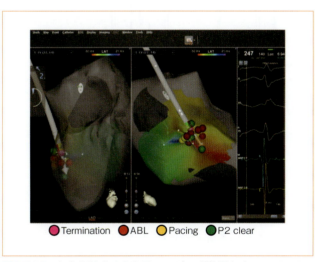

図2.7.13 心室頻拍中の3次元マッピング装置によるactivation mappingと通電部位

行脚が異常Purkinje線維

本症例の心室頻拍中のQRS波形は，右脚ブロック＋左軸偏位を呈していることより，頻拍の興奮の出口は，左脚前枝ブロックパターンであることより，左脚後枝領域に存在するものと推察され，EPSおよび高周波カテーテルアブレーションより，左脚後枝領域心室頻拍であると診断，治療された症例である。

頻拍の停止には，薬理学的にCa拮抗薬であるベラパミルが有効であり，またペーシングによる誘発停止，エントレインメント現象がみられることより，Caチャネル依存性の組織を含むリエントリー性心室頻拍であると考えられている。

● 3. 症例の経過

根治のため，高周波カテーテルアブレーションが施行された。12誘導心電図から推定された左脚後枝領域を，Pre-Purkinje電位（P1），Purkinje電位（P2）を指標としてマッピングを施行，さらに3次元マッピング装置も併用して，最早期心室興奮部位と，P1およびP2電位が記録された部位にタグをつけて，本症例の興奮伝搬過程（activation mapping）を検討した。左室内に挿入したアブレーションカテーテルによる洞調律時には，明瞭なP2電位が記録され，心室頻拍には，P2電位にさらに先行する，P1電位が記録され，QRS波に46msec先行していた（図2.7.12）。

3次元マッピング装置による興奮伝搬過程（図2.7.13）も参考にしつつ，図2.7.12の部位にて，高周波通電を行ったところ，P1電位とP2電位が徐々に延長してブロックとなり心室頻拍は停止した。さらに，図2.7.13から興奮旋回路の一部と考えられるところを，線状に焼灼を行った。

プログラム刺激にて誘発されていた心室頻拍は，通電後は，いかなるプログラム刺激にても誘発不能となり，急性期成功を得たとして手技を終了し根治に至った。

［内田文也］

2.7.4　カテコラミン感受性多形性心室頻拍

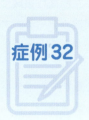

症例32

- 40歳台女性。
- 主訴：動悸。
- 現病歴：数カ月前から動悸症状が強くなり，精査加療を目的に当院受診となった。
- 既往歴：11歳のとき，はじめての失神を起こし，14歳のときに失神にて救急搬送され，てんかんと診断された。1年前に脳波検査中に不整脈を指摘された。

トレッドミル運動負荷試験時の12誘導心電図を図2.7.14に，心電図計測データを表2.7.4に示す。

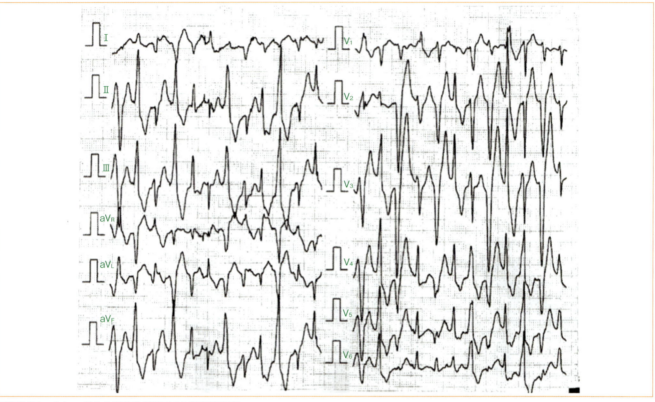

図2.7.14　トレッドミル運動負荷時の12誘導心電図

表2.7.4　心電図計測データ

記録条件	25mm/秒　10mm/mV
調律（Rhythm）	心室調律
心拍数（HR）	190〜180/分
QRS軸	──
P波	──

性に出現しているものである。

図2.7.15はトレッドミル運動負荷開始からの圧縮波形である。開始1分30秒頃から単発性の心室期外収縮が出現し，開始2分以降からは，上記の二方向性非持続性心室頻拍へと移行している。

● 1. 心電図所見

図2.7.14は，トレッドミル運動負荷心電図検査（Bruce変法）にて，負荷2分47秒時の12誘導心電図である。カテコラミン感受性多形性心室頻拍（CPVT）に特徴的とされる，二方向性非持続性心室頻拍を呈している。二方向性とは，四肢誘導では上方軸・下方軸，胸部誘導では右脚ブロック型・左脚ブロック型のwide QRS波形が交互に二方向

● 2. 症例の経過

図2.7.16に，安静時12誘導心電図を示す。心拍数は約60/分，QRS軸は正常軸，PQ時間・QRS時間は正常範囲，QTc 0.42秒とQT延長も認めなかった。

これまでの臨床経過（小児期より何度も繰り返す失神発作），トレッドミル運動負荷心電図検査にて，CPVTに特徴的な二方向性心室頻拍を認めたことより，ICD植込み術

用語　カテコラミン感受性多形性心室頻拍（catecholaminergic polymorphic ventricular tachycardia；CPVT）

2.7 | 心室頻拍

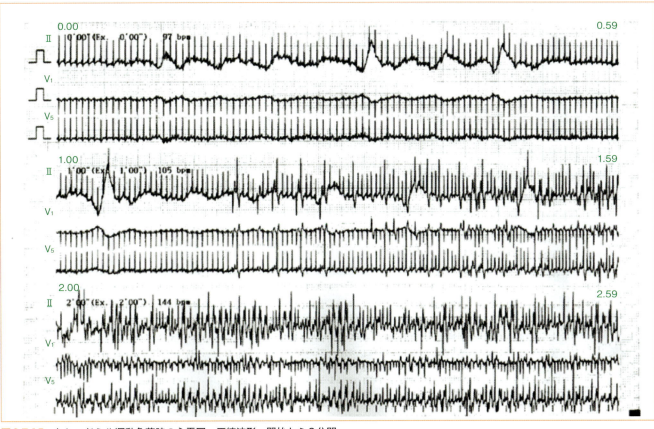

図2.7.15　トレッドミル運動負荷時の心電図　圧縮波形　開始から3分間

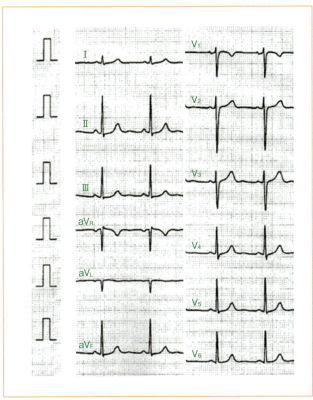

図2.7.16　安静時12誘導心電図

が施行された。

　しかしながら，本例は，心房頻拍または心房細動を合併し，発症時には高頻度心室応答を来し，VF zoneを超えたために不適切作動を繰り返した。VF zoneとは，ICDにて心室電位を感知する周波数により心室細動と認識する設定のことをいう。設定値内を感知したとき，ICDが心室細動と認識して，高エネルギーショックを実施する。本来は致死的心室性不整脈による突然の心停止を防止するためにICDがショックを実施するが，ときとしてICDは上室性頻脈や非持続性の心室頻拍に対して，誤って除細動を実施（不適切作動）してしまうことがある。

　いずれのエピソードも上室不整脈が優位であり，持続性多形性心室頻拍や心室細動へ移行し血行動態が破綻することはなかった。

　十分な薬物療法にても上室不整脈は抑制できず，房室結節アブレーションにて完全房室ブロックを作成せざるを得ない状況となった。完全房室ブロック作成後は，β遮断薬，抗不整脈薬（フレカイニド）内服下で，ICDの不適切作動することなく，心室頻拍・心室細動を認めることなく順調に経過している。

用語　植込み型除細動器（implantable cardioverter defibrillator；ICD）

● 3. CPVTとは

Mohamedらは，スイミング中に心室細動を来した11歳の女性で，CPVTに対しICDから最大6回のショック治療にも関わらず心臓突然死をした症例を報告した[8]。Pizzaleらは，CPVTに発作性心房細動（PAF）を合併した22歳の男性で，PAFに対し，ICDの不適切作動が先行し，最終的に死に至った症例を報告した[9]。

CPVTは，有病率が1万人に1人程度と推定され非常にまれな疾患である。不整脈心電学会におけるCPVTの診断基準は，以下の2点とされている[10]。

① 二方向性心室頻拍や多形性の心室頻拍，多源性の心室期外収縮が，運動ないしカテコラミン刺激によって誘発される。また，安静時心電図が正常で器質的な心異常がなく，ほかに心室不整脈の原因のない40歳未満の症例

② CPVTの原因となる遺伝子変異を有する発端者またはその家族

CPVT症例の約60％はリアノジン受容体（RYR2）遺伝子の変異が同定されている。RYR2は心筋細胞の筋小胞体に存在し，細胞内へのCa^{2+}流出に関与している。RYR2変異によってCa^{2+}を放出しやすくなり，カテコラミン刺激によって異常なCa^{2+}放出により遅延後脱分極（DAD），撃発活動（triggered activity）を生じやすくなる。二方向性心室頻拍の起源はPurkinje線維の付着部位に存在していたというKaneshiroらの報告があり，Purkinje線維を構成している心筋細胞は，通常の心筋細胞と比較してDADや，triggered activityがより生じやすいことも知られている。

CPVTに対する治療はβ遮断薬，Na遮断薬，Ca拮抗薬などの抗不整脈薬の投与や，心室頻拍既往のある患者には心臓突然死の予防のためICDがClass1の適応となっている。しかし，上記の治療を施しても突然死を完全に予防できないのが現状である。近年，治療法として交感神経切除術，肺動脈隔離，高周波カテーテルアブレーションも有効であったという報告がある[11]。

[内田文也，武田　淳]

📖 参考文献

1) Brugada P, Brugada J, Mont L, et al. : "A new approach to the differential diagnosis of a regular tachycardia with a wide QRS complex", Circulation 1991 ; 83 : 1649–1659.

2) Vereckei A, Duray G, Szenasi G, et al. : "New algorithm using only aVR for differential diagnosis of wide QRS complex tachycardia". Heart Rhythm 2008 ; 5 : 89–98.

3) Stevenson WG, Friedman PL, Sager PT, Saxon LA, Kocovic D, Harada T, Wiener I, Khan H : "Exploring postinfarction reentrant ventricular tachycardia with entrainment mapping". J Am Coll Cardiol 1997 ; 29 : 1180–9.

4) 夛田浩：「12誘導心電図波形を用いた特発性心室不整脈起源の診断報告」．JPN J Electrocardiology 2010 ; 30（5）: 453–465.

5) 野上昭彦：「特別講演　プルキンエ不整脈–All about Purkinje」. Therapeutic Research 2011 ; 32（9）: 1124–30.

6) Tawara S. Das Reizleitungss–ystem des Säugetierherzens. Eine anatomisch–histologische studie uber das Atrioventricularbundel und die Purkinjeschen Faden. Jena, Gustav Fischer, 1906.（Tawara S. The conduction system of the mammalian heart. Suma K, Shimada M, trans. London, UK : Imperial College Press, 2000.）

7) Haissaguerre M, et at. : "Ventricular arrhythmias and the His–Purkinje system". Nature Reviews Cardiology 2016 ; 13 : 155–166.

8) Mohamed U : "Sudden cardiac death despite an implantable cardioverter-defibrillator in a young female with catecholaminergic ventricular tachycardia". Heart Rhythm, 2006 ; 3 : 1486–1489.

9) Pizzale S : "Sudden death in a young man with catecholaminergic polymorphic ventricular tachycardia and paroxysmal atrial fibrillation". J Cardiovasc Electrophysiol, 2008 ; 19 : 1319–1321.

10) 渡部裕，南野徹：「カテコラミン感受性多形性心室頻拍（CPVT）の特徴と治療戦略」．心電図，2015 ; 35 : 86-94.

11) Kaneshiro T : "Successful catheter ablation of bidirectional ventricular premature contractions triggering ventricular fibrillation in catecholaminergic polymorphic ventricular tachycardia with RyR2 mutation". Circ Arrthythm Electrophysiol, 2012 ; 5 : e14-e17.

✏️ **用語**　発作性心房細動（paroxysmal atrial fibrillation；PAF），遅延後脱分極（delayed afterdepolarization；DAD）

2.8 心室細動

症例33

● 50歳台男性。
主訴：眼前暗黒感。
現病歴：40歳台前半に、一度のみ、ごく短時間の眼前暗黒感を自覚。健康診断にて心電図異常を指摘され精査のため受診。
既往歴：特記事項なし。
家族歴：父親が42歳にて突然死。
冠危険因子：脂質異常症（＋），家族歴（＋），喫煙（＋）。
精査のためのEPS施行中に心室細動が誘発された際の12誘導心電図を図2.8.1に、心電図計測データを表2.8.1に示す。

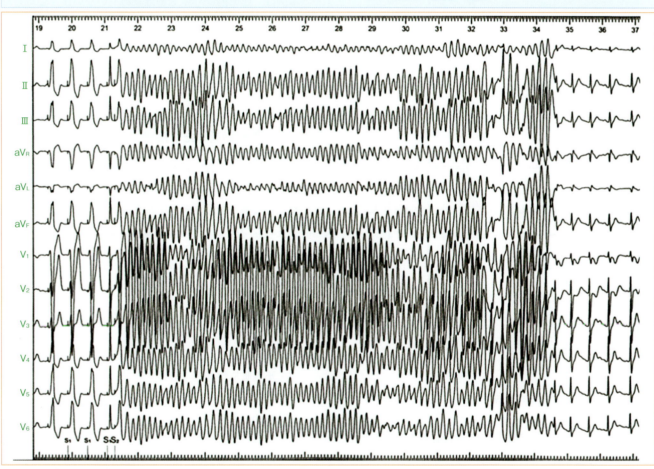

図2.8.1　受診時12誘導心電図

表2.8.1　心電図計測データ

記録条件	12.5mm/秒　10mm/mV
調律（Rhythm）	心室細動
心拍数（HR）	――
QRS軸	測定不能
P波	認めず
PR（PQ）時間	測定不能
QRS波	幅 不規則で幅広

● **1. 心電図所見**

　心室細動とは、心室が1分間に300回以上不規則に震えるように痙攣している状態で、心拍出量はほぼ消失し、このため脳血流が途絶、10秒程度で意識消失が起こり、3〜4分間持続すると脳の不可逆的変化が生じて死亡に至る、最も危険な不整脈である。本不整脈に遭遇した場合は、た

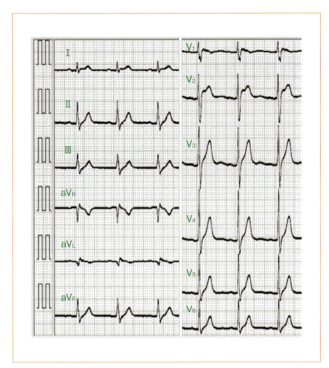

図2.8.2　安静時12誘導心電図

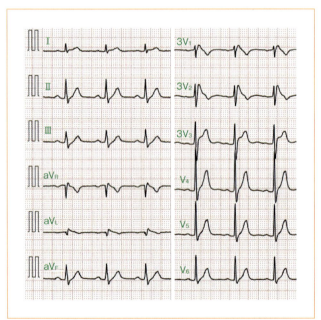

図2.8.3　安静時の高位肋間12誘導心電図（V₁-V₃：第三肋間）

振幅は徐々に小さくなる傾向にある。検査室にて，12誘導心電図記録中に心室細動に遭遇することはほとんどなく，実臨床では，モニター心電図波形や，本例のようにEPS中に記録される。本不整脈は，記録よりも，まずは救命を第一に優先すべきである。

● 2. 症例の経過

図2.8.2の安静時12誘導心電図では，V₁-V₂誘導でST上昇を認める。V₁誘導のJ点が約0.2mV上昇，V₂誘導はsaddle back型ST上昇を認める。図2.8.3の安静時12誘導心電図は，V₁-V₃を1肋間上げて記録したものであるが，V₁-V₂誘導にて典型的なcoved型ST上昇と陰性T波を示している。V₂誘導のJ点は約0.5mV上昇し，type1の心電図波形である。

本例は，臨床的に心室細動は認めていないが，ごく短時間の眼前暗黒感，家族歴に突然死，典型的なcoved型ST上昇と陰性T波（type1）を呈し，EPSにても心室細動が誘発されたことより，Brugada症候群と診断され，ICDの植込み術が行われ，経過観察中である。

● 3. 心室細動をきたす疾患

心室細動の多くは，終末期や心筋梗塞，心筋症などの器質的心疾患に合併するものがほとんどであるが，近年では，不整脈基質として心筋チャネルをコードする遺伝子異常が解明されつつあり，特発性心室細動として分類されている。以下に，その主なものを示す。

① イオンチャンネル病
　・Brugada症候群
　・先天性（後天性）QT延長症候群
　・先天性QT短縮症候群
　・カテコラミン感受性多形性心室頻拍
　・不整脈原性右室心筋症
② Short-coupling variant of torsades de pointes
　（Leinhardt症候群）
③ 早期再分極症候群
④ その他（狭義の特発性心室細動）

［内田文也］

ただちに心肺蘇生，電気的除細動による救命処置が必要となる。

心電図は，P波やQRS波，T波といった区別のないさまざまな振幅が無秩序に連続して出現し，経過とともにその

📖 参考文献

1) 森博愛，丸山徹：J波症候群，医学出版社，東京，2013.
2) 大江透，他：「QT延長症候群（先天性・二次性）とBrugada症候群の診療に関するガイドライン」，Circulation Journal, 2007；71（Suppl. IV）：1205-1253.

2.9 洞不全症候群

2.9.1 洞徐脈

症例34

- 60歳台女性。
- 主訴：乳房のしこり，めまい（－），失神（－）。
- 現病歴：乳がん手術前検査で徐脈を指摘。24時間ホルター心電図で心室期外収縮がみられフォローアップ中。
- 既往歴：3年前に腰痛症。
- 生活歴：飲酒（＋）（ビール700mL／週）。
- 冠危険因子：脂質異常症（－），糖尿病（－），喫煙（－）。
- 身体所見：身長152cm，体重50kg，血圧128/78mmHg，体温36.5℃。

受診時12誘導心電図を図2.9.1に，心電図計測データを表2.9.1に示す。

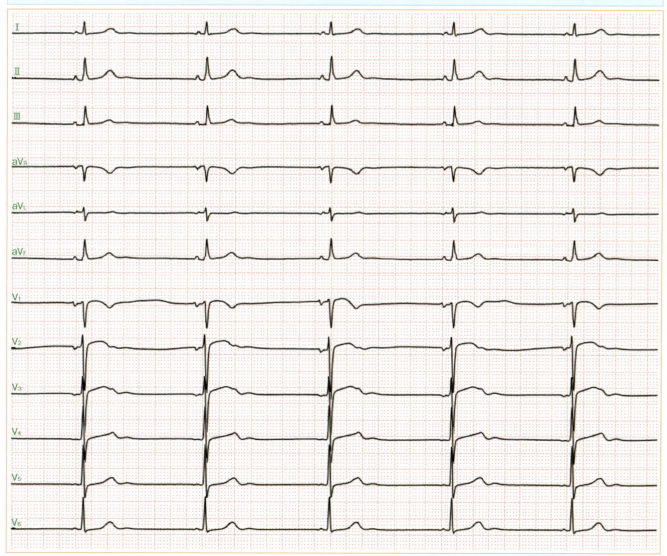

図2.9.1　受診時12誘導心電図

75

2章 リズム異常

表2.9.1 心電図計測データ

記録条件	25mm/秒　10mm/mV
調律（Rhythm）	洞調律
心拍数（HR）	38/分
QRS軸	＋65°
PR（PQ）時間	0.14秒
QRS波	幅0.10秒
QT時間	QTc：0.39秒
胸部移行帯	V_3とV_4の間

● 1. 心電図所見

P波の極性はⅠ，Ⅱ，aV_Fで陽性，aV_Rで陰性の波形であり，すべて同じ波形で洞調律と考えられる。PP間隔は1.56秒で洞結節からの刺激頻度は38回/分である。50回/分以下の洞徐脈である。Rubenstein分類のⅠ型である。

すべてのP波にQRS波が伴っており，PQ時間は0.14秒と一定のため房室伝導は正常，QRS時間は0.10秒のため心室内伝導も正常である。

Q 洞不全症候群の心電図上の病型分類は？

A Rubensteinの分類[1]が現在で最も汎用されている。

Rubensteinによる洞不全症候群の分類

　Ⅰ型　洞徐脈：原因不明の心拍数50/分以下の持続性徐脈
　Ⅱ型　洞停止あるいは洞房ブロック：房室接合部補充収縮あるいは心室補充収縮を伴うもの
　Ⅲ型　徐脈頻脈症候群：Ⅰ型あるいはⅡ型の徐脈性不整脈を示し，かつ少なくとも1回の発作性上室頻拍あるいは心房細動を呈したもの

　洞不全症候群は他の症候群とは異なり臨床症状や病態からの診断基準はなく，心電図所見からつけられる疾患である。したがって，心電図所見が診断の根拠となる。

Ⅰ型

　診断基準からは50/分以下とされているが，心拍数は状態により変化するので洞不全症候群でも50/分以上になることはある。高度の徐脈のときは洞徐脈以外にも2：1の洞房ブロックなどの鑑別が必要である。また，徐脈が高度になると，房室接合部や心室から補充収縮，補充調律が出現する。

Ⅱ型

　洞房ブロックあるいは洞停止である。洞結節と心房間の伝導障害を洞房ブロックとよぶ。洞房ブロックも房室ブロックと同様にブロックに分類があるが，洞結節電位は心電図には現れないので診断が難しいことがある。洞停止は洞結節の自動能が一時的に停止する状態で，通常3秒以上PP間隔が延長する場合をいうことが多い。洞房ブロックと洞停止の鑑別は延長したPP間隔が正常のPP間隔の整数倍のときは洞房ブロック，整数倍でないときは洞停止である。

Ⅲ型

　徐脈頻脈症候群である。洞結節または洞房伝導などの障害による徐脈性不整脈と同時に上室性の頻拍性不整脈がみられる所見をいう。頻拍性不整脈は発作性心房細動が多くみられ，発作性上室頻拍や発作性心房粗動がみられることもある。頻拍性不整脈と徐脈性不整脈が同時にみられる必要はない。頻拍停止後のoverdrive suppressionによる洞停止により診断されることが多い。

用語　高頻度駆動抑制（overdrive suppression）

【洞徐脈との鑑別が必要な心電図】

症例35

- 70歳台女性。
- 主訴：運動時の動悸，めまい（−），失神（−）。
- 現病歴：人間ドックでの心電図で自覚症状なし。
- 既往歴：35歳時急性虫垂炎。
- 生活歴：飲酒（−）。
- 冠危険因子：脂質異常症（−），糖尿病（−），喫煙（−）
- 身体所見：身長158cm，体重60kg，血圧132/82mmHg，体温36.3℃。

受診時12誘導心電図を図2.9.2に，心電図計測データを表2.9.2に示す。

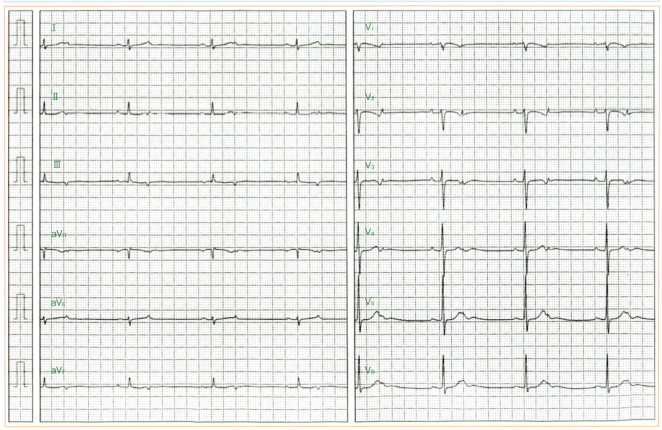

図2.9.2　受診時12誘導心電図

表2.9.2　心電図計測データ

記録条件	25mm/秒　10mm/mV
調律（Rhythm）	洞調律
心拍数（HR）	44/分
QRS軸	＋65°
PR（PQ）時間	0.18秒
QRS波	幅 0.08秒
QT時間	QTc：0.41秒
胸部移行帯	V_3とV_4の間

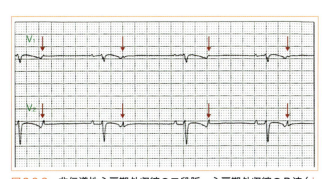

図2.9.3　非伝導性心房期外収縮の二段脈　心房期外収縮のP波（↓部分）

1. 心電図所見

　一見するとPP間隔が1.36秒で出現しているので44回/分の洞徐脈と判読してしまうが，よく見てみるとT波の終わり部分に非伝導性心房期外収縮のP波が見られる（図2.9.3）。心房期外収縮による異所性P波が先行する心電図のT波に重なっているとP波の判読が難しい場合があるので注意が必要である。

2.9.2 洞停止

症例36

- 50歳台女性。
- 主訴：呼吸苦，めまい（−），失神（−）。
- 現病歴：歩行中に呼吸苦にて他院を受信。不整脈を指摘されて救急車で来院。
- 既往歴：Brugada症候群の疑いにて他院で経過観察中。
- 生活歴：飲酒（＋）（焼酎200mL／日）。
- 冠危険因子：脂質異常症（−），糖尿病（−），喫煙（＋）（20本／日）
- 身体所見：身長155cm，体重48kg，血圧102/64mmHg，体温35.8℃。
- 受診時12誘導心電図を図2.9.4に，心電図計測データを表2.9.3に示す。

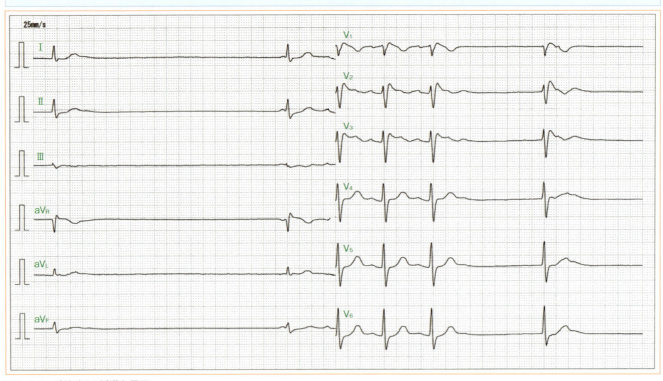

図2.9.4　受診時12誘導心電図

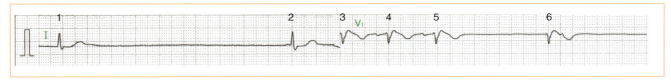

図2.9.5　Ⅰ，V₁誘導のR波

表2.9.3　心電図計測データ

記録条件	25mm/秒　10mm/mV
調律（Rhythm）	洞調律
心拍数（HR）	36/分
QRS軸	＋25°
PR（PQ）時間	0.18秒
QRS波	幅 0.10秒
胸部移行帯	V₃とV₄の間

● 1. 心電図所見（1）

　1拍目のQRS波の前にはP波がみられない。2拍目のQRS波の前にP波がみられるがPQ時間が0.08秒と短いため心房の刺激が心室に伝わったと考えられない。したがって，1拍目と2拍目は房室接合部補充収縮である。長い洞停止があると考えられる（PP間隔は不明）。RR間隔は3.84秒である。2拍目の前のP波から4拍洞調律のP波がみられる。PP間隔は0.78秒で心拍数は77/分である。5拍目と6拍目の間に洞停止がみられる。6拍目は房室接合部補充

収縮である。Rubenstein分類のⅡ型である（図2.9.5）。

洞停止では，房室接合部補充収縮がみられ，正確なPP間隔を測定することが難しいことがあるが，RR間隔が3秒以上の心電図波形がみられたら洞停止と判読することが多い。

● 2. 心電図所見（2）

洞調律（PP間隔0.78秒）と最長PP間隔が約7秒の洞停止がみられる。房室接合部補充収縮・房室接合部補充調律によるQRS波がみられる。この心電図では房室接合部の自動能の間隔が不規則のため注意が必要である（図2.9.6）。

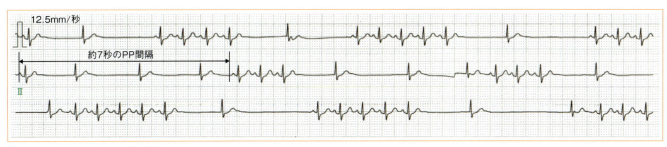

図2.9.6　洞停止の患者の延長記録

2.9.3　2度洞房ブロック

◆Mobitz Ⅱ型

症例37

● 60歳台女性。
現病歴：他院にて不整脈にて紹介。
主訴：特記すべきことなし，めまい（－），失神（－）。
既往歴：43歳高血圧治療中。
生活歴：飲酒（＋）（ビール350mL／日）。
冠危険因子：脂質異常症（－），糖尿病（－），喫煙（－）。
身体所見：身長148cm，体重53kg，血圧138/86mmHg，体温36.1℃。
受診時12誘導心電図を図2.9.7に，心電図計測データを表2.9.4に示す。

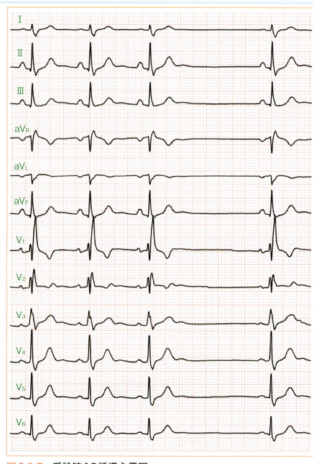

図2.9.7　受診時12誘導心電図

表2.9.4　心電図計測データ

記録条件	25mm/秒　10mm/mV
調律（Rhythm）	洞調律
心拍数（HR）	46/分
QRS軸	＋90°
PR（PQ）時間	0.18秒
QRS波	幅0.14秒，高さV$_1$，V$_2$でrR'
QT時間	QTc：0.39秒
ST-T	V$_1$，V$_2$で陰性T波

● 1. 心電図所見

　洞調律で最初の3拍のPP間隔が0.94秒で延長している3拍目と3拍目PP間隔が1.88秒と最初の3拍のPP間隔の2倍になっている。すべてのP波にQRS波が伴っていてQRS時間が0.14秒でV$_1$，V$_2$にrsR'型のQRS波が認められるので完全右脚ブロックである。Rubenstein分類のⅡ型である。

2.9 洞不全症候群

◆Wenckebach型

症例38

● 50歳台女性。
主訴：運動時胸部不快感，めまい（－），失神（－）。
現病歴：他院からカテーテル検査依頼により入院。
既往歴：48歳脂質異常症治療中。
生活歴：飲酒（－）。
冠危険因子：脂質異常症（＋），糖尿病（－），喫煙（－）。
身体所見：身長158cm，体重61kg，血圧112/78mmHg，体温35.7℃。
カテーテル検査のため入院中のモニター心電図でみられた波形を図2.9.8に，心電図計測データを表2.9.5に示す。

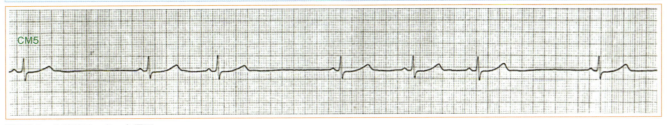

図2.9.8　入院時モニター心電図

表2.9.5　心電図計測データ

記録条件	25mm/秒　10mm/mV
調律（Rhythm）	洞調律
心拍数（HR）	37/分
PR（PQ）時間	0.16秒
QRS波	幅 0.09秒

● 1. 心電図所見（1）

4拍から6拍目にかけてPP間隔は徐々に短縮し，その後にP波が脱落している。2度洞房ブロック（Wenckebach型）である。4拍目のPQ時間が他のPQ時間より短縮しているので心房の刺激が心室に伝導していない。房室接合部補充収縮である。

2度洞房ブロック（Wenckebach型）は洞房伝導時間が徐々に延長し，ついには伝導がブロックされP波が脱落する。その後，洞房伝導時間は正常となり，再び洞房伝導時間の徐々の延長を繰り返す。心電図ではPP間隔が徐々に短縮し，ブロックが起こったときにPP間隔が突然延長し，以後，再びPP間隔が徐々に短縮するリズムを繰り返す波形となる。

● 2. 心電図所見（2）

時相分析図からわかるように4拍から6拍目にかけて洞房伝導時間は0.12秒，0.24秒，0.30秒と次第に延長してからブロックが起こっているのがわかる（図2.9.9）。

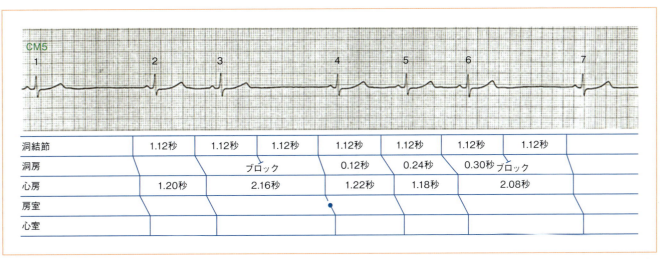

図2.9.9　図2.9.8の波形の時相分析図

2.9.4 徐脈頻脈症候群

症例39

- 60歳台男性。
- 主訴：夜間に意識障害。
- 現病歴：夜間に急に記憶がなくなる。そのとき自動血圧計で119/60mmHg，心拍数40/分であった。ふだんは自覚症状はなし。
- 既往歴：48歳高血圧治療中，54歳睡眠時無呼吸症候群で治療中。
- 生活歴：飲酒（+）（機会飲酒：月に2，3回程度）。
- 冠危険因子：脂質異常症（−），糖尿病（−），喫煙（+）。
- 身体所見：身長165cm，体重78kg，血圧134/78mmHg，体温36.5℃。
- 受診時12誘導心電図を図2.9.10に，心電図計測データを表2.9.6に示す。

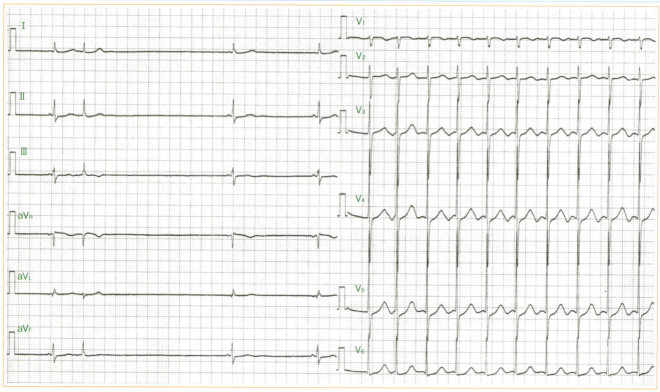

図2.9.10　受診時12誘導心電図

表2.9.6　心電図計測データ

記録条件	25mm/秒　10mm/mV
調律（Rhythm）	——
心拍数（HR）	70/分
QRS軸	+25°
QRS波	幅0.08秒
胸部移行帯	V_3とV_4の間

● 心電図所見

　四肢誘導2拍目の心房期外収縮のあと長いPP間隔（2.8秒）がみられる。1拍目，3拍目と4拍目の波形はP波にQRS波が伴っているがPQ時間は0.08秒と短縮しているので異所性調律が考えられる。胸部誘導の部分は心拍数約120/分の発作性心房頻拍である。Rubenstein分類のⅢ型である。

［生駒俊和］

参考文献

1) Rubenstein JJ, Schulma CL, Yurchak PM, et al. "Clinical spectrum of the sick sinus syndrome". Circulation 1972 ; 46 : 5-13

2.10 房室ブロック

2.10.1 1度房室ブロック

症例40
●9歳男子。
現病歴：学校1次検診にて房室ブロック（房室解離），2次検診にて高度房室ブロックを指摘される。精査目的にて当院受診。
生活歴：サッカーを行っている。運動時含め症状なし。
受診時12誘導心電図を図2.10.1に，心電図計測データを表2.10.1に示す。

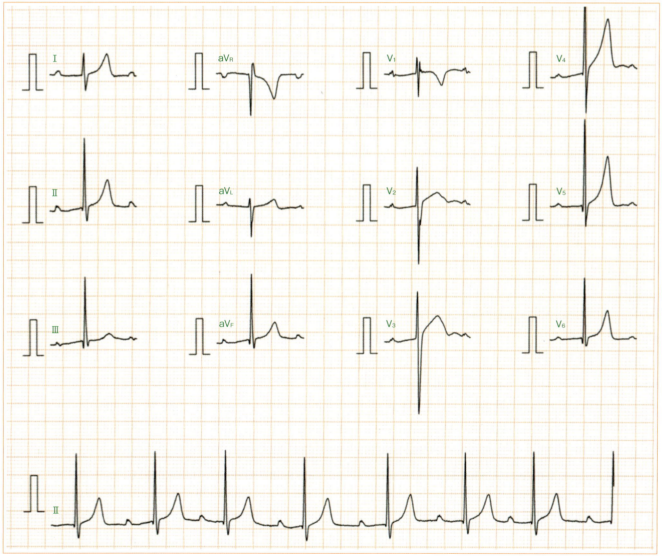

図2.10.1　受診時12誘導心電図

表2.10.1 心電図計測データ

記録条件	25mm/秒　10mm/mV
調律（Rhythm）	洞調律
心拍数（HR）	68/分
QRS軸	＋84°
P波	Ⅱ誘導：高さ0.11mV，幅0.12秒
PR（PQ）時間	0.30秒
QRS波	幅0.09秒，高さ SV_1 0.64mV，RV_5 2.41mV，R+S 3.05mV
QT時間	0.39秒，QTc：B 0.42秒，F 0.41秒
ST-T	特記所見を認めず

1. 心電図所見

P波の極性はⅠ，Ⅱ，aV_F，V_5で陽性で，QRS波と1対1で連動しており洞調律である。PR時間は0.30秒と延長している。1度房室ブロックである。

2. 臨床経過

精査目的に安静時12誘導心電図，マスター2階段運動負荷試験（図2.10.2），24時間ホルター心電図（図2.10.3，2.10.4）が施行された。安静時12誘導心電図の記録では1度房室ブロックが認められたが，運動負荷心電図でPR時間の正常化が認められた。24時間ホルター心電図では就寝時に2度房室ブロック（Wenckebach型）が認められたが，活動時のPR延長は認めず学校生活管理指導は，E（可）と判定され経過観察となった。

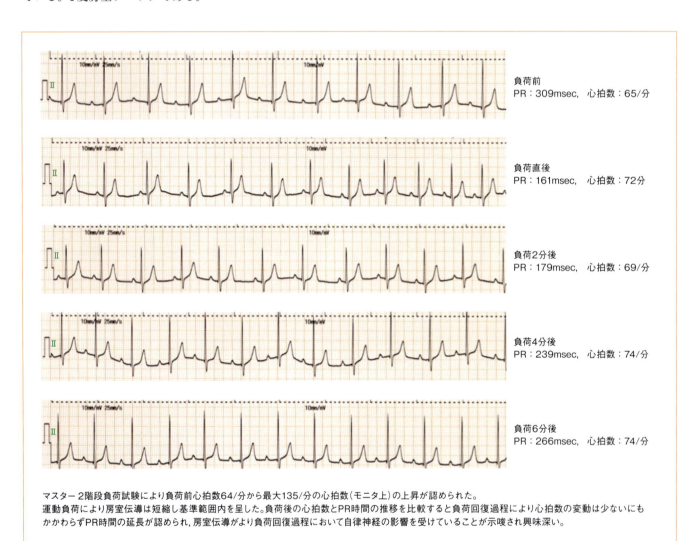

マスター2階段負荷試験により負荷前心拍数64/分から最大135/分の心拍数（モニタ上）の上昇が認められた。運動負荷により房室伝導は短縮し基準範囲内を呈した。負荷後の心拍数とPR時間の推移を比較すると負荷回復過程により心拍数の変動は少ないにもかかわらずPR時間の延長が認められ，房室伝導がより負荷回復過程において自律神経の影響を受けていることが示唆され興味深い。

図2.10.2　運動負荷心電図

2.10 | 房室ブロック

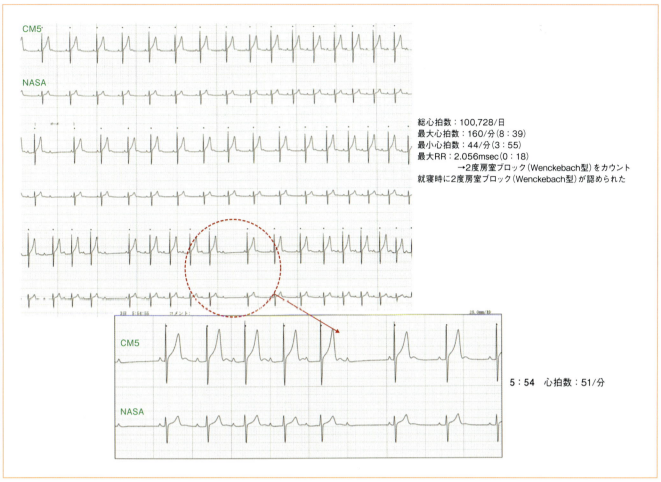

図2.10.3　24時間ホルター心電図（就寝時）

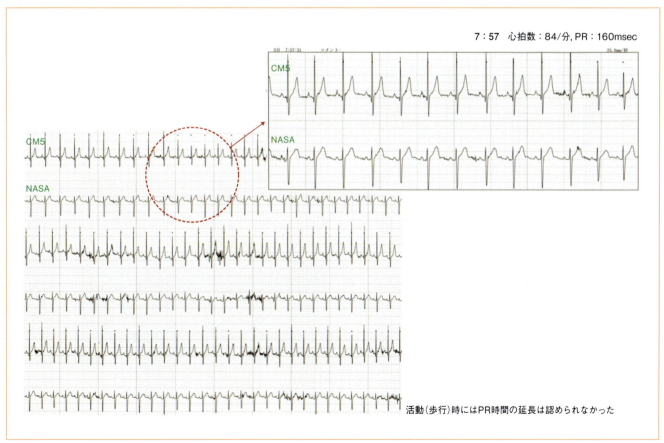

図2.10.4　24時間ホルター心電図（運動時）

Q　学校生活管理指導とは？

A　学校保健安全法に基づく指導のこと。

　学校保健安全法により学校心臓検診が行われ，心臓検診により心臓疾患あるいはその疑いがあると抽出された学童に対し学校体育で行われる運動をどの程度まで許可するか区分し指導を行う。
　指導管理は管理不要，要管理（A～E区分）に分類される。
A区分：入院または在宅医療が必要なもので，登校はできない。
B区分：登校はできるが運動は不可
C区分：同年齢の平均児童生徒にとっての軽い運動のみ参加可
D区分：同年齢の平均児童生徒にとっての中等度の運動にまで参加可
E区分：同年齢の平均児童生徒にとっての強い運動にも参加可。

Q　就寝時に2度房室ブロックが出現する要因は？

A　副交感神経の緊張による。

　就寝時は活動時と比べ，副交感神経（迷走神経）が緊張し，そのため房室結節内の機能的伝導遅延を呈する。運動により交感神経活動亢進で改善される。活動により房室伝導が改善される場合は治療の対象にならないとされる。

2.10.2　2度房室ブロック

◆Wenckebach型

症例41
- 70歳台男性。
- 主訴：なし。
- 現病歴：60歳台に労作性狭心症の診断のもと冠動脈ステント留置。狭心症状（−），冠危険因子に対し加療され，経過観察されている。
- 冠危険因子：脂質異常症（＋），高血圧（＋），糖尿病（＋）。
- 身体所見：血圧122/80mmHg，脈拍58/分，身長167cm，体重 82kg。
- 受診時12誘導心電図を図2.10.5に，心電図計測データを表2.10.2に示す。

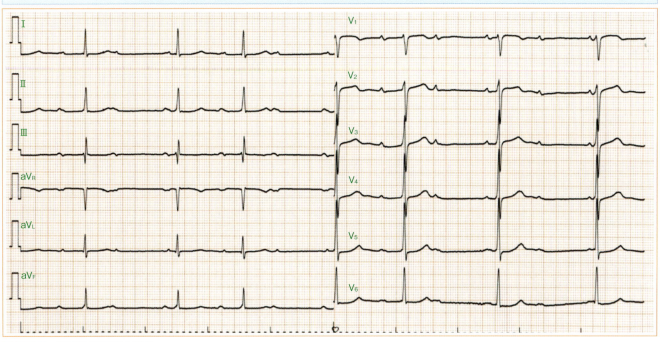

図2.10.5　受診時12誘導心電図

表2.10.2　心電図計測データ

記録条件	25mm/秒　10mm/mV
調律（Rhythm）	洞調律
心拍数（HR）	53/分
QRS軸	＋63°
P波	Ⅱ誘導：高さ0.05mV，幅0.15秒
PR（PQ）時間	0.20秒
QRS波	幅0.10秒，高さ SV$_1$ 0.69mV，RV$_5$ 2.27mV，R＋S 2.96mV
QT時間	0.44秒，QTc：B 0.41秒，F 0.42秒
胸部移行帯	V$_3$
ST-T	ST変化Ⅱ，V$_5$，V$_6$にて軽度低下

● 2. 臨床経過

定期的に心電図検査を行い経過観察されていた（図2.10.7）。房室伝導障害精査のため24時間ホルター心電図が施行された（図2.10.8，2.10.9）。2度房室ブロック（Wenckebach型）以上の伝導障害は認められず，経過観察となった。

● 1. 心電図所見

軽度ST-T異常：Ⅱ，V$_5$，V$_6$
PR間隔が漸増し，それに伴いQRS波が脱落している（図2.10.6）。2度房室ブロック（Wenckebach型）である。

2章　リズム異常

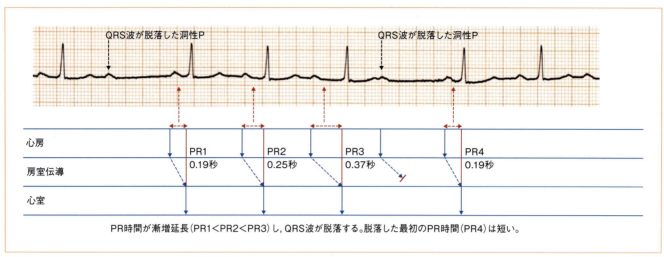

図2.10.6　時相分析図

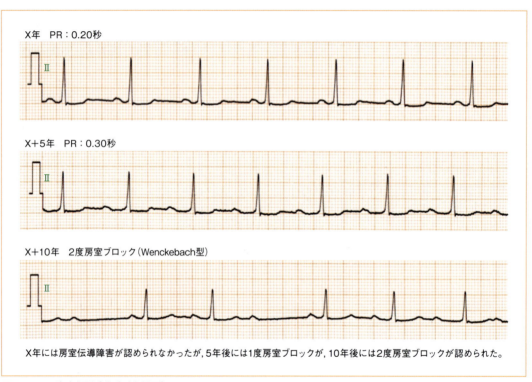

図2.10.7　臨床経過（時系列心電図）

2.10 | 房室ブロック

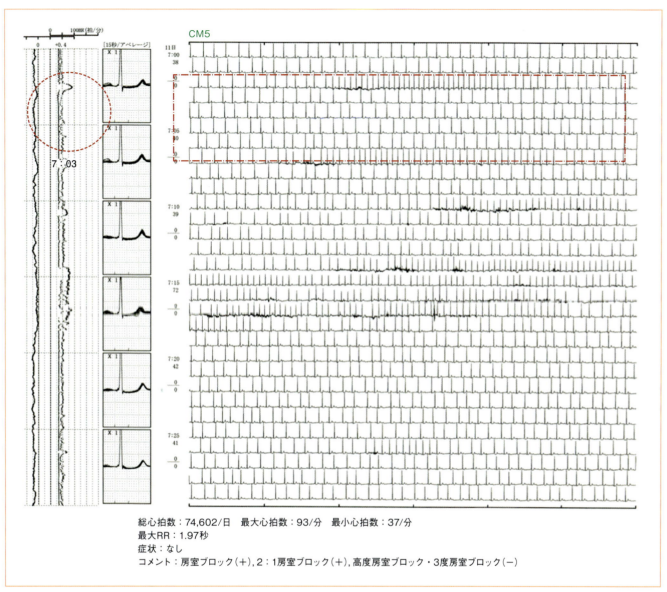

総心拍数：74,602/日　最大心拍数：93/分　最小心拍数：37/分
最大RR：1.97秒
症状：なし
コメント：房室ブロック（＋），2：1房室ブロック（＋），高度房室ブロック・3度房室ブロック（－）

図2.10.8　24時間ホルター心電図

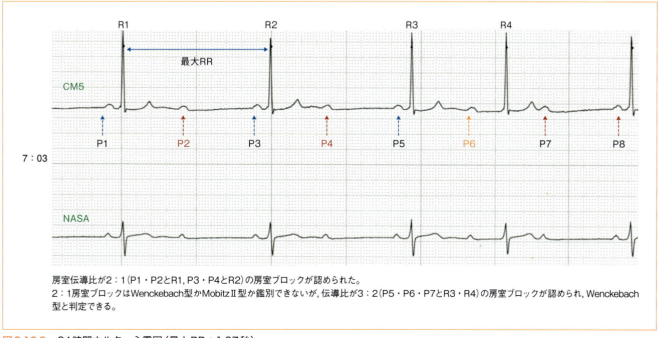

房室伝導比が2：1（P1・P2とR1, P3・P4とR2）の房室ブロックが認められた。
2：1房室ブロックはWenckebach型かMobitzⅡ型か鑑別できないが，伝導比が3：2（P5・P6・P7とR3・R4）の房室ブロックが認められ，Wenckebach型と判定できる。

図2.10.9　24時間ホルター心電図（最大RR：1.97秒）

89

2章 リズム異常

◆Mobitz II型

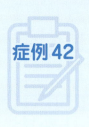

症例42

● 70歳台女性。
主訴：歩行時の呼吸困難。
現病歴：術前（肝細胞がん）の耐術能評価目的で，循環器内科受診。高血圧の診断にて他院経過観察中。
冠危険因子：脂質異常症（－），高血圧（＋），糖尿病（－），喫煙（－）。
身体所見：血圧 122/58mmHg　脈拍 46/分　SpO$_2$ 98%　身長 153cm　体重 61.8kg。
家族歴：近親者に心臓病。
受診時12誘導心電図を図2.10.10に，臨床検査データを表2.10.3に示す。

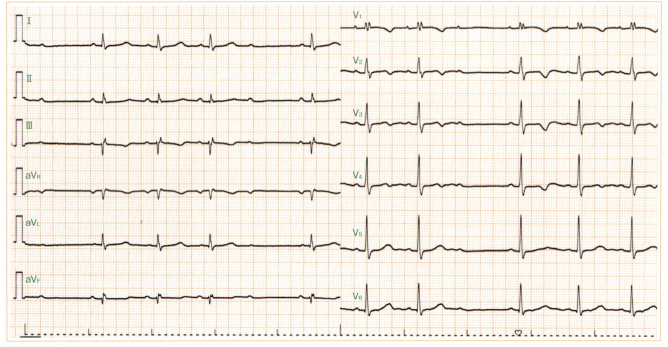

図2.10.10　受診時12誘導心電図

表2.10.3　臨床検査データ

心電図計測データ	
記録条件	25mm/秒　10mm/mV
調律（Rhythm）	洞調律
心拍数（HR）	57/分
QRS軸	＋21°
P波	II誘導：高さ0.09mV，幅0.10秒
PR（PQ）時間	0.17秒
QRS波	幅0.11秒，高さ SV$_1$ 0.03mV，RV$_5$ 1.41mV，R+S 1.44mV
QT時間	0.50秒，QTc：B 0.49秒，F 0.49秒
胸部移行帯	V$_1$
ST-T	特記所見を認めず，V$_1$-V$_4$で陰性T波 T電位：V$_1$ －0.13mV，V$_2$ －0.15mV，V$_3$ －0.18mV，V$_4$ －0.12mV
心臓超音波検査データ	
EF	65%
LAD	44mm

● 1. 心電図所見

RSR′パターン。
QT延長。

V$_1$-V$_4$で陰性T波。
軽度な右室肥大。
PR間隔が漸増することなく，QRS波が突然に脱落している（図2.10.11）。2度房室ブロック（Mobitz II型）である。

● 2. 心臓超音波検査所見

左室収縮能は正常（左室壁運動異常なし）。
左房の拡大。
大動脈弁の石灰化。

● 3. 臨床経過

主訴，心電図異常，高血圧，高齢，家族歴により冠動脈評価が行われた。マルチスライスCT撮影では冠動脈の石灰化により評価が困難であった。冠動脈造影では有意な狭窄は認められなかった。

用語　コンピュータ断層撮影（computed tomography；CT）

2度房室ブロック(Mobitz II型)に対し24時間ホルター心電図が施行された(図2.10.12, 2.10.13, 2.10.14)。より高度の房室ブロックは認められず，種々の検査結果より耐術能ありと評価され手術が施行された。

術後1カ月，2カ月の心電図(図2.10.15)では，房室ブロックは認められず歩行時の症状も消失し，経過観察となった。

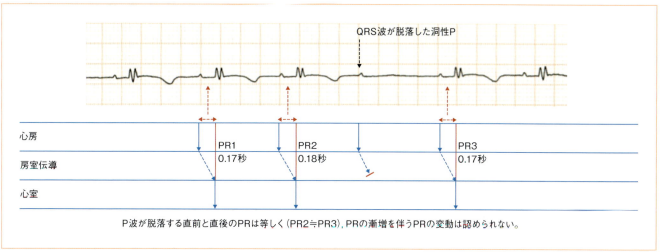

図2.10.11　時相分析図

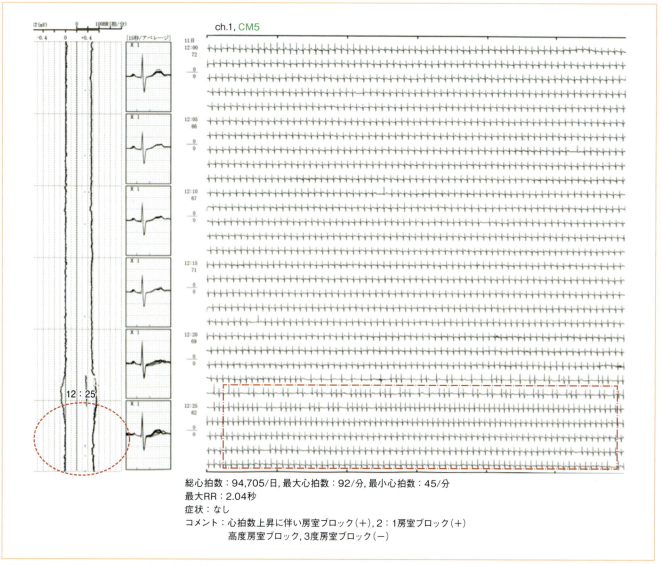

総心拍数：94,705/日，最大心拍数：92/分，最小心拍数：45/分
最大RR：2.04秒
症状：なし
コメント：心拍数上昇に伴い房室ブロック(＋)，2：1房室ブロック(＋)
　　　　　高度房室ブロック，3度房室ブロック(－)

図2.10.12　24時間ホルター心電図(圧縮波形)

2章 リズム異常

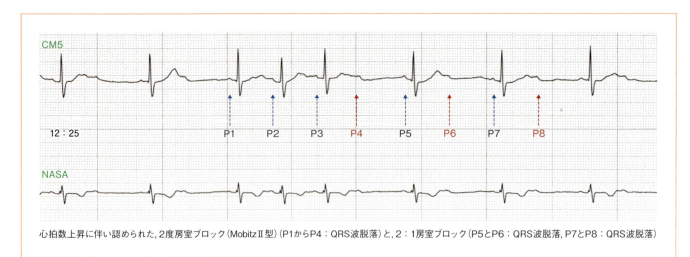

図2.10.13　24時間ホルター心電図（実波形）

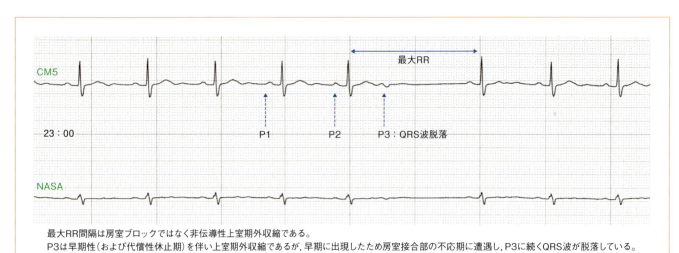

図2.10.14　24時間ホルター心電図（最大RR：2.04秒）

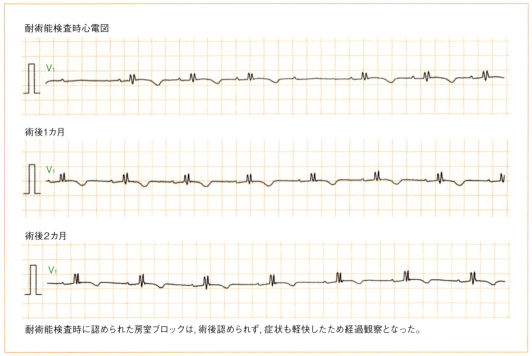

図2.10.15　臨床経過（時系列心電図）

2.10.3　2：1房室ブロック

症例43

● 70歳台女性。
主訴：労作時呼吸困難。
現病歴：脂質代謝異常症にて近医経過観察中。呼吸苦（労作時息切れ）が次第に増悪してきたため精査目的にて紹介受診。
身体所見：血圧 168/62mmHg，脈拍 42/分（整），SpO_2 98%，身長 143cm，体重 48kg。
受診時12誘導心電図を図2.10.16に，臨床検査データを表2.10.4に示す。

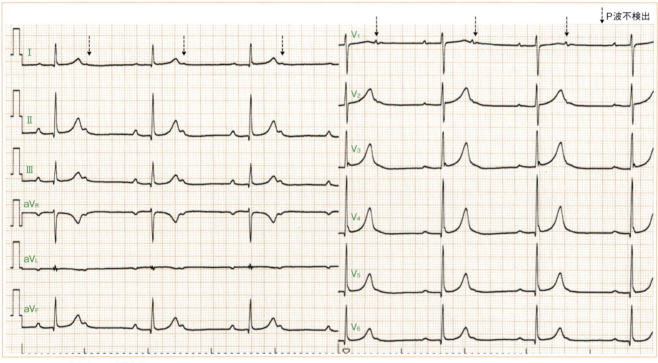

図2.10.16　受診時12誘導心電図

表2.10.4　臨床検査データ

心電図計測データ	
記録条件	25mm/秒　10mm/mV
調律（Rhythm）	洞調律
心拍数（HR）	39/分
QRS軸	＋60°
P波	II誘導：高さ0.17mV，幅0.12秒
PR（PQ）時間	0.29秒
QRS波	幅0.09秒，高さSV_1 1.13mV，RV_5 1.88mV，R＋S 3.01mV
QT時間	0.56秒，QTc：B 0.45秒，F 0.48秒
心臓超音波検査データ	
EF	61%
臨床化学検査データ		
TC（mg/dL）	149	LDL-C（mg/dL）	74
TG（mg/mL）	82	NT-proBNP（pg/mL）	376

● 1. 心電図所見

P波は一定の間隔で出現。PR間隔一定。QRS波が2対1の比率で脱落している。2：1房室ブロックである。
自動解析所見では，1度房室ブロック，高度な徐脈であった。

自動解析ではT波上に乗ったP波の認識が難しく，誤解析を生じる場合があり，注意が必要である。

● 2. 不整脈（延長）記録心電図

2：1房室ブロックがWenckebach型もしくはMobitz II型かの鑑別のため延長記録（図2.10.17）を行ったが，すべて2：1（P波2個に対しQRS 1個）伝導を示し，鑑別はできなかった。

● 3. 臨床経過

紹介時の心電図（図2.10.18A）は1度の房室ブロックであった。
経過観察時に2：1房室ブロック（図2.10.18B），3度（完全）房室ブロック（図2.10.18C）を呈した。
症状が強いためペースメーカ植込み術が施行された（図2.10.18D）。その後，症状は認められていない。

2章 リズム異常

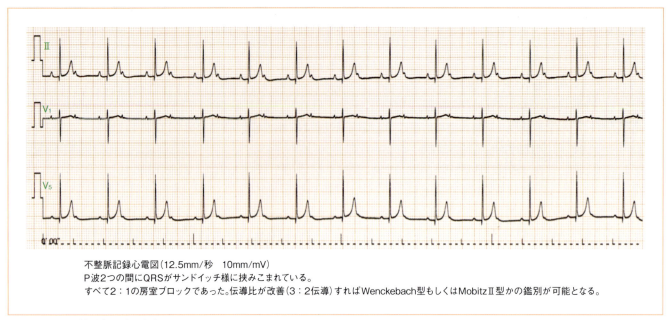

不整脈記録心電図（12.5mm/秒　10mm/mV）
P波2つの間にQRSがサンドイッチ様に挟みこまれている。
すべて2：1の房室ブロックであった。伝導比が改善（3：2伝導）すればWenckebach型もしくはMobitzⅡ型かの鑑別が可能となる。

図2.10.17　不整脈（延長）記録心電図

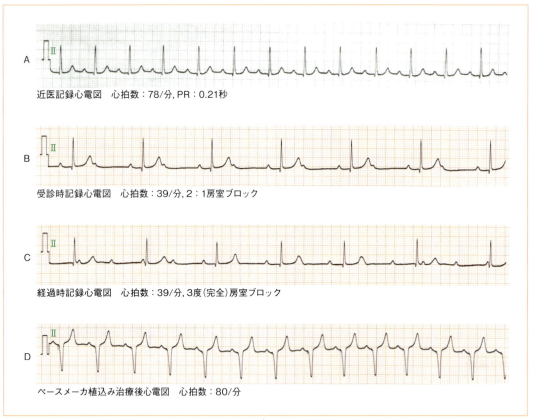

A　近医記録心電図　心拍数：78/分, PR：0.21秒

B　受診時記録心電図　心拍数：39/分, 2：1房室ブロック

C　経過時記録心電図　心拍数：39/分, 3度（完全）房室ブロック

D　ペースメーカ植込み治療後心電図　心拍数：80/分

図2.10.18　時系列心電図

2.10 房室ブロック

> **症例44**
>
> ● 70歳台女性。
> 主訴：呼吸苦。
> 現病歴：消化器内科定期通院中に右脚ブロックを指摘されるも症状なし。1年後に呼吸苦を主訴に救急外来受診，安静にて症状改善し帰宅。呼吸苦（労作時息切れ），前失神症状頻発したため精査目的にて受診。
> 冠危険因子：脂質異常症（+）。
> 身体所見：血圧 140/72mmHg，脈拍 46/分（整）。
> 受診時12誘導心電図を図2.10.19に，臨床検査データを表2.10.5に示す。

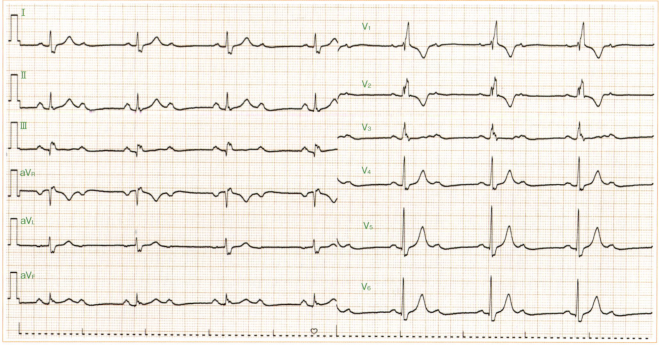

図2.10.19　受診時12誘導心電図

表2.10.5　臨床検査データ

心電図計測データ	
記録条件	25mm/秒　10mm/mV
調律（Rhythm）	洞調律
心拍数（HR）	43/分
QRS軸	+49°
P波	II誘導：高さ0.22mV, 幅0.14秒
PR（PQ）時間	0.19秒
QRS波	幅0.14秒, 高さ SV_1 0.21mV, RV_5 1.62mV, R+S 1.83mV
QT時間	0.45秒, QTc：B 0.38秒
臨床化学検査データ			
---	---	---	---
TC（mg/dL）	203	TnI（ng/mL）	0.015未満
TG（mg/mL）	109	NT-proBNP（pg/mL）	262
LDL-C（mg/dL）	131		

● 1. 心電図所見

P波は一定の間隔で出現。
PR間隔一定。
QRS波が2対1に比率で脱落している。
2：1伝導を有する2度房室ブロックである。
QRS時間：0.14（>0.12）秒，V_1のrSR´，V_2でM型を呈している。完全右脚ブロックである。

● 2. 臨床経過

2度房室ブロック精査目的で24時間ホルター心電図を複数回施行したが，2：1房室ブロック以上の房室ブロックは認められなかった（図2.10.20，2.10.21）。
徐脈による症状が強いと判断され，ペースメーカ植込み術が施行された（図2.10.22）。その後症状は認めず経過観察されている。2：1房室ブロックでQRS波が脚ブロックを呈する場合は，病変が脚伝導にわたることを意味しており，ペースメーカ植込みの適応となる場合が高く，注意深い観察が必要となる。

2章 リズム異常

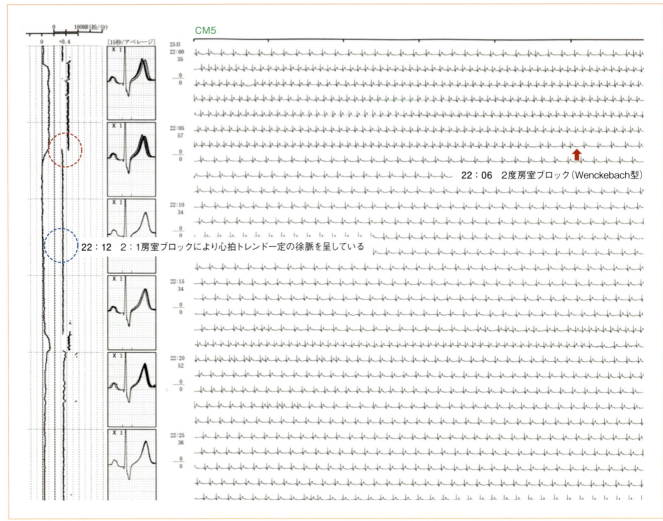

図2.10.20　24時間ホルター心電図（圧縮波形）

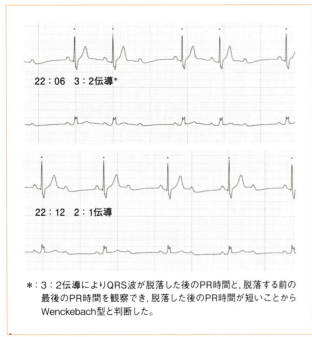

＊：3：2伝導によりQRS波が脱落した後のPR時間と，脱落する前の最後のPR時間を観察でき，脱落した後のPR時間が短いことからWenckebach型と判断した．

図2.10.21　24時間ホルター心電図（実波形）

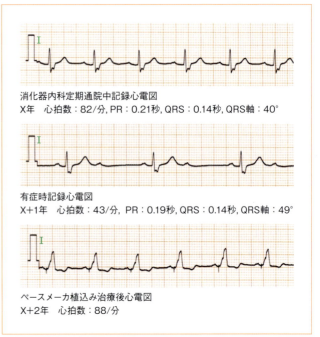

図2.10.22　時系列心電図

2.10.4　発作性房室ブロック

症例45

- 60歳台女性。
- 主訴：一過性の意識消失（失神発作）。
- 現病歴：気が遠くなって転倒。転倒時に頭部強打したため当院救急外来受診。
- 既往歴：54歳高血圧症，高脂血症，56歳神経調節性失神（2年に1回程度の意識消失を起こしていた。経過観察時に施行した安静時心電図，トレッドミル運動負荷心電図，24時間ホルター心電図，脳波検査において特記事項なし。
- 生活歴：飲酒（−），喫煙（−）。
- 家族歴：父・糖尿病，脳梗塞，母・心疾患，高血圧症。

救急外来受診時12誘導心電図を図2.10.23に，心電図計測データを表2.10.6に示す。

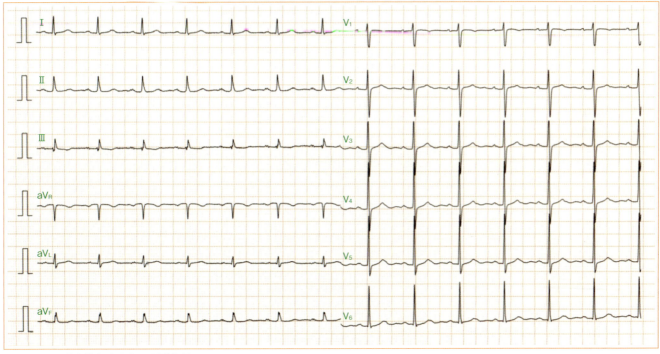

図2.10.23　救急外来受診時12誘導心電図

表2.10.6　心電図計測データ

記録条件	25mm/秒　10mm/mV
調律（Rhythm）	洞調律
心拍数（HR）	75/分
QRS軸	＋6°
P波	II誘導：高さ1.00mV，幅0.10秒 V_1：Morris指数（P terminal force）0.03mm²
PR（PQ）時間	0.15秒
QRS波	高さ SV_1 1.19mV，RV_5 1.09mV，R+S 2.28mV
QT時間	0.36秒，QTc：B 0.42秒，F 0.96秒
胸部移行帯	V_3
ST-T	特記所見を認めず

● 1. 心電図所見

正常心電図。意識消失に関連する所見なし。

● 2. 神経学的所見

特記すべき所見なし。CT検査において頭蓋内出血所見なし。

● 3. 臨床経過

一過性の意識消失の原因精査のため，安静時心電図，トレッドミル運動負荷心電図，ホルター心電図（表2.10.7），心臓超音波検査，脳波検査が施行されたが，特記すべき異常は認められなかった。

複数回施行した24時間ホルター心電図（表2.10.7，図2.10.24）で，一過性の房室ブロック（発作性房室ブロック）が記録された。めまいを伴う房室ブロックのため，ペースメーカの植込み術が行われた。

2章 リズム異常

　その後，徐脈性不整脈に伴う症状（めまい・意識消失など）は認められていない。

表2.10.7　24時間ホルター心電図検査結果

項目	1年前	経過観察時
症状	なし	動悸，めまい
基本調律	洞調律	洞調律
最大心拍数	125/分（20:00）	133/分（15:37）
最小心拍数	61/分（7:22）	44/分（6:56）
総心拍数	113,093/日	122,939/日
平均心拍数	80/分	87/分
心室期外収縮	1個/日	3個/日
上室期外収縮	49個/日	656個/日
最大RR間隔	1.72秒〔2度房室ブロック（Wenckebach型）〕	9.40秒（発作性房室ブロック）

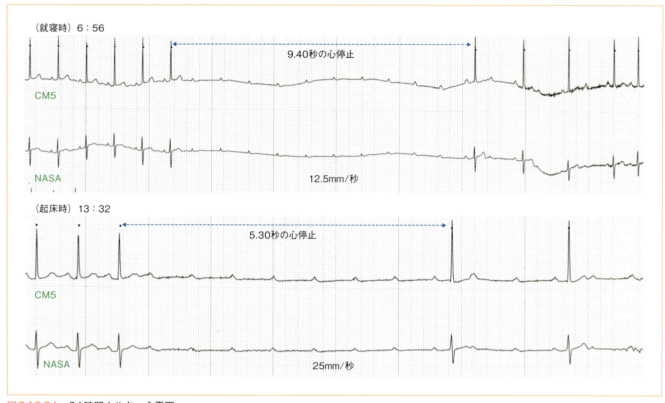

図2.10.24　24時間ホルター心電図

2.10.5　3度（完全）房室ブロック

症例46

- 70歳台男性。
- 主訴：なし。
- 現病歴：60歳台に労作性狭心症の診断のもと冠動脈ステント留置。現在，狭心症状（－），冠危険因子に対し加療され，徐々に出現してきた房室伝導障害に対し経過観察されている。
- 冠危険因子：脂質異常症（＋），高血圧（＋），糖尿病（＋）。
- 身体所見：血圧128/64mmHg，脈拍52/分，身長166cm，体重80kg。
- 経過観察時12誘導心電図を図2.10.25に，臨床検査データを表2.10.8に示す。

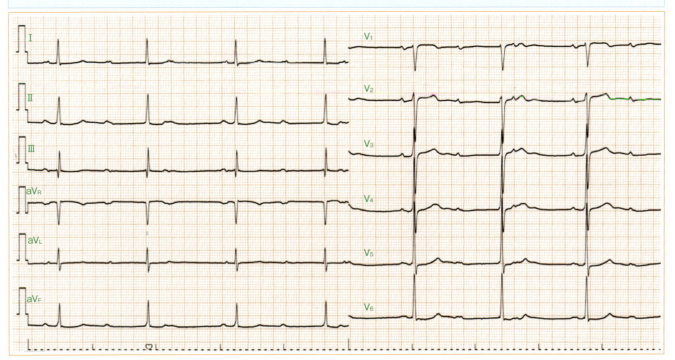

図2.10.25　経過観察時12誘導心電図

表2.10.8　臨床検査データ

心電図計測データ	
記録条件	25mm/秒　10mm/mV
調律（Rhythm）	房室接合部調律，一部洞調律（心室捕捉が疑われる）
心拍数（HR）	44/分
QRS軸	＋56°
P波	Ⅱ誘導：高さ0.05mV，幅0.15秒
QRS波	幅0.11秒，高さSV_1 0.92mV，RV_5 2.43mV，R+S 3.35mV
QT時間	0.49秒，QTc：B 0.41秒，F 0.44秒
胸部移行帯	V_3-V_4
ST-T	ST変化 Ⅱ，aV_F，V_6誘導にて軽度低下
心臓超音波検査データ	
EF	65%
LAD	38mm
臨床化学検査データ	
NT-proBNP（pg/mL）	178

1. 心電図所見（自動解析）

洞徐脈。
軽度ST-T異常の疑い（Ⅱ，V_6）。
自動解析ではP波の認識が難しく，検出不良により誤解析を生じる場合があり，注意が必要である。

2. 実際の心電図所見

PP間隔0.9秒，RR間隔1.36秒，P波とR波は一定の関係性が示唆された（図2.10.26）が，完全房室ブロックと診断された。

3. 超音波検査所見

左室収縮能正常（左室壁運動異常なし）。

● 4. 臨床経過

　定期的に心電図検査を行い経過観察されていた。安静時12誘導心電図より完全房室ブロックが疑われ，24時間ホルター心電図が施行された（図2.10.27，2.10.28）。心臓超音波検査結果は，6年前と変化なく正常範囲内であり，また自覚症状も認められないため，経過観察となった。

　本症例は，p.87，症例41の経過を示している。

　完全房室ブロックは危険性の高い不整脈とされているが，その重症度は下位自動中枢の活動性に依存している。補充収縮のQRS幅が狭く心拍数も保たれている場合は無症状のこともある。

　房室ブロックへの治療は臨床症状を最も重要視するとされている。

　本症例は，経過観察での安静時心電図から，1度房室ブロック，2度房室ブロック，完全房室ブロックが記録されたが，いずれも易疲労感やめまいなどの徐脈整不整脈に関連する症状は認めなかった。病態の進行に伴い症状が出現した場合は，ただちに臨床側へ伝える必要があるため前回値との比較を行い，注意深い観察が必要となる。

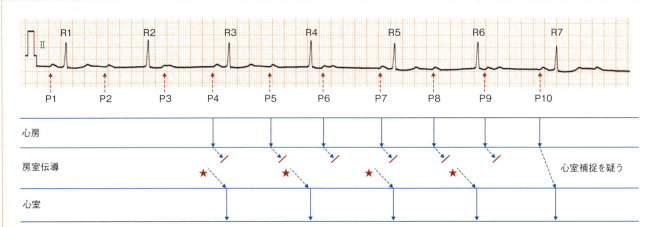

R1～R6のRR間隔はほぼ1.4秒，R6-7間は1.34秒でR6-7間は60msec短縮しており，P10が心室へ補捉された可能性が示唆される。
また，P1～P3に対するR1・R2，P4～P6に対するR3・R4，P7～P9に対するR6・R7より3：2伝導を有する2度房室ブロック（Wenckebach型）も疑われたが，3度（完全）房室ブロックと診断された。

図2.10.26　時相分析図

2.10 | 房室ブロック

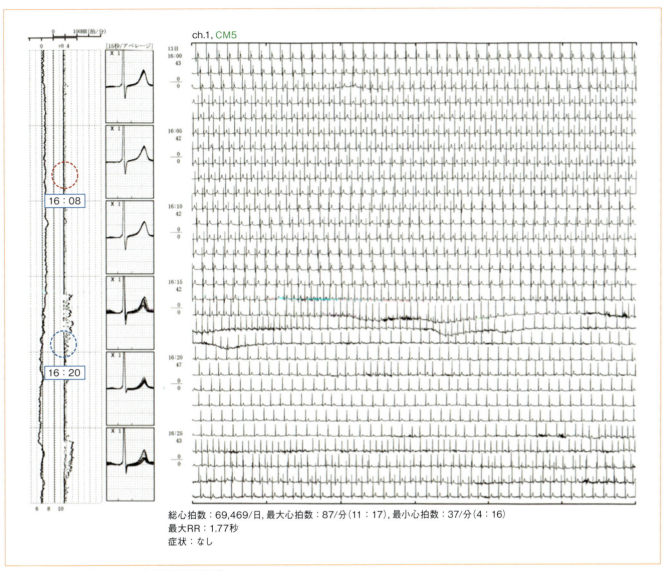

総心拍数：69,469/日, 最大心拍数：87/分（11：17）, 最小心拍数：37/分（4：16）
最大RR：1.77秒
症状：なし

図2.10.27　24時間ホルター心電図（圧縮波形）

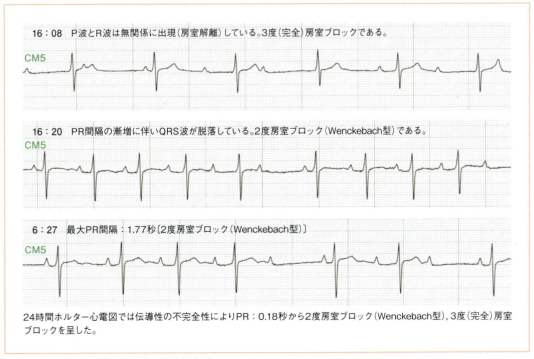

16：08　P波とR波は無関係に出現（房室解離）している。3度（完全）房室ブロックである。

16：20　PR間隔の漸増に伴いQRS波が脱落している。2度房室ブロック（Wenckebach型）である。

6：27　最大PR間隔：1.77秒〔2度房室ブロック（Wenckebach型）〕

24時間ホルター心電図では伝導性の不完全性によりPR：0.18秒から2度房室ブロック（Wenckebach型），3度（完全）房室ブロックを呈した。

図2.10.28　24時間ホルター心電図（実波形）

2章 リズム異常

◆3度（完全）房室ブロックを合併した心房細動

症例47

- 70歳台女性。
- 主訴：動悸，歩行時の息切れ増悪。
- 現病歴：X－3年，動悸症状が増悪したため当院受診。受診時症状（－），外来での経過観察となった。X年，動悸，歩行時の息切れを自覚し受診。受診時症状（＋），心拍数40/分，血液データ悪化。徐脈加療目的にて入院となった。
- 既往歴：発作性心房細動，高血圧にて他院加療中。

受診時12誘導心電図を図2.10.29に，臨床検査データを表2.10.9に示す。

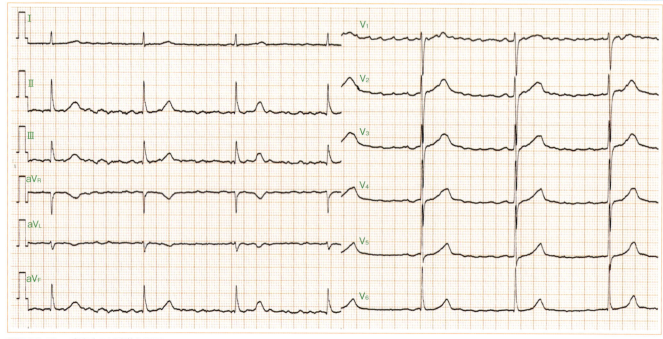

図2.10.29　受診時12誘導心電図

表2.10.9　臨床検査データ

心電図計測データ	
記録条件	25mm/秒　10mm/mV
調律（Rhythm）	心房細動，房室接合部調律
心拍数（HR）	40/分
RR間隔	1.48秒
QRS軸	＋69°
P波	計測不能
PR（PQ）時間	計測不能
QRS波	幅0.10秒，高さ SV_1 1.28mV，RV_5 1.69mV，R＋S 3.24mV
QT時間	0.53秒，QTc：B 0.43秒，F 0.46秒
ST-T（U波）	特記事項を認めず。U波（－）
心臓超音波検査データ	
EF	66%
臨床化学検査データ	
UN（mg/dL）	21	GLU（mg/dL）	98
CRE（mg/dL）	1.02	HbA1c（%）	6.2
HDL-C（mg/dL）	63	CRP（mg/dL）	0.06
LDL-C（mg/dL）	64	NT-proBNP（pg/mL）	1,532

● 1. 心電図所見

心房細動波（＋），P波（－），RR間隔：整，3度（完全）房室ブロックを伴う心房細動である。

図2.10.30は心房細動＋3度（完全）房室ブロックの時相分析図である。P波の消失，細動波（f波）が認められ心房細動を疑うが，通常の心房細動と異なりRR間隔が規則正しく，徐脈でQRS幅は狭い（narrow QRS）。

心房細動に3度（完全）房室ブロックを合併している。

narrow QRSにより，調律は房室接合部調律が示唆される。

通常，心房細動時は頻脈傾向を示す（図2.10.31）が，徐脈性心房細動は房室ブロックの合併を考慮する。心房細動の特徴的所見である絶対性不整脈が認められず，RR間隔一定の場合は3度（完全）房室ブロックが疑われるが，1度，2度の房室ブロックの診断は困難である。

● 2. 心臓超音波検査所見

左室収縮能は正常（左室壁運動異常なし）。

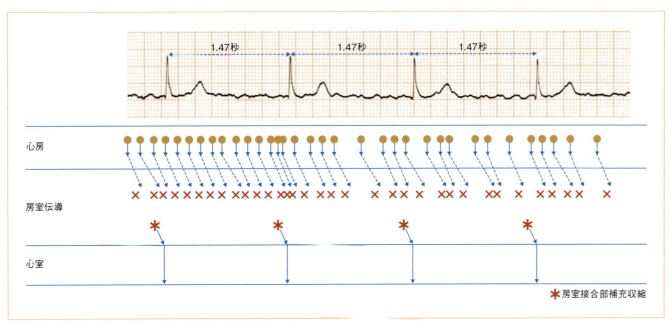

図2.10.30 心房細動＋3度（完全）房室ブロックの時相分析図

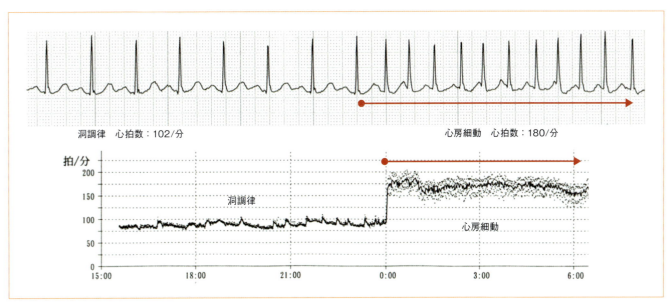

図2.10.31 発作性心房細動例の心拍トレンド　洞調律と心房細動時の心拍数の比較

3. 臨床経過

図2.10.32は本症例の時系列心電図である。
A：外来で経過観察時の心電図は正常であった。
B：徐脈に伴う症状（動悸・息切れ）があり，加療目的で入院時の心電図記録。
C：除細動後（第2病日）の心電図記録。
D：ペースメーカ植込み後の心電図記録。

徐脈に伴う症状（動悸・息切れ）があり，ペースメーカ植込みの適応となった。

その後は症状消失，NT-proBNPは78 pg/mLと推移した。

［富原　健］

2章 リズム異常

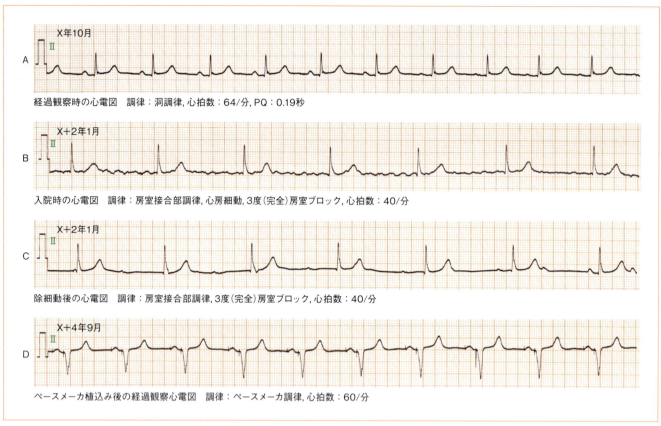

図2.10.32 時系列心電図

A　経過観察時の心電図　調律：洞調律, 心拍数：64/分, PQ：0.19秒

B　入院時の心電図　調律：房室接合部調律, 心房細動, 3度(完全)房室ブロック, 心拍数：40/分

C　除細動後の心電図　調律：房室接合部調律, 3度(完全)房室ブロック, 心拍数：40/分

D　ペースメーカ植込み後の経過観察心電図　調律：ペースメーカ調律, 心拍数：60/分

2.11 ペースメーカ心電図

2.11.1 ペーシング不全

症例48
- 80歳台男性。
- 主訴：息切れ。
- 現病歴：風邪症状を契機に，息切れが出現。早朝散歩もできなくなったため受診。
- 既往歴：心房細動，心臓ペースメーカ植込み後。
- 受診時12誘導心電図を図2.11.1に，心電図計測データを表2.11.1に示す。

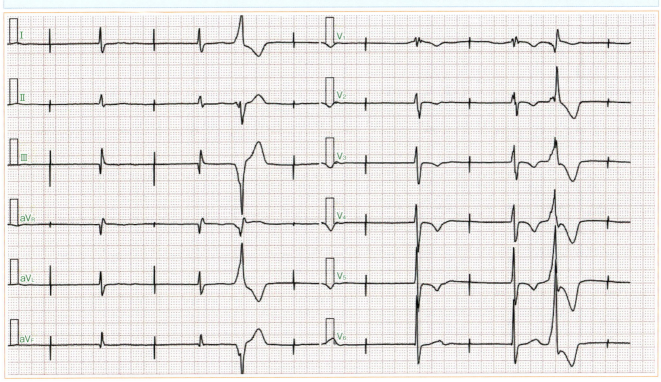

図2.11.1 受診時12誘導心電図

表2.11.1 心電図計測データ

記録条件	25mm/秒　10mm/mV
調律（Rhythm）	心房細動，ペースメーカ調律（VVI）
心拍数（HR）	計測不能，ペーシングパルス70/分
QRS軸	計測不能

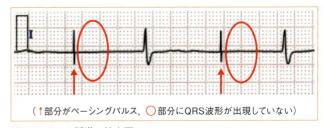

（↑部分がペーシングパルス，○部分にQRS波形が出現していない）
図2.11.2 I誘導の拡大図

● 1. 心電図所見

心室ペーシングパルスに続いてQRS波形が出現していない（図2.11.2）。自己波形および心室期外収縮は感知し抑制している。心室センシング機能は正常であるが，心室ペーシング不全を認める心電図である。

図2.11.3は，同一患者の心内心電図である。マーカのVpは心室ペーシング，Vsは心室センシング（心内心室波）を表す。心電図上のペーシングパルスはわかりにくいが，

2章 リズム異常

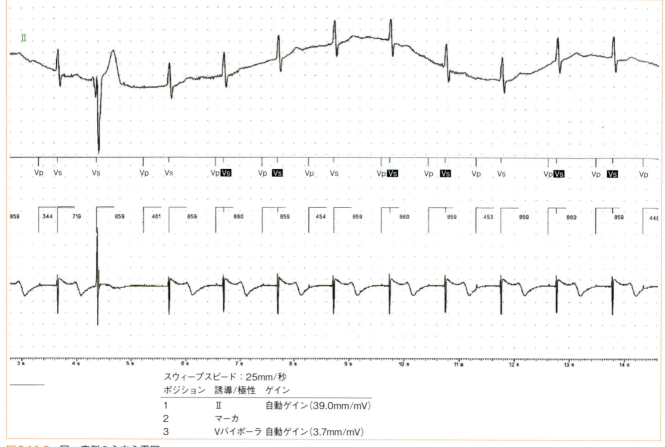

図2.11.3　同一症例の心内心電図

　ペーシング（Vp）に合わせQRS波が出現していないことがわかる（心室ペーシング不全）。

　ペースメーカチェックで心室ペーシング閾値計測が行われ，結果2.5V/0.4msecであった。何らかの原因で心室閾値が上昇したため，心室パルス振幅2.0V/0.4msecでは心室ペーシング不全となっていたと考えられる。このため，心室パルス振幅は3.0Vに変更となった。

2.11 | ペースメーカ心電図

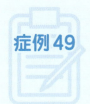

症例49

●80歳台男性。
主訴：特記すべきことなし。
現病歴：定期ペースメーカ外来受診時に施行した12誘導心電図で発見。
既往歴：洞不全症候群，心臓ペースメーカ植込み後。
受診時12誘導心電図を図2.11.4に，心電図計測データなどを表2.11.2に示す。

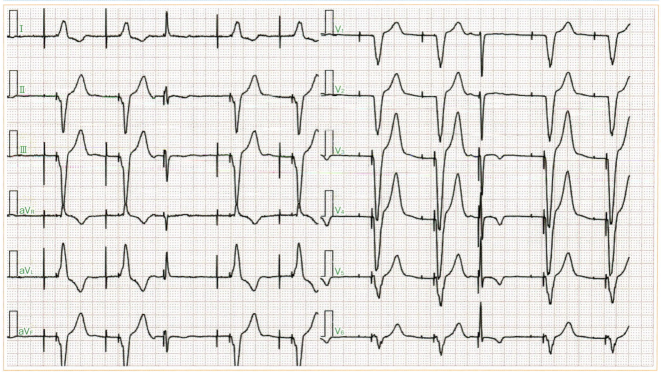

図2.11.4　受診時12誘導心電図

表2.11.2　心電図計測データなど

心電図計測データ	
記録条件	25mm/秒　10mm/mV
調律（Rhythm）	ペースメーカ調律（DDD）
心拍数（HR）	60/分
QRS軸	計測不能
ペースメーカ設定	
モード	DDD
設定心拍数	60/分
ペース後 AV delay	200msec
センス後 AV delay	150msec
心房パルス振幅	2.0V（変更前）
心房パルス幅	0.4msec

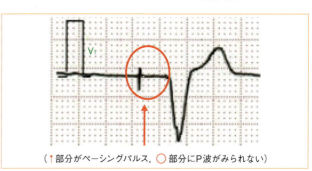

（↑部分がペーシングパルス，○部分にP波がみられない）

図2.11.5　V₁誘導の拡大図

● 1. 心電図所見

　心房ペーシング・心室ペーシングとなっている（3拍目は心房センシング・心室ペーシング）。心室ペーシング後QRS波は確認できるが，心房ペーシングパルス後にP波がみられない（心房ペーシング不全，図2.11.5）。
　症例は刺激伝導系に問題のない洞不全症候群であったた

め，心房ペーシング後のQRS波は自己波形となるはずである。図2.11.4の心電図は心房ペーシングが無効ペーシングとなり，電位が心室に伝わらないため房室伝導時間（AV delay）経過後，心室ペーシングが出力されたと考えられる。
　図2.11.6は，ペースメーカ調整後の12誘導心電図である。ペースメーカチェックで心房ペーシング閾値計測が行われ，結果，2.0V/0.4msecであった。何らかの原因で心

✎ 用語　房室伝導時間（AV delay）

■2章　リズム異常

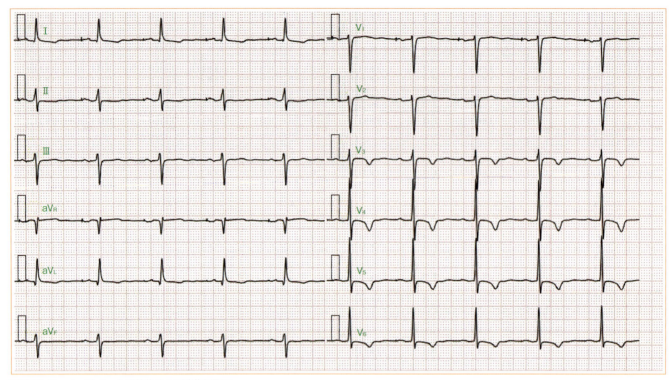

図2.11.6　ペースメーカ調整後の12誘導心電図

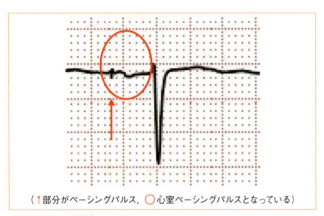

（↑部分がペーシングパルス，○心室ペーシングパルスとなっている）

図2.11.7　V₁誘導の拡大図

房閾値が上昇したため，心室パルス振幅2.0V/0.4msecでは心房ペーシング不全となっていたと考えられる。このため，心房パルス振幅の設定が4.0V/0.4msecに変更となった。心房出力調整のみで，心房ペーシング不全が解消されたので心房ペーシング・心室センシングとなっている。AV delayの調整は行っていないが，患者自身の心房ペーシング後の房室伝導時間が約160～200msecであったため，心室センシングとなっている（ペース後AV delay 200msec設定，図2.11.7）。

2.11 | ペースメーカ心電図

症例50
- 70歳台男性。
- 主訴：息切れ。
- 現病歴：息切れがするため，ペースメーカ外来受診。
- 既往歴：完全房室ブロック，心臓ペースメーカ植込み後。
- 受診時12誘導心電図を図2.11.8に，心電図計測データなどを表2.11.3に示す。

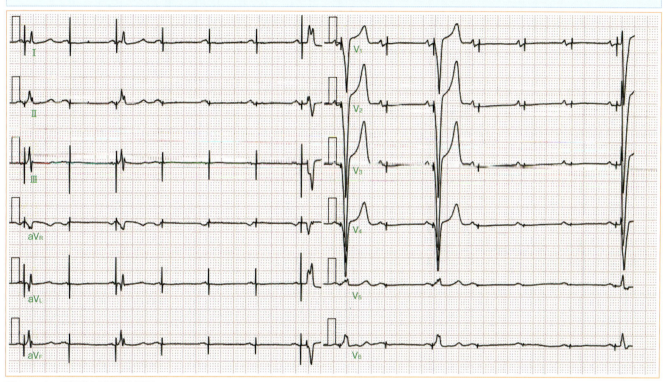

図2.11.8　受診時12誘導心電図

表2.11.3　心電図計測データなど

心電図計測データ	
記録条件	25mm/秒　10mm/mV
調律（Rhythm）	ペースメーカ調律（DDD）
心拍数（HR）	計測不能
QRS軸	計測不能
ペースメーカ設定	
モード	DDD
設定心拍数	60/分
ペース後 AV delay	200msec
センス後 AV delay	150msec
心室パルス振幅	2.0V（変更前）→3.0V（変更後）
心室パルス幅	0.4msec

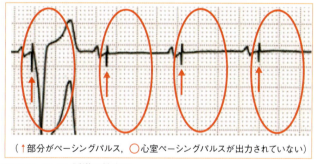

（↑部分がペーシングパルス，○心室ペーシングパルスが出力されていない）

図2.11.9　V₁誘導の拡大図

1. 心電図所見

　ペーシングパルスが心房ペーシングであれば，P波のアンダーセンシングとなる。この場合，モードはDDD（心臓ペースメーカのモードについては，『循環機能検査技術教本』p.115を参照のこと）なのでAV delay後，心室ペーシングが出力されなければならないが，心室ペーシングパルスが出力されていない（図2.11.9）。よって記録されているペーシングパルスは，P波を感知後心室ペーシングが出力されたということになる。しかし，心室ペーシング後のQRS波がない（心室ペーシング不全）。ただしQRS波形が出現しているところも認めるので，ペーシングパルスの設定値が実際の心室の閾値に対しぎりぎりの電圧設定であることが考えられる。

　ペースメーカチェックで心室ペーシング閾値計測が行われ，結果2.0V/0.4msecであった。設定が心室パルス振幅2.0Vであったため，心室パルス振幅は3.0Vに変更された。

　図2.11.10は，ペースメーカ調整後の心電図である。調整後は，心室ペーシング後QRS波形が出現している。

2章 リズム異常

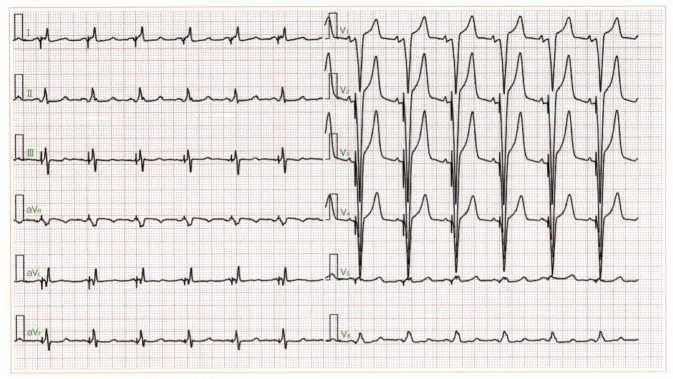

図2.11.10 ペースメーカ調整後の12誘導心電図

2.11 | ペースメーカ心電図

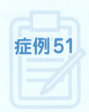

症例51

● 60歳台女性。
主訴：特記すべきことなし。
現病歴：定期ペースメーカ外来受診時に施行した12誘導心電図で発見。
既往歴：洞不全症候群，心臓ペースメーカ植込み後。
受診時12誘導心電図を図2.11.11に，心電図計測データなどを表2.11.4に示す。

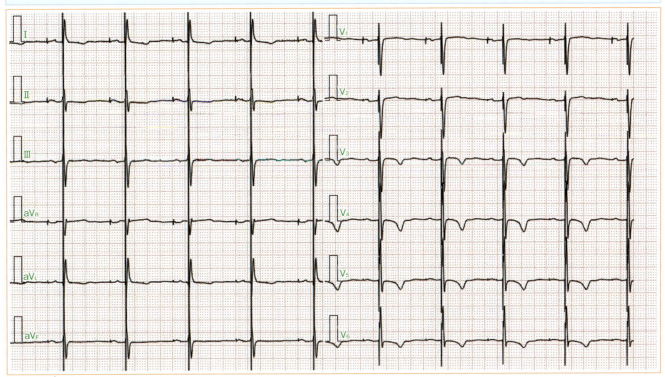

図2.11.11　受診時12誘導心電図

表2.11.4　心電図計測データなど

心電図計測データ	
記録条件	25mm/秒　10mm/mV
調律（Rhythm）	ペースメーカ調律（DDD）
心拍数（HR）	60/分
QRS軸	計測不能
ペースメーカ設定（調整前）	
モード	DDD
設定心拍数	60/分
ペース後AV delay	250msec
ペースメーカ設定（調整後）	
AV delay	自動調節機能on
ペース後AV delay	200msec+100msec（最大300msecまで延長）

1. 心電図所見

　心房ペーシング・心室ペーシングとなっている。図では心室ペーシング後のQRS波形が，幅の狭いほぼ正常のQRS波形となっている。DDDペースメーカ植込みを行った洞不全症候群患者の場合，①心房ペーシングが心室に伝わるまでの房室伝導時間と②ペースメーカで設定するAV delayが同時となる場合がある。この波形を融合収縮という。

　12誘導心電図においてQRS波形（融合収縮）が自己波形に似ている場合，心室ペーシングが無効ペーシングとなっている可能性がある。24時間ホルター心電図で無効ペーシングによる融合収縮が多く観察される場合は，電池消耗のことを考えAV delayを変更することもある。

　図2.11.12は，融合収縮出現時の心内心電図である。AV delayは250msecで設定されている。

　図2.11.13は，調整後の12誘導心電図波形である。心房ペーシング・心室センシングとなっている。図2.11.14は図2.11.9の心内心電図で，マーカはAp（心房ペーシング）Vsとなっている。心房ペーシング後の自己の房室伝導時間は260〜266msecとなっており，ペースメーカ設定と非常に近かったため，融合収縮となってしまっていたと考えられる。ペースメーカの調整は，AV delayを自動検出し最大AV delay 300msecまで延長する機能を作動させた。心房ペーシングのみの作動（Ap-Vs）となり，ペースメーカの電池寿命（ペースメーカ本体寿命予測）を延長することができた。

111

■2章　リズム異常

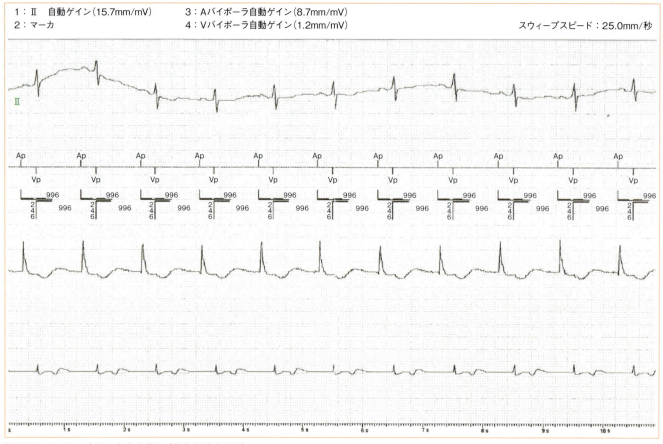

図2.11.12　同一症例の心内心電図（融合収縮出現時）

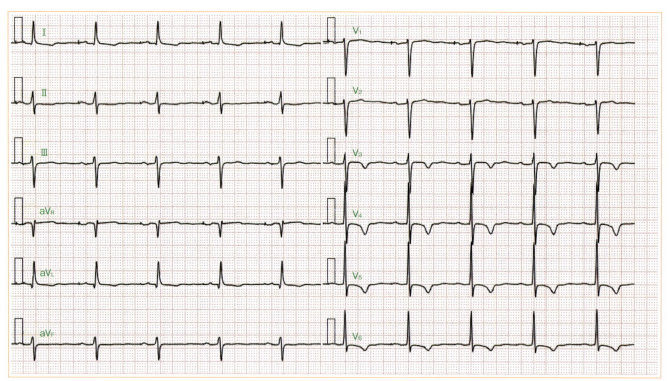

図2.11.13　ペースメーカ調整後の12誘導心電図

1：Ⅱ　自動ゲイン（15.7mm/mV）　　3：Aバイポーラ自動ゲイン（8.7mm/mV）
2：マーカ　　　　　　　　　　　　　4：Vバイポーラ自動ゲイン（1.2mm/mV）　　　　　　　スウィープスピード：25.0mm/秒

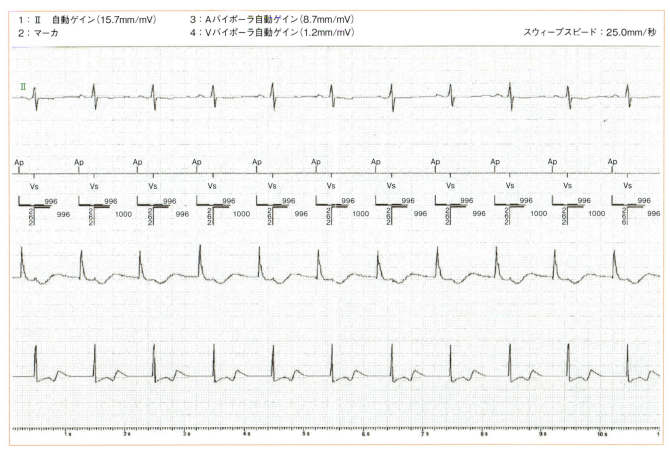

図2.11.14　同一症例の心内心電図（ペースメーカ調整後）

2.11.2 センシング不全

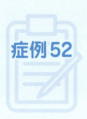

症例52

- 80歳台男性。
- 主訴：特記すべきことなし。
- 現病歴：定期ペースメーカ外来受診。
- 既往歴：心房細動，心臓ペースメーカ植込み後。

ペースメーカチェック施行中の12誘導心電図を図2.11.15に，心電図計測データなどを表2.11.5に示す。

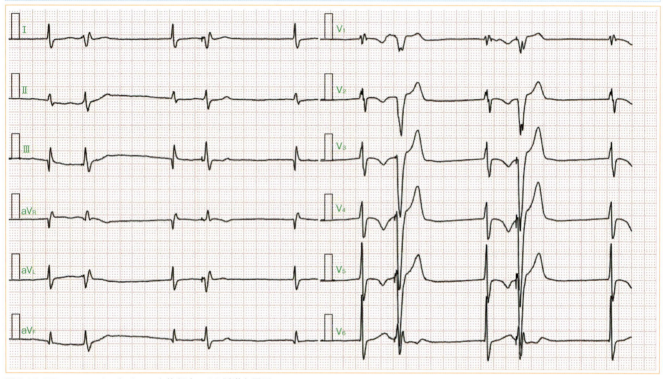

図2.11.15　ペースメーカチェック施行中の12誘導心電図

表2.11.5　心電図計測データなど

心電図計測データ	
記録条件	25mm/秒　10mm/mV
調律（Rhythm）	心房細動，ペースメーカ調律（VVI）
心拍数（HR）	自己波30/分，ペーシングパルス30/分
QRS軸	計測不能
ペースメーカ設定（ペースメーカチェック中）	
モード	VVI
設定心拍数	30/分
心室感度	8mV

● 1. 心電図所見

センシング不全には，①アンダーセンシング，②オーバーセンシングの2種類がある。①は，心内心房波（P波）・心内心室波（QRS波）が出現していても感知できず，設定心拍数でペーシングしてしまう。②は，筋電図やT波など別の電位を感知し，P波，QRS波が出現していると誤認識しペーシングを抑制してしまうことである。

図2.11.15，図2.11.16は，ペースメーカチェックで心室自己R波高値測定施行中の12誘導心電図である。自己波を検出するため設定心拍数30/分，心室感度8mVにしている。

図2.11.15は，R波が出現しているにも関わらず，設定心拍数30/分でペーシングされている。よって心室センシング不全（アンダーセンシング）となる。図2.11.16は，図2.11.15の心内心電図である。マーカのVpは心室ペーシング，Vsは心内心室波（QRS波）感知を表す。Vpの前に自己波が出現しているにも関わらず，ペースメーカは感知しておらずVsのマーカは表示されていないことがわかる。

ペースメーカチェックでは心室R波高値測定結果は6mVであった。感度設定（心室感度8mV）を下回っているのでアンダーセンシングとなっている。計測後，設定心拍数60/分，心室感度2.0mVに設定された。

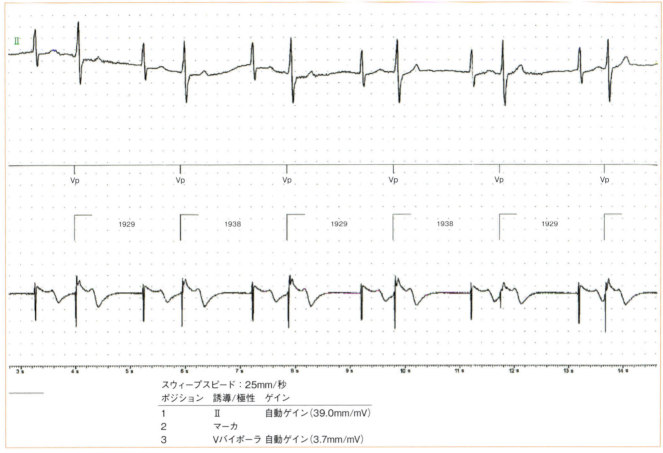

図2.11.16 同一症例の心内心電図

2章 リズム異常

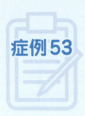

症例53

- 70歳台女性。
- 主訴：特記すべきことなし。
- 現病歴：定期ペースメーカ外来受診。
- 既往歴：完全房室ブロック，心臓ペースメーカ植込み後。
- 受診時12誘導心電図を図2.11.17に，心電図計測データなどを表2.11.6に示す。

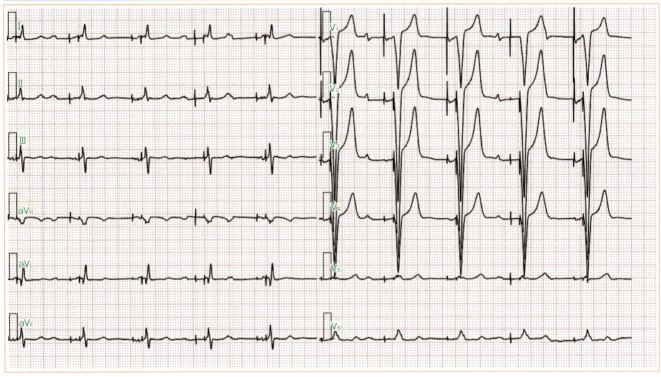

図2.11.17　受診時12誘導心電図

表2.11.6　心電図計測データなど

心電図計測データ	
記録条件	25mm/秒　10mm/mV
調律（Rhythm）	ペースメーカ調律（DDD）
心拍数（HR）	60/分
QRS軸	計測不能
ペースメーカ設定	
モード	DDD
設定心拍数	60/分
心房センシング感度	2.0mV（変更前）
心房センシング感度	0.3mV（変更後）

1. 心電図所見

P波が出現しているにも関わらず，設定心拍数で心房ペーシング・心室ペーシングとなっている（図2.11.18）。よって心房センシング不全（アンダーセンシング）となる。図2.11.19は，ペースメーカの心房感度調整後の心電図である。心房センシング・心室ペーシングになっている。

ペースメーカチェックで心房P波高値の計測結果1.5mVであった。設定で心房センシング感度は2.0mvとなっていたため，センシング不全となっていた。心房センシング感度を0.3mVに設定変更が行われた。

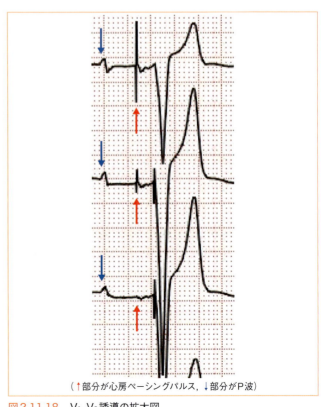

（↑部分が心房ペーシングパルス，↓部分がP波）

図2.11.18　V₁-V₃誘導の拡大図

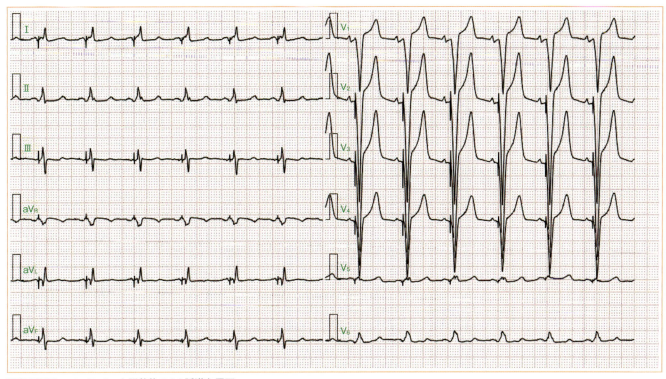
図2.11.19　ペースメーカ調整後の12誘導心電図

2章 リズム異常

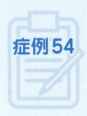

症例54

- 60歳台女性。
- 主訴：特記すべきことなし。
- 現病歴：運動時に動悸を感じるため，ペースメーカ外来受診。
- 既往歴：洞不全症候群，心臓ペースメーカ植込み後。

運動時動悸の24時間ホルター心電図を図2.11.20に，心電図計測データなどを表2.11.7に示す。

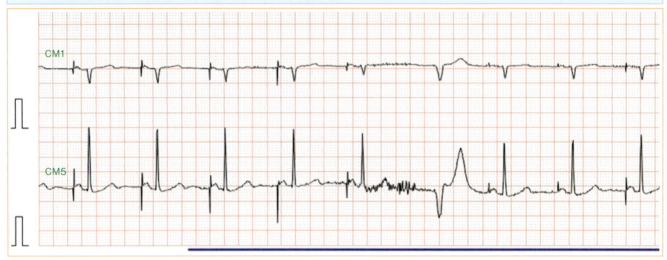

図2.11.20　運動時動悸の24時間ホルター心電図

表2.11.7　心電図計測データなど

心電図計測データ	
記録条件	25mm/秒　10mm/mV
調律（Rhythm）	ペースメーカ調律（DDD）
心拍数（HR）	60/分
QRS軸	計測不能
ペースメーカ設定	
モード	DDD
設定心拍数	60/分
心房センシング感度	0.3mV

● 1. 心電図所見

運動時動悸を訴える患者の24時間ホルター心電図検査の一部である。心房ペーシング・心室センシングで作動している。筋電図様のノイズが混入すると，心房ペーシングが抑制され心室ペーシングが出力されている。何らかのノイズを心房リードで検出し，心内心房波（P波）と認識し心房ペーシングを抑制しているものと考えられる。これを心房オーバーセンシングという。図2.11.21，図2.11.22は同一症例の心内心電図である。心房の心内心電図にノイズが混入しているのが記録されている。マーカのAsは心内心房波（P波）を表している。ノイズ出現時，心房波（P波）と誤感知し，Asと表記していることがわかる。

ノイズ混入時の行動記録票から，運動しているときに頻発していることが判明している。24時間ホルター心電図検査の結果からペースメーカチェック検査が施行され，心房リード不完全断線と診断された症例である。

［山田宣幸］

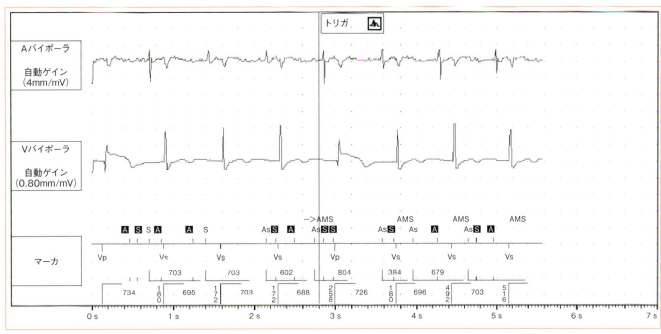

図2.11.21 同一症例の心内心電図（1）

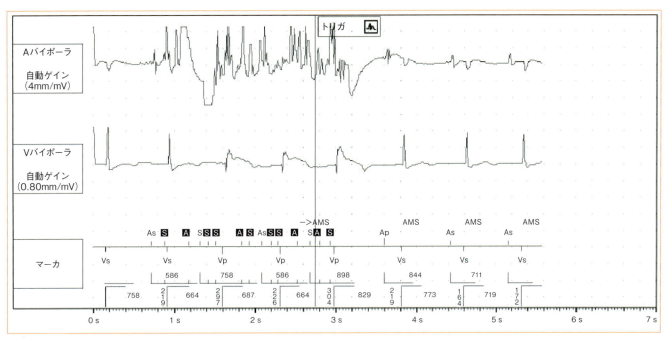

図2.11.22 同一症例の心内心電図（2）

3章 形の異常

章目次

3.1：早期興奮症候群
（WPW症候群）······················ 122

3.2：形の異常···························· 126
　3.2.1 右脚ブロック
　3.2.2 不完全右脚ブロック
　3.2.3 左脚ブロック
　3.2.4 左脚前枝ブロック
　3.2.5 左脚後枝ブロック
　3.2.6 3束ブロック

SUMMARY

　心電図診断は，「リズム（調律）診断」と「波形診断」からなり，後者の波形診断は心電図波形（主にP波，QRS波，T波，U波）の形状から診断される。

　「形の異常」は正常心電図から逸脱した波形変化を示す。

　本章では心電図波形のうちQRS波形を対象とし，波形異常の発生要因が，主に刺激伝導系に関与する症例をまとめた。

　第1節は心房・心室間の伝導に副伝導路を介する興奮伝導を有することにより形の異常を呈する早期興奮症候群，第2節は刺激伝導系の伝導障害が要因となって形の異常を呈する右脚ブロック，左脚分枝ブロック，左脚ブロック，3束ブロックを中心に解説する。

3.1 早期興奮症候群（WPW症候群）

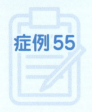

症例55

●50歳台女性。
主訴：動悸。
現病歴：以前より健診でWPW症候群を指摘されていたが，動悸など症状を訴えることはなかった。1年前より動悸がまれに出現するようになったが，内服薬で治まっていたため，薬物療法での経過観察となっていた。本年，動悸の回数が増加し，めまいなどの症状も伴うようになってきた。そのため，電気生理学的検査（EPS）ならびに高周波カテーテルアブレーション目的で入院となった。
既往歴：特記事項なし。

入院時12誘導心電図を図3.1.1に，心電図計測データを表3.1.1に示す。

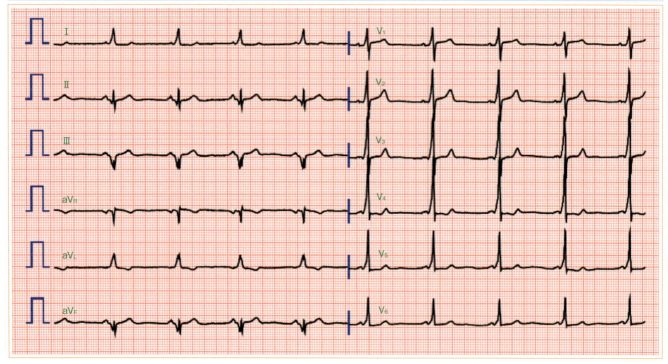

図3.1.1　入院時12誘導心電図

表3.1.1　心電図計測データ

記録条件	25mm/秒　10mm/mV
調律（Rhythm）	洞調律
心拍数（HR）	55/分
QRS軸	−22°
P波	計測不能
PR（PQ）時間	0.10秒
QRS波	幅0.13秒，デルタ波（+）

● 1. 心電図所見

図3.1.1の心電図はA型顕性のWPW症候群である。WPW症候群で認められるデルタ波は，副伝導路（Kent束）を介した興奮が，房室結節を介する興奮よりも早く心室へ到達して，一部の心室筋を先に興奮させるため出現する（図3.1.2）。この先に興奮する心室筋の部位によりデルタ波の極性が変わるため，副伝導路の部位を推察することが可能である。各誘導のデルタ波の極性は，ⅠとaV_L（+），ⅡとⅢ（±），aV_F（−），V_1-V_6（+）であった。

 用語　早期興奮症候群，ウォルフ・パーキンソン・ホワイト（Wolff-Perkinson-White；WPW）症候群，電気生理学的検査（electrophysiologic study：EPS）

まず，デルタ波の極性がV₁誘導で陽性波の場合（A型：右脚ブロック様）は，左室が先に興奮しているため，左側に副伝導路が存在する．逆にV₁誘導で陰性波の場合（B型：左脚ブロック様）は，右室が先に興奮しているため，右側に副伝導路が存在する（図3.1.3）．次に，弁輪前壁と後壁の関係は，前壁が上で後壁が下である．ゆえに，副伝導路が前壁に存在する場合はデルタ波は下方軸，後壁に存在する場合は上方軸となる．

再度，図3.1.1の心電図を確認すると，V₁でデルタ波は陽性であり，Ⅲ，aV_F誘導で陰性（上方軸）であり，またⅠ，aV_L誘導，V₅，V₆で陽性であり，向かってくる電位であることから，副伝導路は左側の後壁に存在することが推察される．この副伝導路の推察には，『循環機能検査技術教本』p.119にある，Arrudaら（1998年）によるフローチャートが汎用される．

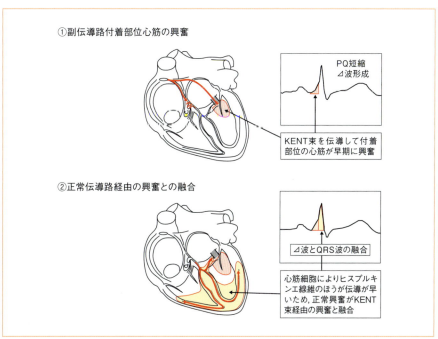

図3.1.2　デルタ波出現の原理

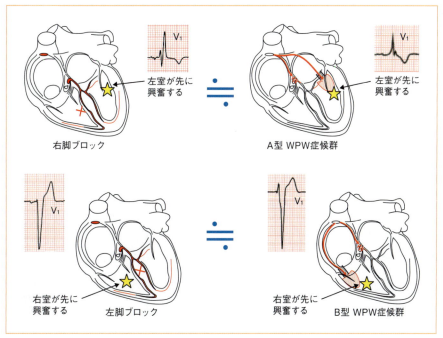

図3.1.3　脚ブロックとWPW症候群の型分類

3章 形の異常

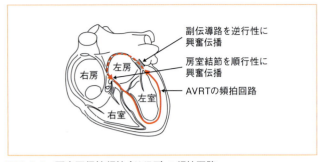

図3.1.4 房室回帰性頻拍（AVRT）の頻拍回路

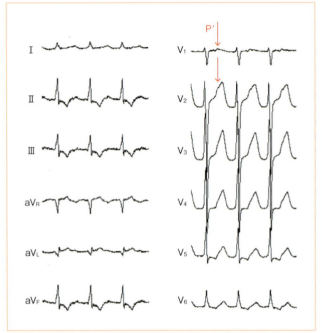

図3.1.5 AVRT時の12誘導心電図

2. 房室回帰性頻拍（AVRT）

AVRTは，房室結節を順行性（心房→心室）に，副伝導路を逆行性（心室→心房）に伝導して，興奮が旋回するリエントリー頻拍である（図3.1.4）。頻拍時の心電図はnarrow QRSとなる。これは心室への興奮が房室結節を介して伝播しているためである。心室の興奮は副伝導路を介して心房へ伝播するため，QRS波の後に逆行性のP波（P'）を認める。AVRTでは，P'は通常QRS間隔の1/2より前にあり，short RP'となる（図3.1.5）。

3. 心電図所見

図3.1.6は，高周波カテーテルアブレーション治療から1週間後の12誘導心電図である。デルタ波は消失していることがわかるが，Ⅲ，aV_F誘導で陰性T波となっている。これは虚血による心電図変化ではなく，cardiac memoryによるT波の異常と考えられる。cardiac memoryは一過性のものであり，時間経過とともに消失する。

図3.1.7は，高周波カテーテルアブレーション治療から1カ月後の12誘導心電図だが，図3.1.6に認めていた陰性T波は改善されていることがわかる。

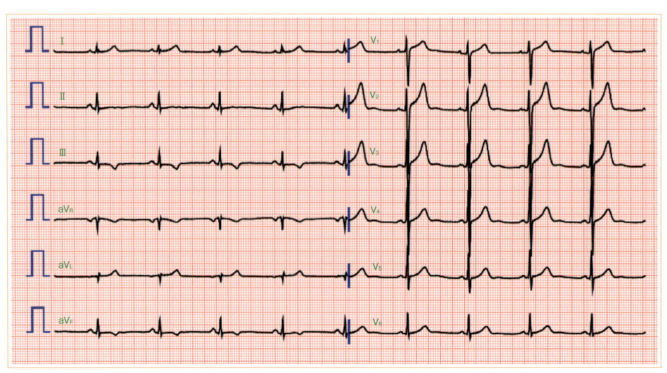

図3.1.6 高周波カテーテルアブレーション治療から1週間後の12誘導心電図

📝 **用語** 房室回帰性頻拍（artrioventricular reciprocating tachycardia；AVRT）

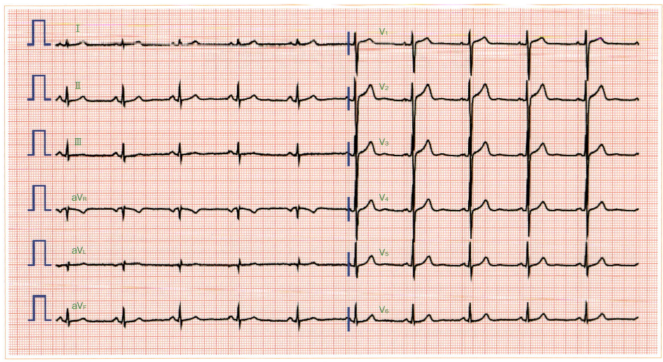

図3.1.7　高周波カテーテルアブレーション治療から1カ月後の12誘導心電図

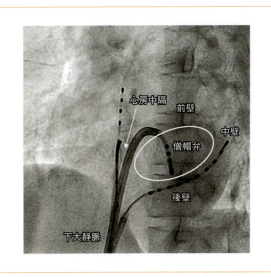

図3.1.8　経中隔アプローチによる副伝導路焼灼（アブレーション）

プローチする方法（経中隔アプローチ：trans-septal approach：図3.1.8）と，大腿動脈より大動脈を介して左室よりアプローチする方法（経大動脈アプローチ：trans-aortic approach）がある．本症例は，経中隔アプローチにて左房側に焼灼用カテーテルをアプローチしている．図3.1.8はKent束の離断に成功した部位であるが，心電図のデルタ波極性から推察したとおり左側後壁部のKent束であった．

[柴田正慶]

● 4. 高周波カテーテルアブレーション治療

本症例のように，A型WPW症候群で左側にKent束がある場合における高周波カテーテルアブレーション治療では，大腿静脈より右房を介して，心房中隔を穿刺して左側へア

> **MEMO**
>
> **cardiac memory**
> 　古くから，間歇性WPW症候群やペースメーカ刺激後の心電図で，T波の異常を認めることが知られていた．Rosenbaumら（1982年）によれば，WPW症候群やペースメーカ刺激時の心室早期興奮時に引き起こされる興奮伝播過程の異常により，固有の再分極時間が変化し（accumulation），正常伝導に復帰したときも心筋が再分極変化を記憶している（memory）ために，T波異常が出現するといわれている[2]．

参考文献

1) 中川義久（監），貝谷和昭，柴田正慶：看護師・研修医・臨床工学技士のためのカテーテルアブレーションの治療とケア．メディカ出版（大阪），2010, 120-138.
2) Rosenbaum MB, Blanco HH, Elizari MV, Lazzari JO, Davidenko JM : "Electrotonic modulation of the T wave and cardiac memory". Am J Cardiol 50(2) : 213-222, 1982

用語　経中隔アプローチ（trans-septal approach），経大動脈アプローチ（trans-aortic approach）

3.2 形の異常

3.2.1 右脚ブロック

症例56

●60歳台男性。
主訴：なし。
現病歴：50歳台時に高血圧症，狭心症診断にて通院加療中。経過観察中に心電図変化を来した。胸部症状なし。
冠危険因子：脂質異常症（＋），高血圧（＋），糖尿病（＋），喫煙（＋）（20本/日×50年）。
身体所見：血圧 140/80mmHg，身長 179cm，体重 92kg。
経過観察12誘導心電図を図3.2.1に，臨床検査データを表3.2.1に示す。

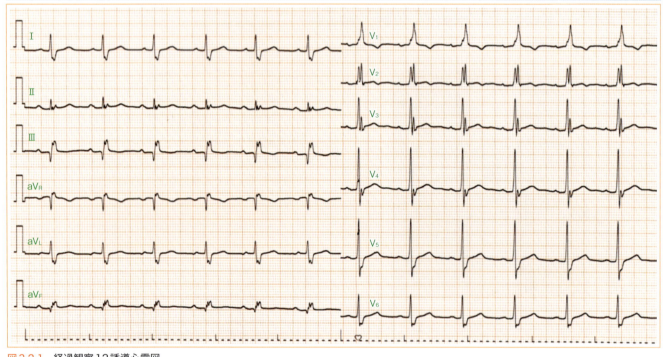

図3.2.1 経過観察12誘導心電図

表3.2.1 臨床検査データ

心電図計測データ	
記録条件	25mm/秒　10mm/mV
調律（Rhythm）	洞調律
心拍数（HR）	62/分
QRS軸	＋33°
P波	II誘導：幅0.13秒，高さ0.05mV
PR（PQ）時間	0.21秒
QRS波	幅 0.14秒，高さ SV$_1$ 0.07mV，RV$_5$ 2.00mV，R＋S 2.07mV
QT時間	0.43秒，QTc：B 0.43秒，F 0.44秒

ST-T	III誘導の異常Q波（－0.45mV，幅0.04秒）aV$_F$のQ波（－0.16mV，幅0.03秒）
心臓超音波検査データ	
EF	61%
LAD	48mm
IVST	13mm
PWT	12mm

用語 駆出率（ejection fraction；EF），左房径（left atrial dimension；LAD），心室中隔厚（interventricular septal thickness；IVST），後壁厚（posterior wall thickness；PWT）

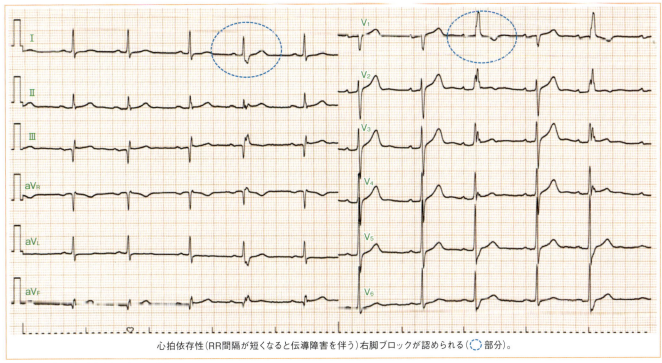

心拍依存性（RR間隔が短くなると伝導障害を伴う）右脚ブロックが認められる（◯部分）。

図3.2.2　経過観察心電図（X－2年）

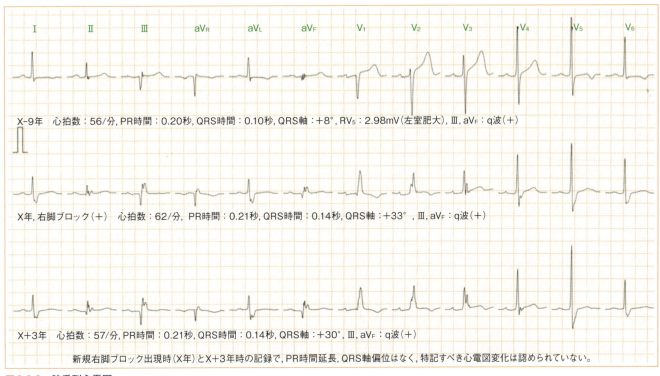

X-9年　心拍数：56/分，PR時間：0.20秒，QRS時間：0.10秒，QRS軸：+8°，RV_5：2.98mV（左室肥大），Ⅲ，aV_F：q波（+）

X年，右脚ブロック（+）　心拍数：62/分，PR時間：0.21秒，QRS時間：0.14秒，QRS軸：+33°，Ⅲ，aV_F：q波（+）

X+3年　心拍数：57/分，PR時間：0.21秒，QRS時間：0.14秒，QRS軸：+30°，Ⅲ，aV_F：q波（+）

新規右脚ブロック出現時（X年）とX+3年時の記録で，PR時間延長，QRS軸偏位はなく，特記すべき心電図変化は認められていない。

図3.2.3　時系列心電図

● 1. 心電図所見

QRS時間：0.14（＞0.12）秒，V_1のrSR′，V_2でM型を呈している完全右脚ブロックである。

● 2. 臨床経過

経過観察中に，心拍依存性（RR間隔が短くなると伝導障害を伴う）右脚ブロックが認められ（図3.2.2），その2年後には完全右脚ブロックを呈した（図3.2.3中段）。さらに3年経過後も同様に完全右脚ブロックを認めるも，QRS軸偏位，房室ブロックなどの伝導障害の合併や，その他の特記すべき心電図変化はなく，経過観察されている（図3.2.3下段）。

■ 3章　形の異常

3.2.2　不完全右脚ブロック

症例57
- 70歳台女性。
- 主訴：動悸。
- 現病歴：50歳台より脂質代謝異常の治療継続中。
- 身体所見：血圧 118/70mmHg，身長 161cm，体重 64kg，心雑音（−）。
- 経過観察12誘導心電図を図3.2.4に，臨床検査データを表3.2.2に示す。

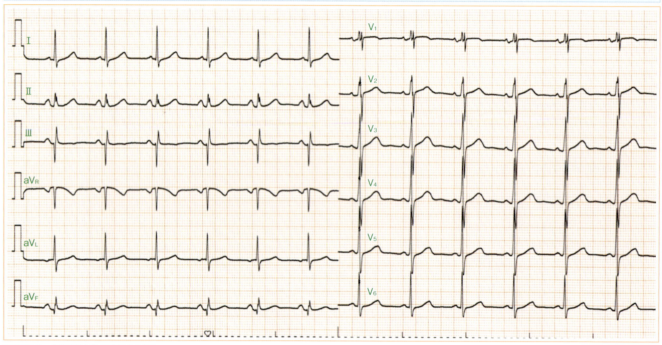

図3.2.4　経過観察12誘導心電図

表3.2.2　臨床検査データ

心電図計測データ	
記録条件	25mm/秒　10mm/mV
調律（Rhythm）	洞調律
心拍数（HR）	74/分
QRS軸	＋17°
P波	II誘導：高さ0.20mV，幅0.12秒
PR（PQ）時間	0.14秒
QRS波	幅0.10秒，高さ SV_1 0.39mV，RV_5 1.86mV，R＋S 2.25mV
QT時間	0.40秒，QTc：B 0.45秒，F 0.43秒
ST-T	特記所見を認めず
臨床化学検査データ	
HDL-C（mg/dL）	61
LDL-C（mg/dL）	142
TG（mg/dL）	240
HbA1c（%）	5.4

● 1. 心電図所見

QRS時間：0.10秒（0.10秒以上，0.12秒未満），V_1 のRSR'，V_2 でM型を呈している不完全右脚ブロックである。

● 2. 臨床経過

心電図にQRS時間の延長，胸部電位の変化など特記すべき変化は認められず，経過観察されている（図3.2.5）。

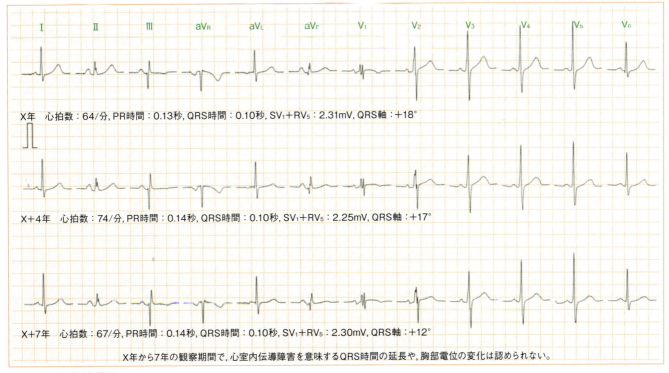

図3.2.5 時系列心電図

3章 形の異常

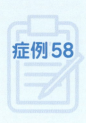

症例58

- 30歳台男性。
- 主訴：なし。
- 現病歴：10歳台より数回の意識消失あり。Brugada型心電図，加算平均心電図検査にて，心室遅延電位（late potential）陽性，EPSで心室細動誘発により，Brugada症候群と診断され20歳台に植込み型除細動器（ICD）植込み術が施行された。

入院時12誘導心電図を図3.2.6に，心電図計測データを表3.2.3に示す。

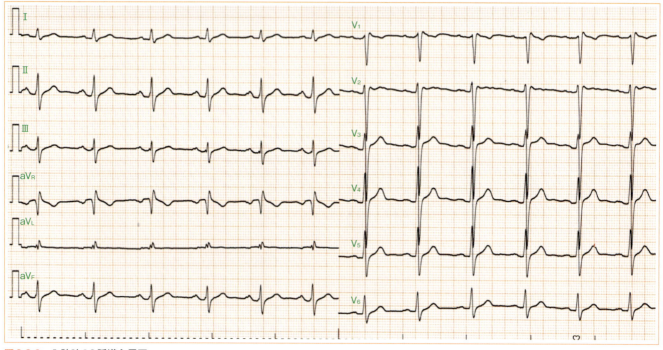

図3.2.6　入院時12誘導心電図

表3.2.3　心電図計測データ

記録条件	25mm/秒　10mm/mV
調律（Rhythm）	洞調律
心拍数（HR）	71/分
QRS軸	＋27°
P波	Ⅱ誘導：幅0.15秒，高さ0.17mV
PR（PQ）時間	0.20秒
QRS波	幅0.11秒，高さ SV_1 0.98mV，RV_5 0.99mV，R+S=1.97mV
QT時間	0.39秒，QTc：0.42秒

● 1. 心電図所見

Brugada症候群の心電図は日内変動，日差変動を有する。本症例も経過観察中の心電図記録において基準範囲内心電図や不完全右脚ブロック（図3.2.6），saddle back型またはcoved型を呈し，日差変動を認めた（図3.2.7）。

不完全右脚ブロックを呈した記録日にはBrugada型心電図の特徴はみられなかったが，1～2肋間上の高位肋間で記録を行うことで，Brugada型心電図に特徴的なcoved型が顕性化された（図3.2.8）。

● 2. 不完全右脚ブロックの背景

不完全右脚ブロックは，右室負荷を伴う疾患，とくに心房中隔欠損のような容量負荷にみられることが多いが，しばしば健常者でも認められ臨床的な意味はそれほど大きくないとされている（p.128，症例57参照）。

しかし，Brugada症候群の心電図形態変化のひとつとして表される場合もあり，注意が必要である。Brugada症候群が疑われたら，高位肋間記録や経時記録が有用となる。

用語　遅延電位（late potential；LP），植込み型除細動器（implantable cardioverter defibrillator；ICD）

3.2 | 形の異常

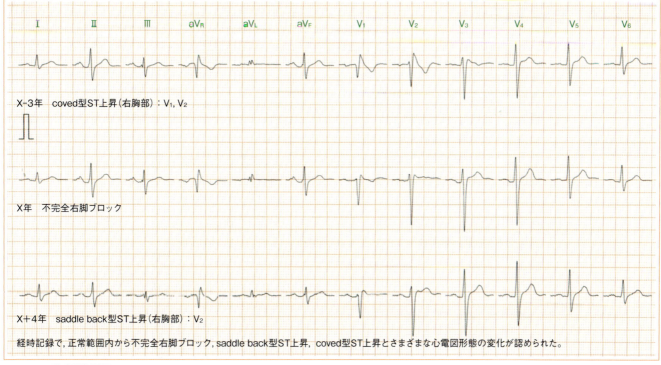

X-3年　coved型ST上昇（右胸部）：V₁, V₂

X年　不完全右脚ブロック

X+4年　saddle back型ST上昇（右胸部）：V₂

経時記録で，正常範囲内から不完全右脚ブロック，saddle back型ST上昇，coved型ST上昇とさまざまな心電図形態の変化が認められた。

図 3.2.7　時系列心電図

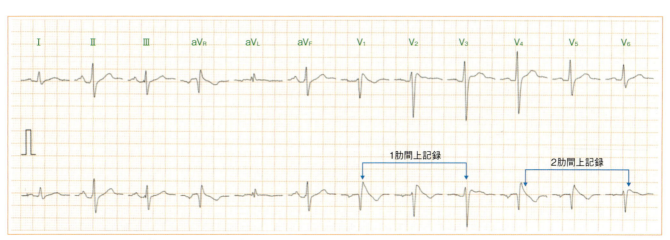

図 3.2.8　高位肋間記録心電図（第3肋間・第2肋間）

3.2.3 左脚ブロック

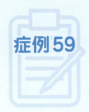

症例59

● 60歳台男性。
主訴：前胸部の重苦しさ（起床時）。
現病歴：症状（前胸部の重苦しさ）は約10秒で改善したが，その後何回か同様の症状を繰り返したため，近医受診し心電図検査が施行された。心電図上，心室内伝導障害，V_1-V_4誘導でST上昇，Ⅱ，Ⅲ，aV_F，V_6誘導でのST低下を認め，虚血性心疾患を疑われ紹介受診となった。
既往歴：皮膚筋炎にて当院膠原病内科・皮膚科に通院加療中。
冠危険因子：脂質異常症（＋），高血圧（＋），糖尿病（＋），家族歴（－），喫煙（－）。
身体所見：血圧140/65mmHg，身長162cm，体重61.8kg。
受診時12誘導心電図を図3.2.9に，臨床検査データを表3.2.4に示す。

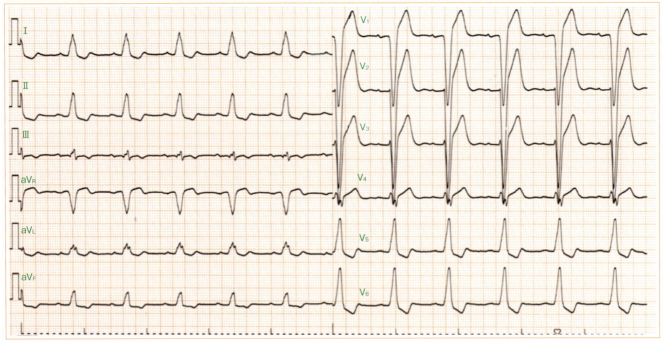

図3.2.9　受診時12誘導心電図

表3.2.4　臨床検査データ

心電図計測データ	
記録条件	25mm/秒　10mm/mV
調律（Rhythm）	洞調律
心拍数（HR）	69/分
QRS軸	＋21°
P波	Ⅱ誘導：幅0.13秒，高さ0.59mV
PR（PQ）時間	0.20秒
QRS波	高さ SV_1 2.72mV，RV_5 1.28mV，R+S 4.00mV
QT時間	0.43秒，QTc：B 0.46秒，F 0.45秒
ST-T	Ⅰ，Ⅱ，aV_L，aV_F，V_5，V_6でST低下を伴う陰性T波（2次性ST-T変化）
臨床化学検査データ	
HDL-C（mg/dL）	391
TG（mg/dL）	203
HbA1c（％）	6.5
TnI（ng/mL）	0.02

● 1. 心電図所見

　P波の極性は，Ⅰ，Ⅱ，aV_F，V_5で陽性で，QRS波と1対1で連動しており，洞調律である（図3.2.9）。V_1誘導でのQS型，V_2，V_3誘導で幅広いS波，Ⅰ，aV_L，V_5，V_6誘導でq波欠如，幅広い（＞0.12秒）R波を呈し，完全左脚ブロックである（図3.2.10）。

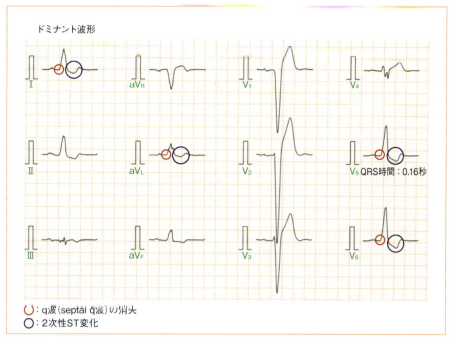

図3.2.10　受診時心電図

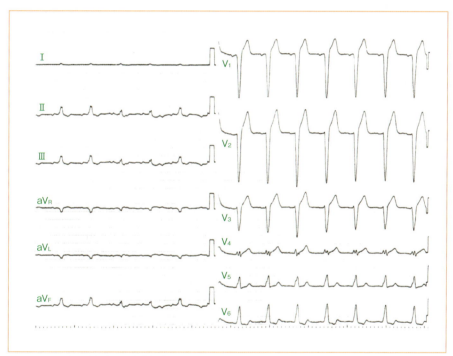

図3.2.11　近医受診時12誘導心電図

● 2. 臨床経過

　当院受診以降，症状なし。
　近医記録12誘導心電図（図3.2.11）と来院時記録12誘導心電図（図3.2.9）の変化はないと診断され，臨床化学検査の結果と併せ急性冠症候群は否定された。新規に発症した左脚ブロック（図3.2.12）のため，冠動脈評価のためマルチスライスCTによる撮影が施行された。石灰化により確定評価にはつながらなかったが，有意狭窄の可能性があり，運動負荷心臓超音波検査が行われた。

検査では，負荷前：左脚ブロックに伴う心室中隔の奇異性運動，負荷後：新たな壁運動異常（-）にて負荷判定：陰性と評価され経過観察となった。

3章 形の異常

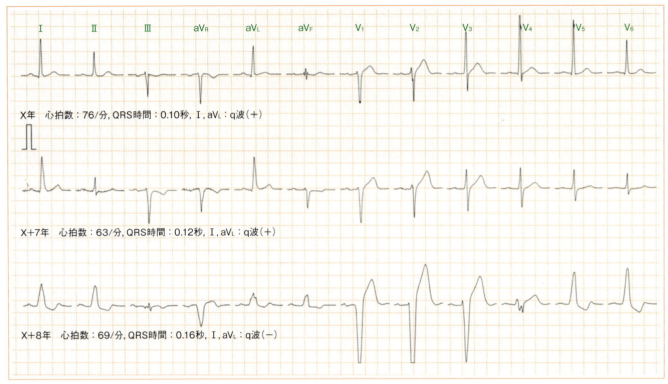

図3.2.12　新規に発症した左脚ブロック時系列心電図

3.2.4　左脚前枝ブロック

症例60

- 70歳台男性。
- 主訴：なし。
- 現病歴：人間ドックにて心電図異常を指摘され受診。症状なし。
- 身体所見：血圧 112/50mmHg，脈拍 62/分（整），身長163cm，体重 47kg。
- 経過観察12誘導心電図を図3.2.13に，心電図計測データを表3.2.5に示す。

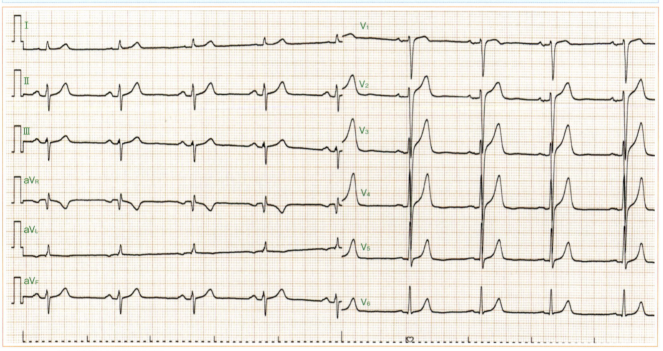

図3.2.13　経過観察12誘導心電図

表3.2.5　心電図計測データ

記録条件	25mm/秒　10mm/mV
調律（Rhythm）	洞調律
心拍数（HR）	54/分
QRS軸	−55°
P波	Ⅱ誘導：幅0.12秒，高さ0.12mV
PR（PQ）時間	0.18秒
QRS波	幅 0.10秒，高さ SV$_1$ 1.26mV，RV$_5$ 1.59mV，R+S 2.85mV
QT時間	0.42秒，QTc：B 0.40秒，F 0.41秒
胸部移行帯	V$_4$
ST-T	ST変化を認めず

● 1. 心電図所見

著明な左軸偏位（−55°），QRS時間は0.12秒未満，Ⅰ，aV$_L$誘導でqR型，Ⅱ，Ⅲ，aV$_F$誘導でrS型を呈し，左脚前枝ブロックである。

● 2. 臨床経過

基礎疾患の評価に心臓超音波検査が施行されたが特記すべき異常は認められなかった。定期的検査で行われた心電図，心臓超音波検査に変化は認めず経過観察されている（図3.2.14）。

3章 形の異常

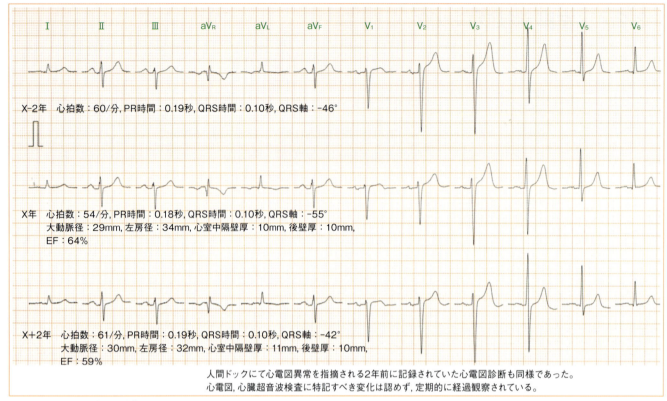

図3.2.14 経過観察12誘導心電図

3.2.5　左脚後枝ブロック

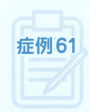

症例61

●50歳台男性。
現病歴：4日ほど前から右下腿の掻破を繰り返し，同部に発赤・疼痛出現し，蜂窩織炎の診断にて入院となる。
既往歴：高血圧，脂質異常症，糖尿病にて近医にて加療中。
冠危険因子：脂質異常症（＋），高血圧（＋），糖尿病（＋），喫煙（＋）。
身体所見：血圧 130/78mmHg，脈拍 100/分（整），身長 160cm，体重 84kg，体温 37.0℃。
入院時12誘導心電図を図3.2.15に，臨床検査データを表3.2.6に示す。

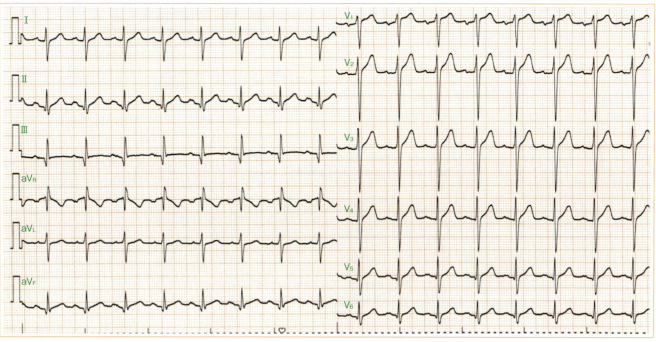

図3.2.15　入院時12誘導心電図

表3.2.6　臨床検査データ

心電図計測データ	
記録条件	25mm/秒　10mm/mV
調律（Rhythm）	洞調律
心拍数（HR）	113/分
QRS軸	＋144°
P波	Ⅱ誘導：高さ0.10mV，幅0.13秒
PR（PQ）時間	0.18秒
QRS波	幅0.12秒，高さ SV_1 0.73mV，RV_5 0.64mV，R+S 1.37mV
QT時間	0.33秒，QTc：B 0.45秒，F 0.41秒
胸部移行帯	V_4-V_5
ST-T	ST変化を認めず
臨床血液検査・臨床化学検査データ	
WBC（$10^3/\mu L$）	9.6	TG（mg/dL）	181
CK（U/L）	1,307	CRP（mg/dL）	13.00
HDL-C（mg/dL）	23	HbA1c（%）	6.5
LDL-C（mg/dL）	104		

1. 心電図所見

著明な右軸偏位（＋120°），QRS時間は0.12秒未満，SIQⅢ型（Ⅰ誘導でrS型，Ⅲ・aV_FでqR型），左脚後枝ブロックである。

2. 臨床経過

蜂窩織炎に対し加療され，入院中に施行した心電図検査では，特記すべき変化は認められず軽快退院となり，近医にて経過観察となった。

3. 分枝ブロックの心電図

分枝ブロックの心電図は，左脚前枝または後枝の伝導がブロックされているため左室の興奮方向が変化することに起因する（図3.2.16）。
分枝ブロックの診断には心電図による電気軸（QRS軸）が

■3章　形の異常

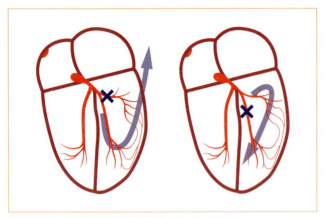

図3.2.16　刺激伝導系と分枝ブロックの模式図

用いられる。
　左脚前枝ブロックは左軸偏位を示し，左脚後枝ブロックは右軸偏位を示す(図3.2.17)。
　軸偏位以外の特徴的な心電図変化を認めない場合は分枝ブロックが疑われる。
　冠動脈硬化との関連が考えられているが，症状を伴わないものが一般であるといわれている。分枝ブロック単独では経過観察を行い，右脚ブロック合併(2束ブロック，3束ブロック)への移行に注意が必要とされている。

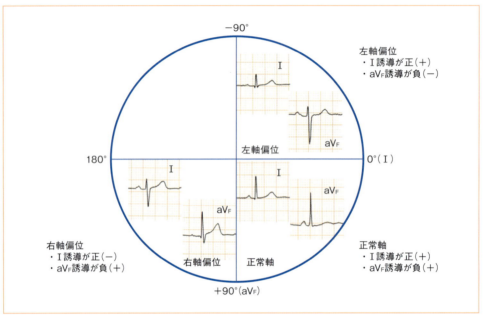

図3.2.17　電気軸偏位(QRS軸)

3.2.6　3束ブロック

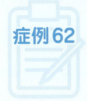

症例62

● 80歳台男性。
主訴：失神。
現病歴：夜間トイレに行き排尿後意識消失を起こし，神経内科受診。問診によりてんかん，脳血管障害は否定的と診断され，受診時記録の心電図異常により心原性失神が疑われ，循環器内科へコンサルトとなった。
既往歴：糖尿病，高血圧症，脂質異常症にて近医加療通院中。
冠危険因子：脂質異常症（＋），高血圧（＋），糖尿病（＋），喫煙（－）。
身体所見：血圧：137/74mmHg，脈拍：72/分（整），身長158cm，体重50kg。
受診時12誘導心電図を図3.2.18に，臨床検査データを表3.2.7に示す。

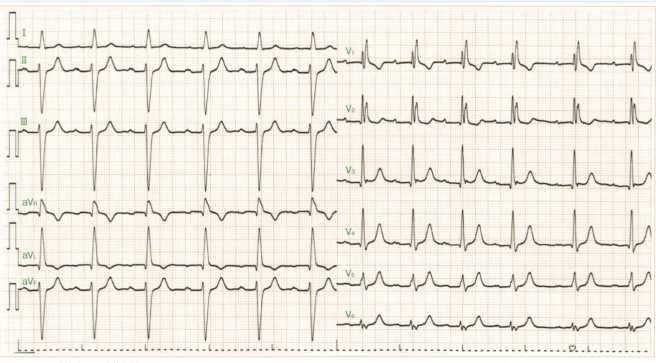

図3.2.18　受診時12誘導心電図

表3.2.7　臨床検査データ

心電図計測データ	
記録条件	25mm/秒　10mm/mV
調律（Rhythm）	洞調律
心拍数（HR）	70/分
QRS軸	－72°
P波	II誘導：高さ0.09mV，幅0.11秒
PR（PQ）時間	0.27秒
QRS波	幅0.15秒，高さ SV_1 0.27mV，RV_5 0.56mV，R+S 0.83mV
QT時間	0.43秒，QTc：B 0.47秒，F 0.45秒
ST-T	ST変化を認めず，V_1-V_2（2次性変化），aV_Lで陰性T波
心臓超音波検査データ	
EF	59％
LAD	44mm
臨床化学検査データ	
HDL-C（mg/dL）	53	GLU（mg/dL）	169
LDL-C（mg/dL）	108	TnI（ng/mL）	0.02未満
TG（mg/dL）	203	NT-proBNP（pg/mL）	199

● 1. 心電図所見

P波の極性はI，II，aV_F，V_5で陽性で，QRS波と1対1で連動しており，洞調律である。完全右脚ブロック，PR延長，著明な左軸偏位を呈し，3束ブロックである。

3章 形の異常

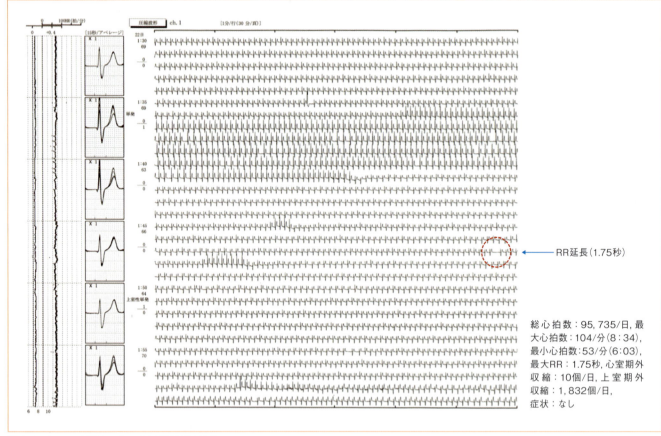

図3.2.19　24時間ホルター心電図（圧縮波形）

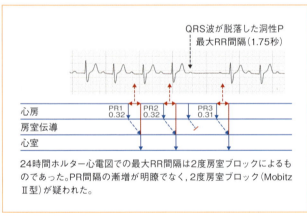

図3.2.20　時相分析図

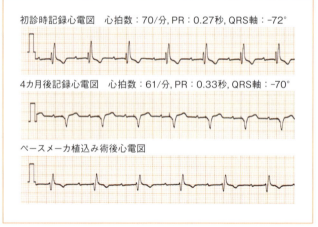

図3.2.21　経過観察心電図

● 2. 臨床経過

　3束ブロックに対し24時間ホルター心電図（図3.2.19，3.2.20），心臓超音波検査が施行された。失神の原因となる所見は認められなかった。その後，眩暈や失神など徐脈が原因として疑われる症状は出現しなかったが，経時記録心電図（図3.2.21）においてPR時間の延長が認められた（図3.2.21中段）。
　3束ブロックへの虚血評価にマルチスライスCT撮影が施行されたが，冠動脈の石灰化により評価ができず，冠動脈造影（CAG）とEPSが施行された。CAGにて左回旋枝に有意な狭窄が認められた（LCX-#13 99％）。EPSにてHV時間の延長を認め，3度（完全）房室ブロックが誘発された。その後，自己脈は安定していたが検査翌日意識消失を来したため，一時ペーシングが行われ，失神と徐脈の関係が判定でき，後日，ペースメーカ植込み術が施行された（図3.2.21下段）。

［富原　健］

用語　冠動脈造影（coronary angiogram；CAG），左冠動脈回旋枝（left circumflex coronaly artery branch；LCX）

4章 心肥大

章目次

4.1：左室肥大 ……………………… 142

4.2：右室肥大 ……………………… 146

SUMMARY

　心室肥大には求心性肥大と遠心性肥大とがあり，求心性肥大は高血圧や大動脈弁狭窄症などの疾患により心室筋が肥厚し重量が増加した状態であり，遠心性肥大は大動脈弁閉鎖不全や心室中隔欠損症などの疾患により心室内腔が拡大し重量が増加した状態である。

　肥大する心室部位によって，左室肥大，右室肥大，両室肥大とよばれる。

　心電図による心室肥大の診断基準には心電図の計測値および波形評価が用いられている。また，心室肥大の診断には心電図所見に加えて心臓超音波検査が有用となる。

　本章では，心電図による心室肥大の診断基準を学び，病態（圧負荷，容量負荷）による心電図変化，さらに心臓超音波所見との関連を，臨床経過を通して理解していただきたい。

4章 心肥大

4.1 左室肥大

症例63

- 30歳台男性。
- 主訴：心雑音の精査。
- 現病歴：中学生頃から検診で心雑音を指摘されていたが，精査なく経過していた。職場検診にて心雑音を指摘され病院受診した。マルファン症候群を積極的に疑う所見はなし。
- 既往歴：特になし。弟が大動脈解離にて他界。
- 生活歴：飲酒（＋）（機会飲酒）。
- 冠危険因子：脂質異常症（－），高血圧（－），喫煙（＋）。
- 身体所見：身長180cm，胸郭変形なし，血圧123/39mmHg，収縮期雑音2/6（4RSB），拡張期雑音3/6（4RSB），胸部XP，呼吸は異常なし，浮腫認めず。
- 受診時12誘導心電図を図4.1.1に，心電図計測データを表4.1.1に示す。

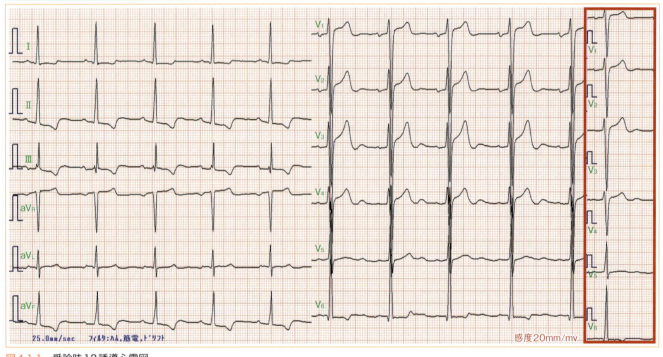

図4.1.1　受診時12誘導心電図

表4.1.1　心電図計測データ

記録条件	25mm/秒　10mm/mV
調律（Rhythm）	正常洞調律
心拍数（HR）	60/分
QRS軸	＋54°
P波	V₁誘導で2相性
PR（PQ）時間	0.19秒
QRS波	幅0.13秒，SV₁ 3.26mV，RV₆ 4.60mV，R＋S＝7.86mV
ST-T	Ⅰ，Ⅱ，Ⅲ，aV_F，V₆誘導で低下（左右非対称性のいわゆるストレイン型）

● 1. 心電図所見

大動脈弁閉鎖不全症（二尖症）の症例である。

心拍数は60/分と正常である。P波とQRS波は1対1で存在し，正常洞調律である。P波はV₁のP波終末部が陰性化（2相性）し，P terminal forceは0.08mm・秒で左房拡大を示唆した。Ⅰ，Ⅱ，aV_R，aV_F，V₆誘導では高いR波に続く左右非対称性のST-T低下を認め，いわゆるストレイン型ST-T波低下を認めた。しかし陰性T波を認めるもの

用語　胸骨右縁（right sternal border；RSB）

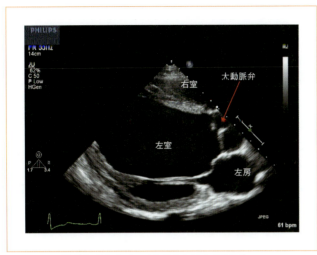

図4.1.2　経胸壁心臓超音波図（傍胸骨左縁長軸断面）
　　　　左室肥大と左室拡大を伴う。

の，あまり深くはない。V_1-V_3誘導でのS波の増大，またR波高がV_6誘導のほうがV_5誘導よりも明らかに高いことは遠心性肥大の特徴のひとつである。明らかな異常Q波は認めない。Romhilt-Estesによる左室肥大ポイントスコアでは10点（RV_6波4.60mV：3点，ジギタリスなしのST-T変化：3点，左房拡大：3点，QRS時間0.13秒：1点）であった（5点以上が左室肥大）。

● **2. 心臓超音波検査所見**

　左室は全体的に重度の壁運動低下を認めた（左室拡張末期径／収縮末期径：86/73mm，左室駆出率33％）。重度大動脈弁閉鎖不全と軽度の僧帽弁閉鎖不全を認めた。大動脈弁は二尖弁（右冠尖と左冠尖癒合）であり，上行大動脈に拡大は認めない（図4.1.2）。約1カ月後に手術（大動脈基部置換術）を施行した。

用語　Romhilt-Estesによる左室肥大ポイントスコア（Romhilt-Estes criteria for left ventricular hypertrophy），左室拡張末期径（left ventricular end-diastolic diameter；LVDd），左室収縮末期径（left ventricular end-systolic diameter；LVDs），駆出率（ejection fraction；EF）

4章 心肥大

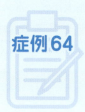

症例64

- 80歳台女性。
- 主訴：呼吸困難。
- 現病歴：中等度の大動脈弁狭窄症が認められていたが，外科的治療は拒否していた。1年前から病状がさらに進行し，当人から根治治療の希望が出たため当院受診となった。冠動脈CTにて左前下行枝と右冠動脈に75%狭窄を認めた。
- 既往歴：高血圧，糖尿病，出血性胃潰瘍あり。中等度大動脈狭窄症指摘あり。
- 生活歴：約4年前から呼吸苦あり。咳嗽が強く，不眠，食欲低下もあった。
- 冠危険因子：脂質異常症（−），高血圧（＋），糖尿病（＋），喫煙（−）。
- 身体所見：血圧123/39mmHg，心雑音あり〔収縮期雑音2/6（3RSB）〕。胸部XP，呼吸は異常なし，浮腫認めず。
- 受診時12誘導心電図を図4.1.3に，心電図計測データを表4.1.2に示す。

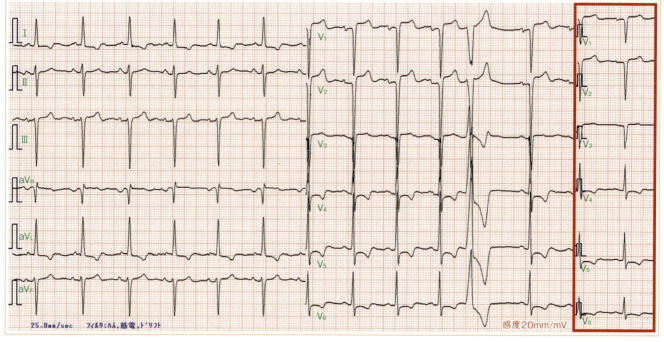

図4.1.3　受診時12誘導心電図

表4.1.2　心電図計測データ

記録条件	25mm/秒　10mm/mV
調律（Rhythm）	正常洞調律
心拍数（HR）	78/分
QRS軸	−49°
P波	II誘導でやや幅広く，V_1誘導で2相性
PR（PQ）時間	0.16秒
QRS波	幅0.11秒，高さ SV_1 2.11mV，RV_6 2.50mV，R+S=4.61mV
QT時間	0.38秒，QTc：0.43秒
ST-T	I，aV_L，V_4-V_6誘導で低下
その他	V_1-V_3誘導でQSパターン

● 1. 心電図所見

大動脈弁狭窄症の症例である。

心拍数78/分で正常範囲である。P波とQRS波は1対1で存在し，正常洞調律である。P波は四肢誘導でやや幅広く，V_1のP波終末部は陰性化（2相性）し，P terminal force は0.08mm・秒で左房拡大を示唆した。高いR波に続く左右非対称性の深いST-T低下を認めた。V_1-V_3誘導でQSパターンを認めた。Sokolow-Lyonによる左室肥大診断基準（SV_1波2.11mV＋RV_6波2.50mV＝4.61mV）でも陽性であった（≧3.5mV以上が左室肥大）。

● 2. 心臓超音波検査所見

左室は全体的に軽度～中等度の壁運動低下を認めた（左室拡張末期径/収縮末期径：42/35mm，左室駆出率45%）。

左室壁厚は全体的に肥厚していた（心室中隔/後壁：16/13mm）。重度大動脈弁狭窄症と軽度の大動脈弁閉鎖不全を認めた。大動脈弁は3尖弁であるが，3弁とも石灰化変化が強く，開放制限を認めた。上行大動脈に拡大は認めなかった（図4.1.4）。

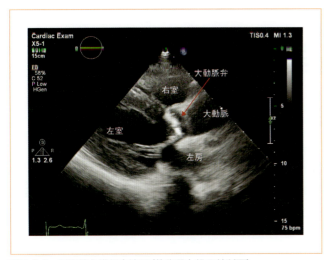

図4.1.4　経胸壁心臓超音波図（傍胸骨左縁長軸断面）
　　　　左室肥大と大動脈弁狭窄を伴う

表4.1.3　左室肥大の心電図診断（Romhilt-Estesによる左室肥大ポイントスコアとSokolow-Lyonによる左室肥大診断基準）

	心電図クライテリア	スコア
Romhilt-Estes 5点以上；左室肥大 4点；左室肥大疑い	3項目中の1つ該当； ①肢誘導のR波，またはS波≧2.0mV ②V_1またはV_2のS波≧3.0mV ③V_5またはV_6のR波≧3.0mV	3点
	ST-T変化；典型的ストレイン型で ①ジギタリス使用 ②ジギタリスなし	①1点 ②3点
	左房拡大；V_1のP波終末部（陰性） 振幅≧0.1mV，幅≧0.04秒	3点
	左軸偏位；≧−30°	2点
	QRS時間≧0.09秒	1点
	V_5またはV_6の近接様効果；≧0.05秒 QRS開始からR波ピークまでの時間	1点
Sokolow-Lyon	SV_1波＋RV_5またはRV_6波≧3.5mV またはaV_L R波≧1.1mV ⅠR波＋ⅢS波≧2.5mV	

(Sokolow M, et al.: Am Heart J 1949; 38: 273-94 および
Romhilt DW, et al.: Am Heart J 1968: 75: 752-8 を元に作成)

● 3. まとめ

　心肥大の診断にはRomhilt-Estes法（表4.1.3），Sokolow-Lyon法などがあり，それを用いての心電図評価は有用である。

　一般的に求心性肥大の場合，R波の高い誘導ではST-T部分がQRSとは反対の極性を呈し，ストレイン型ST-T波低下を認めることが多い。これは心筋肥大により，相対的虚血，伝導障害が起こるとされている。逆に遠心性肥大の場合，R波の高い誘導ではST-T部分がQRSとは同側の極性を呈し，緩やかな上向きとなり，ストレイン型ST-T波を認めることが少ない。鑑別困難な例はpoor R progression，V_1-V_3でのS波増大，R波高（V_5＜V_6）を参考にするとよい。ST-T変化は肥大の部位や程度など，心臓全休の状態により大きく異なる。心尖部の肥大が強い症例では巨大陰性T波を認めることが多くある。心尖部瘤を認める場合はST-T上昇が継続することもあるため，エコー検査などで確認しておく必要性がある。特殊な例として，肥満，加齢，二次性心筋症では低電位に，異常がなくても痩せ型の人は高電位になることも周知のとおりである。不整脈が出現するかどうかも判読ポイントのひとつであり，注意深く観察しなければならない。

［筑地日出文］

■ 4章 心肥大

4.2 右室肥大

症例65

● 40歳台女性。
主訴：ファロー四徴症経過観察。
現病歴：上記疾患にて経過観察していたが，今回頭痛があり，受診した時には著明なチアノーゼを認め，心不全が増悪していたため，当院紹介となった。
既往歴：ファロー四徴症にて入院歴あり。
生活歴：特に変化なし。
冠危険因子：脂質異常症（−），高血圧（−），糖尿病（−），喫煙（−）。
身体所見：血圧127/87mmHg，心雑音あり，バチ状指，チアノーゼ，SaO_2：70%（Room）。
受診時12誘導心電図を図4.2.1に，心電図計測データを表4.2.1に示す。

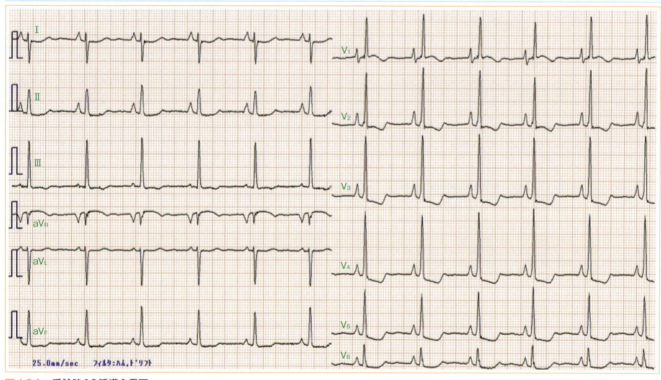

図4.2.1　受診時12誘導心電図

表4.2.1　心電図計測データ

記録条件	25mm/秒　10mm/mV
調律（Rhythm）	正常洞調律
心拍数（HR）	68/分
QRS軸	＋112°
P波	II誘導で0.32mVと高く，V_1誘導で2相性
PR（PQ）時間	0.14秒
QRS波	幅0.10秒，高さSV_1 0.00mV，RV_5 1.64mV，R+S=1.64mV
QT時間	0.42秒，QTc：0.45秒
ST-T	I，II，aV_F，V_2-V_6誘導で低下（V_2-V_6誘導でストレイン型）

1. 心電図所見

　心拍数68/分で正常範囲内である。P波とQRS波は1対1で存在し，正常洞調律である。P波はI，II，V_1-V_6誘導で振幅は0.32mVと高く（いわゆる肺性P波），V_1のP波終末部は陰性化（2相性）し，左房拡大を示唆した。QRS軸は＋112°で右軸偏位を認めた。I，II，aV_R，V_2-V_6誘導ではST-T低下を認め，いわゆるストレイン型ST低下を認めた。I，aV_L誘導では深いS波を認めたが，胸部誘導

✎ **用語**　動脈血内酸素飽和度（arterial oxygen saturation；SaO_2）

4.2 | 右室肥大

ではV₁-V₆誘導でS波は認めていない。異常Q波も認めない。Sokolow-Lyonによる右室肥大診断基準（V₁でR/S≧2かつRV₁≧5mm，+110°を超える著しいQRS軸の右軸偏位，またはV₆のR/S＜1のいずれか1つを満たせば，右室肥大）では，RV₁で15mm，QRS軸+112°を認め，陽性であった。陰性T波を認めるものの，経過を追うが，ほかにファロー四徴症の典型例として，V₂-V₃で陰性になることはないとされているが，本症例ではV₂-V₆誘導で陰性であった。

● 2. 心臓超音波検査所見

本症例は右室肥大，心室中隔欠損，肺動脈狭窄，大動脈騎乗を認め，右房＞左房拡大（図4.2.2）を伴う典型的なファロー四徴症の症例である。左室壁運動は正常範囲（EF 60%）であり，右室肥大（壁厚は8mm）とD-shape（図4.2.3）を認めた。重度肺動脈狭窄があり，弁の石灰化は強度であったが，肺動脈弁逆流は軽度であった。三尖弁逆流もカラードプラでは軽度であったが，右房－右室圧較差は120mmHgであった。心室中隔欠損はⅡ型（孔は21.6mm）（図4.2.4）であり，両方向シャントであった。さらに経過観察となった。

● 3. 右心負荷には収縮期負荷と拡張期負荷がある

収縮期負荷が起こる疾患の心電図所見は，本疾患に準ずる。他の疾患として，僧帽弁狭窄症，肺動脈弁狭窄症，肺高血圧症などがある。拡張期負荷が起こる疾患の心電図所見は不完全右脚ブロックを認める。他の疾患として，心房中隔欠損症，エプシュタイン奇形，三尖弁閉鎖不全症，肺静脈還流異常症などがある。

● 4. 左房拡大

左房が拡大する状況としては心房細動などの不整脈，左室拡張末期圧の上昇，僧帽弁狭窄と閉鎖不全が主である。

左房は拡大により，伝導時間が延長するため，基本的には幅が広く（P波幅が2.5mm以上）なり，Ⅱ誘導では二峰性，V₁では二相性（P波の後半部分が広くて深い陰性波）となる。

● 5. まとめ

右室肥大の診断には胸部誘導のV₁に注目する。心室の興奮は心室中隔から起こり，右室，左室と興奮が起こることは周知のとおりである。V₁では心室中隔と右室の興奮

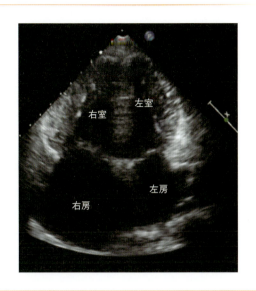

図4.2.2　経胸壁心臓超音波図（心尖部四腔断面）
　　　　右室肥大，房拡大，左房拡大を伴う

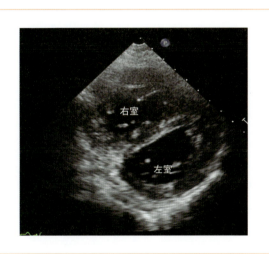

図4.2.3　経胸壁心臓超音波図（傍胸骨左縁短軸断面）
　　　　右室肥大とともに，D-Shapeを認める

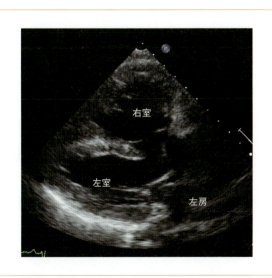

図4.2.4　経胸壁心臓超音波図（傍胸骨左縁長軸断面）
　　　　右室の拡張肥大，左房拡大に加え，大動脈騎乗を伴う。心室中隔欠損を認める

147

4章 心肥大

時は近づいてくるので陽性波（R波），左室の興奮は遠ざかるので陰性波（S波）となる。したがって，通常はR波よりもS波のほうが大きいが，右室肥大があるとR波がS波よりも大きくなることが予想され，これが右室肥大である。

左室肥大を認める場合でも，それ以外に右室肥大，右房拡大，左房拡大を伴うこともある。また特に先天性心疾患の場合は合併症も多く，十分な注意が必要である。

［筑地日出文］

5章 冠動脈疾患

章目次

5.1：狭心症 ……………………………………… 150

5.2：心筋梗塞・急性冠症候群 ………… 155
　5.2.1　急性前壁心筋梗塞
　5.2.2　急性側壁心筋梗塞
　5.2.3　急性高位側壁心筋梗塞
　5.2.4　急性下壁心筋梗塞
　5.2.5　急性下後壁心筋梗塞
　5.2.6　左冠動脈主幹部閉塞

SUMMARY

　12誘導心電図は冠動脈病変の診断において，最初に行われる基本の検査法である。

　施設の規模にかかわらず，「いつでも」，「どこでも」，「繰り返し」行うことができるため，診断や経過観察に広く用いられている。

　発作時の心電図はST-T変化などの異常所見が出現するが，非発作時は基準範囲内を示す場合や，発作時でも心電図変化に乏しい場合があること，また，脚ブロックや心室ペーシングで二次性ST-T変化を呈し，心電図診断が困難な場合があることに留意する必要がある。

　心電図変化に乏しい例や二次性ST-T変化を呈する例でも，追加補助誘導心電図の記録や心電図の特性を活かした経時的記録での時系列心電図比較，また循環器疾患バイオマーカーの測定が病態把握や冠動脈疾患の診断に活用されている。

　本章では，症例欄の「12誘導心電図を記録した経緯（病歴，胸部症状，冠危険因子の有無）」を臨床経過とともに確認していただき，冠動脈疾患での心電図の有用性と注意点を学んでいただきたい。

5.1 狭心症

症例66

- 50歳台男性。
- 主訴：労作時胸痛。
- 現病歴：1カ月前より労作時に胸部が圧迫される感じがあり，安静で軽快していた。胸部圧迫の頻度が増加してきたため近医受診。安静時の12誘導心電図では有意なST変化は認めなかったが，狭心症疑いで当院受診。
- 既往歴：脂質異常症，高血圧。
- 冠危険因子：脂質異常症（＋），高血圧（＋），糖尿病（－），喫煙（＋）。

胸痛発作時の12誘導心電図を図5.1.1左に，ニトログリセリン舌下後の12誘導心電図を図5.1.1右に，心電図計測データを表5.1.1に示す。

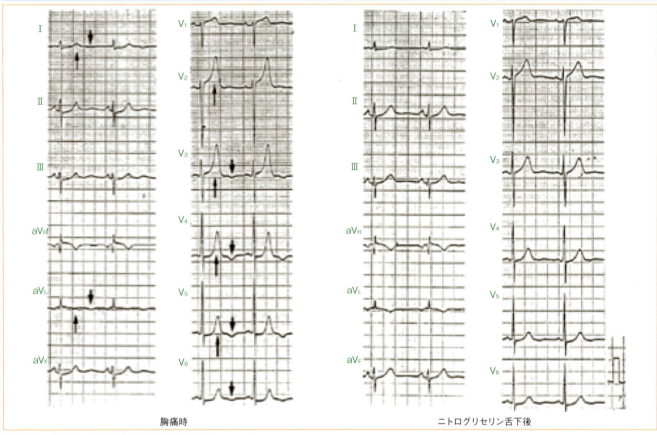

図5.1.1　胸痛時，胸痛消失後の12誘導心電図

表5.1.1　心電図計測データ

記録条件	25mm/秒　10mm/mV
調律（Rhythm）	洞調律
心拍数（HR）	63/分
QRS軸	－15°
P波	幅0.08秒，高さ0.20mV
PR（PQ）時間	0.16秒
QRS波	幅0.07秒
QT時間	0.40秒
胸部移行帯	V_3-V_4

● 1. 心電図所見

胸痛発作時の心電図では，有意なST変化は認めないが，非発作時に比較し，I，aV_L，V_2-V_6誘導でT波の増高とI　aV_L，V_3-V_6誘導にて，陰性U波を認める。陰性U波の誘導より，左前下行枝（対角枝より中枢側）の高度狭窄を疑う所見である。

ニトログリセリン（血管拡張薬）投与にて，胸痛消失に伴い，心電図所見陰性U波は消失した。冠動脈造影にて，左前下枝Segment 6（Seg 6，図5.1.2の⑥左前下行枝近位部）99％狭窄を認め，労作性狭心症と診断。経皮的冠動脈形成術（PCI）にて治療を行った症例である。

冠動脈の各枝名称を図5.1.2に示す。

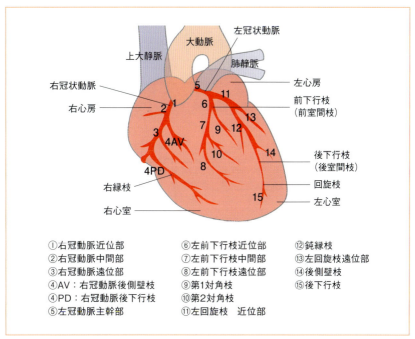

図5.1.2　冠動脈の区分

用語　経皮的冠動脈形成術（percutaneous coronary intervention；PCI）

5章 冠動脈疾患

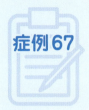

症例67

● 30歳台男性。
主訴：前胸部痛，背部痛。
現病歴：仕事中（運送業）に前胸部痛を自覚。約10分の安静にて軽快。翌日，仕事中に胸痛を自覚したため当科外来を受診した。
冠危険因子：脂質異常症（＋），高血圧（＋），糖尿病（＋），喫煙（＋）。
入院時身体所見：身長170cm，体重78kg，BMI 27，体温36.7℃，血圧188/88mmHg，脈拍68/分（整），意識清明，貧血黄疸なし，呼吸音正常，心雑音なし，腹部異常所見なし，神経学的異常所見なし。
胸痛時12誘導心電図を図5.1.3に，臨床検査データを表5.1.2に示す。

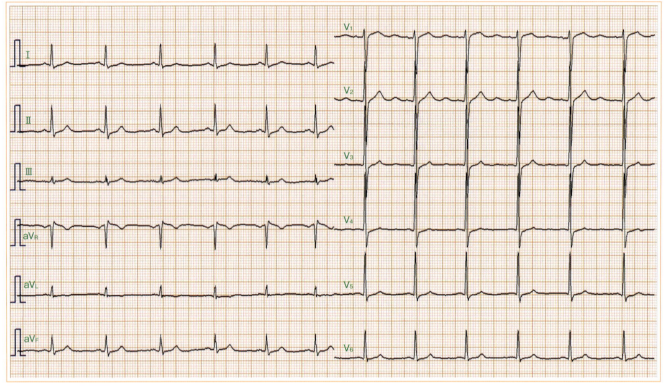

図5.1.3　胸痛時12誘導心電図

表5.1.2　臨床検査データ

心電図計測データ	
記録条件	25mm/秒　10mm/mV
調律（Rhythm）	洞調律
心拍数（HR）	75/分
QRS軸	＋30°
P波	高さ 0.15mV, 幅 0.08秒
PR（PQ）時間	0.14秒
QRS波	幅 0.08秒
QT時間	0.40秒
胸部移行帯	V_1-V_2
ST-T（U波）	胸部誘導V_2-V_3誘導にてT波減高，陽性U波増高

臨床血液検査・臨床化学検査データ				
WBC（$10^3/\mu L$）	8.0	TC（mg/dL）	264
RBC（$10^4/\mu L$）	5.49	ALP（U/L）	273
Hb（g/dL）	17.4	γGT（U/L）	27
Ht（％）	51.6	LD（U/L）	195
PLT（$10^3/\mu L$）	220	CK（U/L）	257
HbA1c（％）	8.2	CK-MB（U/L）	13
TP（g/dL）	7.2	TnT	陰性
GLU（mg/dL）	185		

● 1. 心電図所見

心電図記録中に胸痛を呈したが心電図変化が乏しい。しかし，V_2-V_3誘導にてT波の減高，U波の増高を認め（図5.1.4），後壁の高度虚血が疑われ，冠動脈造影を行い三枝病変（図5.1.5）であった。PCIを施行し，心電図は正常化した。

● 2. マスター2階段運動負荷試験心電図所見

安静時に比し，負荷後は，I・II・III・aV_F V_3-V_6誘導でST下降（下降型）を認め，加えてV_2-V_3誘導ではT波の減高を伴う陽性U波（図5.1.6 ↓で示した部分）が出現。

陽性U波により，後壁虚血（左回旋枝，右冠動脈高度狭窄）を疑う所見である。

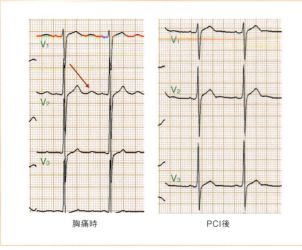

図5.1.4 心電図比較（→：陽性U波）

3. 狭心症の心電図診断においての虚血性U波の診断的意義[1,2]

（T波とU波のシーソー現象）
①前壁虚血：左前下行枝狭窄：V_3-V_6誘導における「T波の増高を伴う陰性U波」（NU）。
②左回旋枝，右冠動脈狭窄例：V_2-V_3誘導における「T波の減高を伴う陽性U波」（PU）（基線に対して0.05mV以上の陽性のふれ）

[泉　礼司]

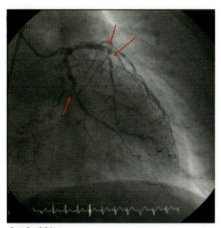
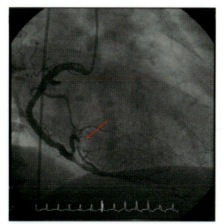

Seg6 ;90%
Seg14 ;90%
Seg9 ;75%

Seg4AV;100%

図5.1.5　冠動脈造影

5章　冠動脈疾患

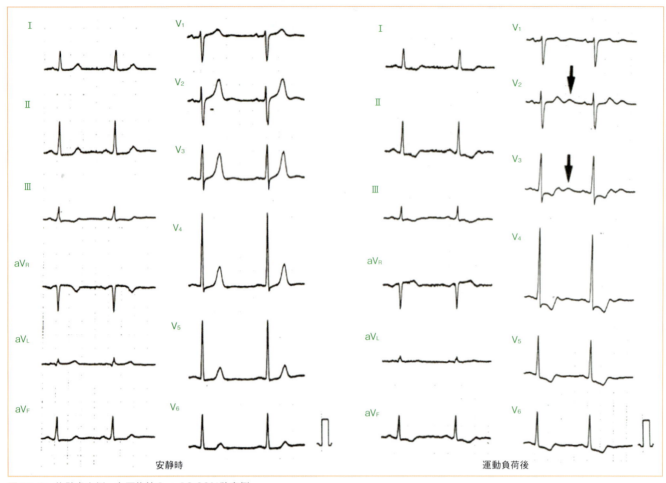

図5.1.6　後壁虚血例　左回旋枝Seg 13 99%狭窄例
　　　　運動負荷後，V_2，V_3にてT波の減高を伴う陽性U波（↓部分）を認める

参考文献

1) 長谷川浩一, 他：「狭心症発作時に出現する心電図U波異常による冠狭窄枝推定の試み」. 心臓. 1990；22：903.
2) 長谷川浩一：「心電図の読み方　U波の異常」. 診断と治療. 2006；94：1498.

5.2 心筋梗塞・急性冠症候群

5.2.1　急性前壁心筋梗塞

◆DDDペースメーカ例

症例68

● 60歳台女性。
主訴：胸部圧迫感。
現病歴：X年Y月頃から胸部圧迫感が出現。同月Z日午前8時に冷汗を伴う胸痛が出現したため，午前10時に救急車で来院。急性心筋梗塞の疑いにて緊急入院となった。
既往歴：4年前，完全房室ブロックに対しDDDペースメーカ植込み。
来院時12誘導心電図を図5.2.1に，心電図計測データを表5.2.1に示す。

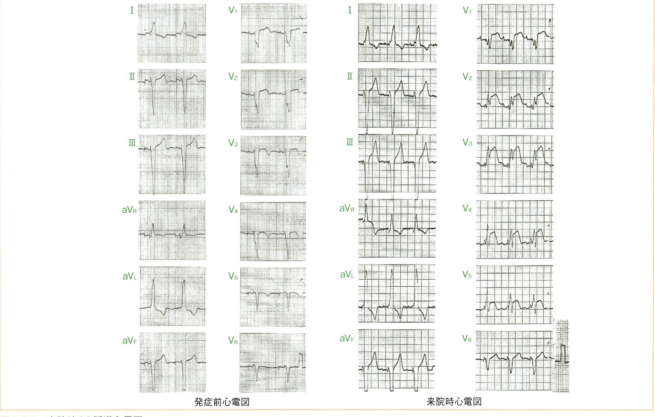

図5.2.1　来院時12誘導心電図

表5.2.1　心電図計測データ

記録条件	25mm/秒　10mm/mV
調律（Rhythm）	DDDペースメーカ
心拍数（HR）	75/分
QRS軸	計測不能
P波	計測不能
QRS波	形 脚ブロックパターン
胸部移行帯	V_1-V_2

● 1. 心電図所見と各種検査結果

　来院時心電図はDDDペースメーカリズムにもかかわらず，V_2-V_5誘導のQRS群は陽性の極性を示し，さらにV_1-V_5誘導にてV_3誘導でST上昇は1mVを認める（図5.2.1）。これらの所見より前壁の貫壁性虚血が考えられ，責任冠動脈は対角枝より末梢の左前下行枝と推測された。
　冠動脈造影から，責任冠動脈は左前下行枝Seg 7完全閉塞。

■5章　冠動脈疾患

　来院時の臨床化学検査で，CK値は基準値内であり，20時間後に1,012 U/Lと高値を示した。

● 2. 心電図の経時的変化

　発症前心電図では，DDDペースメーカリズム，左脚ブロックパターンを呈しており，肢誘導では経過中ほぼ変化はなし。一方胸部誘導では来院時V_2-V_5誘導でQRS群は陽性の極性を示し，さらにV_1-V_5誘導にてV_3誘導でST上昇は1mVを認める。また第2病日からV_1-V_4にてST上昇を伴う陰性T波（冠性T波）がみられる。異常Q波は評価できない（図5.2.2）。

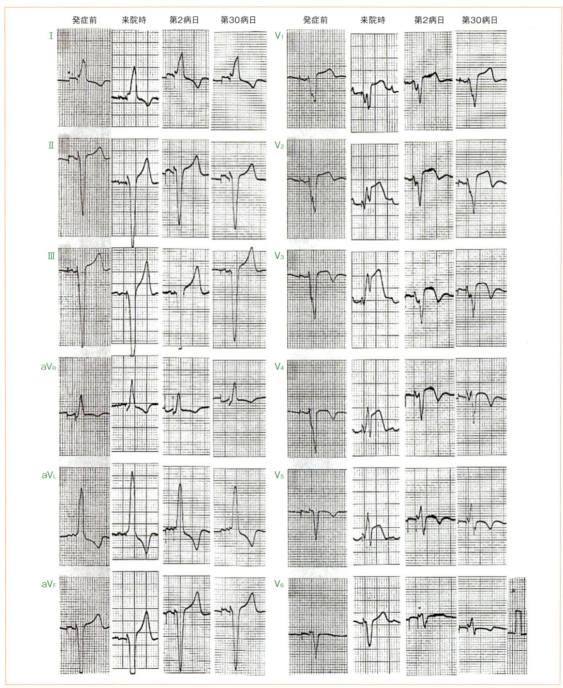

図5.2.2　心電図の経時的変化

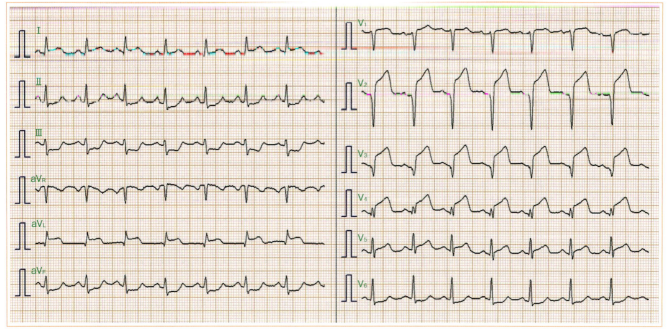

図5.2.3 急性広範囲前壁心筋梗塞例

● 3. 別症例の心電図所見

図5.2.3の症例は，左冠動脈前下行枝（LAD）Seg 6の閉塞による急性広範囲前壁心筋梗塞例である。急性期心電図ではV$_1$-V$_5$に加え，四肢誘導 I，aV$_L$でST上昇，II，III，aV$_F$は対側性変化であるST低下を認める。側壁を灌流する第一対角枝Seg 9よりも中枢側で閉塞した場合，広範囲胸部誘導に加え，aV$_L$でST上昇を伴うことが多い。

用語 左冠動脈前下行枝（left anterior descending coronary artery；LAD）

5章 冠動脈疾患

5.2.2 急性側壁心筋梗塞

◆DDDペースメーカ例

症例69
- 60歳台女性。
- 主訴：胸部圧迫感。
- 現病歴：午前9時頃，安静時に冷汗，胸部圧迫感が出現し，30分程度持続したが自然軽快した。同日13時頃，再度同様の症状が出現したため当院救急外来を受診した。
- 既往歴：12年前，完全房室ブロックに対しDDDペースメーカ植込み。
- 発症前と来院時の12誘導心電図を図5.2.4に，心電図計測データを表5.2.2に示す。

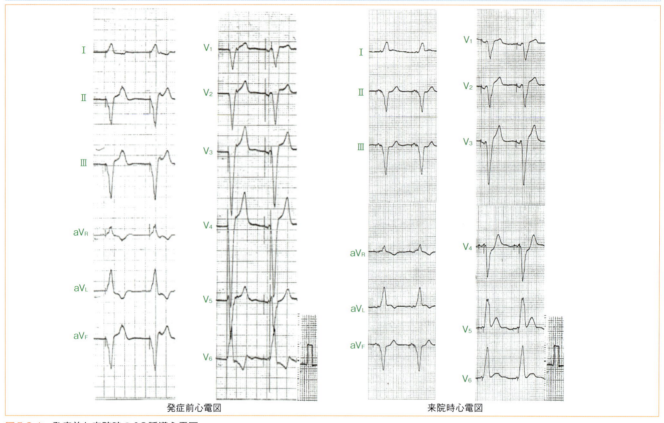

図5.2.4　発症前と来院時の12誘導心電図

表5.2.2　心電図計測データ

記録条件	25mm/秒　10mm/mV
調律（Rhythm）	DDDペースメーカ
心拍数（HR）	75/分
QRS軸	−60°
P波	計測不能
QRS波	形 脚ブロックパターン
QT時間	0.18秒
胸部移行帯	V₄-V₅

● 1. 心電図所見

発症前心電図では，DDDペースメーカリズム，左脚ブロックパターンを呈し，すべての誘導でSTおよびT波はQRS群と反対の極性を示す。

来院時には，STはⅠ，aVL，V₅-V₆でQRS群（Rパターン）と同一方向に0.05～0.1mVの上昇と陽性T波を，一方，Ⅱ，Ⅲ，aVF，V₄ではQRS群（QSパターン）と同一方向の下降を認める。これらの所見より高位側壁の貫壁性虚血が考えられ，責任冠動脈は左回旋枝の鈍角枝 Seg 12と推測された。

左脚ブロックは，中隔ベクトルが通常と逆方向に向かい二次的なST-T変化が生じるため，心筋梗塞の心電図診断は困難である。しかし，左脚ブロック時にはQRS群とST-T群は逆方向を示すため，QRS群と同一方向のST上昇，ST下降は異常と認識すべきである。

緊急冠動脈造影にて，鈍角枝領域を灌流する大きな高位側壁枝に90％の狭窄を認め，来院時心臓超音波図では後

5.2 | 心筋梗塞・急性冠症候群

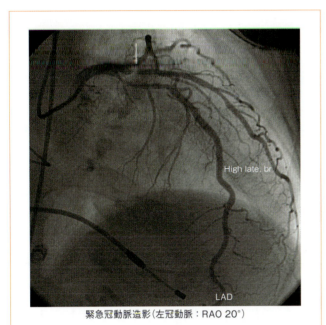

図5.2.5　冠動脈造影図（↓：大きな高位側壁枝に90%の狭窄）

側壁領域はsevere hypokinesisを示し，一方，前壁領域はhyperkineticを呈していた（図5.2.5）。

用語　右前斜位（right anterior oblique；RAO），重度の低収縮（severe hypokinesis），過収縮（hyperkinesis）

5.2.3 急性高位側壁心筋梗塞

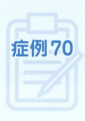

症例70

- 60歳台男性。
- 主訴：胸痛。
- 現病歴：通勤中に前胸部，背部痛を自覚し近医へ救急搬送となった。搬送時の採血所見にて心筋逸脱酵素の上昇を認め，翌日当院へ紹介搬送となった。
- 既往歴：胃潰瘍。
- 冠危険因子：喫煙（＋）。
- 来院時12誘導心電図を図5.2.6に，臨床検査データを表5.2.3に示す。

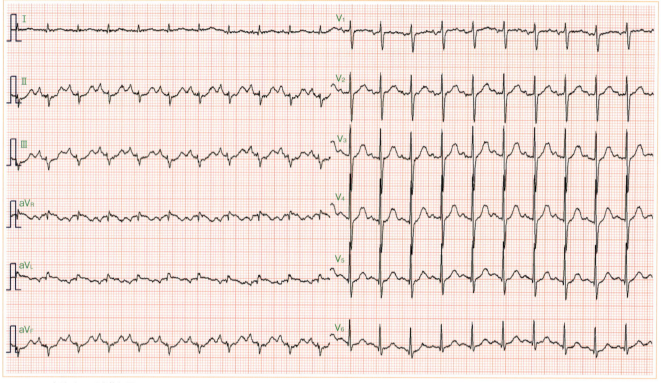

図5.2.6　来院時12誘導心電図

表5.2.3　臨床検査データ

心電図計測データ	
記録条件	25mm/秒　10mm/mV
調律 (Rhythm)	洞調律
心拍数 (HR)	125/分
QRS軸	−50°
P波	幅 0.10秒，高さ 0.40mV
PR (PQ) 時間	0.19秒
QRS波	幅 0.08秒
QT時間	0.40秒
胸部移行帯	V_2–V_3

臨床血液検査・臨床化学検査データ			
WBC ($10^3/\mu L$)	5.2	UA (mg/dL)	6.4
RBC ($10^6/\mu L$)	4.05	ALP (U/L)	308
Hb (g/dL)	13.9	γGT (U/L)	348
Ht (%)	40.5	LD (U/L)	327
PLT ($10^3/\mu L$)	193	CK (U/L)	257
HbA1c (%)	4.9	CK-MB (U/L)	13
TP (g/dL)	7.2	AST (U/L)	113
GLU (mg/dL)	151	ALT (U/L)	38
TC (mg/dL)	179	CRP (mg/dL)	0.22
UN (mg/dL)	7	TnT (ng/mL)	3.260
CRE (mg/dL)	0.69	BNP (pg/mL)	23.9

● 1. 心電図所見

心拍数125/分の頻脈，左軸偏位，右房負荷。

aV_LにてわずかなST上昇，Ⅲ，aV_FにてST低下を認め，胸部誘導では，明らかな異常は認めない。

持続する胸痛，血液検査で，心筋逸脱酵素と胆道系酵素の上昇，心臓超音波検査では左室後壁の軽度壁運動低下の所見であり，心電図変化はわずかであるが，左回旋枝末梢の梗塞疑いにて，緊急冠動脈造影を施行。鈍角枝Seg 12の閉塞を認めた。

2. 鑑別を要する急性後側壁心筋梗塞の心電図所見

図5.2.7は，左回旋枝（LCX）起始部Seg 11閉塞による，急性後側壁心筋梗塞例である．LCX灌流領域すべてが梗塞に陥るにもかかわらず心電図変化に乏しいことが特徴である．I，aV_LにてST上昇を認め，II，III，aV_F誘導では対側性ST下降がみられる．一方，V_1-V_4のST下降は後壁梗塞の鏡面像としての変化と考えられる．Seg 11閉塞では同時にSeg 13領域の閉塞を伴うにもかかわらず，II，III，aV_FのST上昇を生じにくい理由として，Seg 12領域の閉塞により生じたII，III，aV_Fの対側性ST下降がSeg 13によるII，III，aV_FのST上昇を相殺するためと解される．

また，ST偏位以外で，重要な所見として，胸部誘導V_2-V_3誘導にて，T波減高を伴う陽性U波を認める．

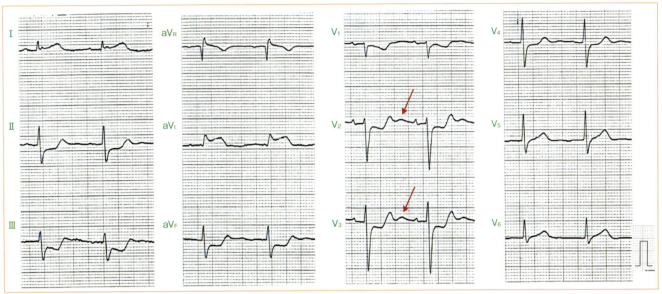

図5.2.7　急性後側壁心筋梗塞（↓：T波減高を伴う陽性U波）

用語　左回旋枝（left circumflex coronary artery；LCX）

■ 5章　冠動脈疾患

5.2.4　急性下壁心筋梗塞

◆右室梗塞合併例

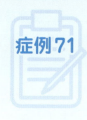

症例71

● 80歳台男性。
現病歴：以前より労作時，胸部圧迫感を自覚していたが，安静にて消失していた。早朝，犬の散歩時に激しい胸部圧迫感を自覚，安静にしても軽快せず，救急車で当院に搬送となった。来院時安静時12誘導心電図を図5.2.8に，心電図計測データを表5.2.4に示す。

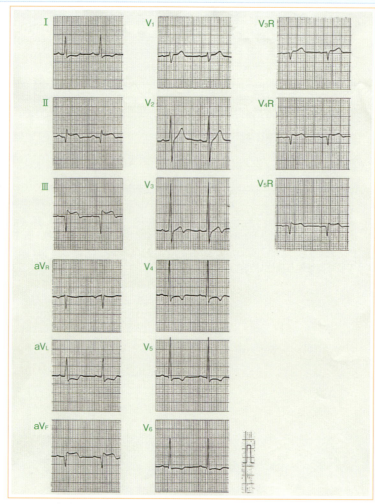

図5.2.8　来院時12誘導心電図（安静時）

表5.2.4　心電図計測データ

記録条件	25mm/秒　10mm/mV
調律（Rhythm）	洞調律
心拍数（HR）	65/分
QRS軸	−30°
P波	幅 0.08秒，高さ 0.10mV
PR（PQ）時間	0.20秒
QRS波	幅 0.08秒
QT時間	0.40秒
胸部移行帯	V_1-V_2

● **1. 心電図所見**

本症例は，右冠動脈（RCA）の近位部閉塞による急性下壁心筋梗塞・右室梗塞合併例である。Ⅱ，Ⅲ，aV_Fに加え右室自由壁に面するV_1，V_2でSTが上昇している場合，その責任冠動脈はRCA Seg 1である。右室枝はRCAの近位部から分枝するため，これより中枢側の閉塞では右室梗塞を生じ得る。

✎ **用語**　右冠動脈（right coronary artery；RCA）

5.2｜心筋梗塞・急性冠症候群

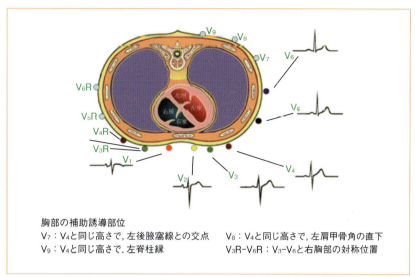

図5.2.9　追加の胸部誘導部位

　心電図での右室梗塞の診断は，V_3R-V_4RのST上昇でなされ，下壁梗塞時にV_1-V_2誘導でST上昇を認めたら，右室梗塞の合併を考えV_3R-V_4Rの記録を心がけるべきである（図5.2.9）。また，房室結節を灌流する房室結節動脈はRCAの末梢Seg 4の4-AVから分枝しているため，房室ブロックを合併する症例もある。

● 2. 心臓超音波検査所見

　来院時では左室下壁，後壁がsevere hypokinesisを示し，右室拡大と広範囲な右室壁運動低下を認めた。

　図5.2.10の症例は，RCAの近位部閉塞による急性下壁梗塞・右室梗塞合併例である。

● 3. 右室梗塞例の特徴

①V_4Rの0.1mV以上のST上昇が有用
②右室梗塞に伴うST上昇は早期に消失する
③急性心筋梗塞では，初期治療として硝酸薬を投与するが，顕著な血圧低下を招く危険性が高く，原則禁忌

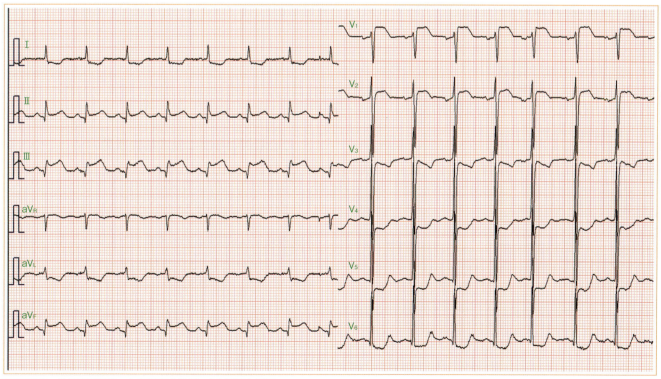

図5.2.10　急性下壁梗塞・右室梗塞合併例の12誘導心電図

■5章　冠動脈疾患

5.2.5　急性下後壁心筋梗塞

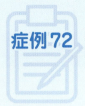

症例72

●70歳台男性。
主訴：胸痛。
現病歴：右肩や前胸部の痛みを訴え様子をみていたが，翌日20時頃にも胸痛があった。いったんは治まっていたが，翌々日，朝食後（7時頃）に再度胸痛が出現し，嘔吐を認めるようになったため，近医を受診した。心電図検査でST上昇を認めたため，当院に救急搬送され，精査加療目的にて入院した。
冠危険因子：脂質異常症（−），高血圧（＋），糖尿病（−），喫煙（−）。
来院時12誘導心電図を図5.2.11に，臨床検査データを表5.2.5に示す。

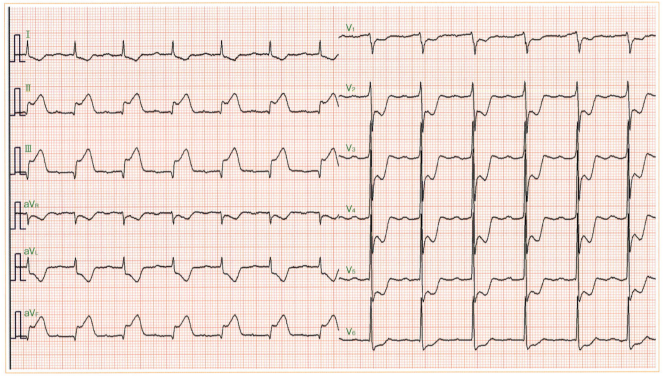

図5.2.11　来院時12誘導心電図

表5.2.5　臨床検査データ

心電図計測データ				
記録条件	25mm/秒　10mm/mV			
調律（Rhythm）				
心拍数（HR）	62/分			
QRS軸	計測困難			
PR（PQ）時間	0.32秒			
QRS波	幅 0.60秒			
QT時間	0.39秒			
胸部移行帯	V_2-V_3			
臨床化学検査データ				
GLU（mg/dL）	198	K（mmol/L）	4.2	
CRP（mg/dL）	0.64	CK（U/L）	490	
TP（g/dL）	6.2	CK-MB（U/L）	40	
ALB（g/dL）	3.5	TC（mg/dL）	223	
UN（mg/dL）	19	TnI	＋	
CRE（mg/dL）	1.01	H-FABP	＋	
Na（mmol/L）	141			

● 1. 心電図ならびに血液検査所見

Ⅱ，Ⅲ，aV_FのST上昇と対側性変化であるⅠ，aV_LのST下降，後壁梗塞による対側性変化でV_1-V_5のST下降を認める。下壁誘導のST上昇のピークがⅢ誘導であり，責任冠動脈の右冠動脈であると推測される。また，PR時間は0.32秒と延長し，1度房室ブロックを認めた。

来院時より，心筋逸脱酵素の上昇，TnI，H-FABPが陽性を示した。

緊急冠動脈造影にて，右冠動脈Seg 3の完全閉塞を認め，来院時心臓超音波では，下後壁領域がsevere hypokinesisを呈していた。

用語　心臓由来脂肪酸結合蛋白（heart type fatty acid-binding protein；H-FABP）

5.2.6　左冠動脈主幹部閉塞

症例73

● 60歳台男性。
現病歴：夏の早朝，歩行中に突然の強い胸痛を自覚したため救急車を要請。発症後30分で当院へ搬送された。来院時はショックバイタルで，肺野広汎に湿性ラ音を聴取した。
既往歴：肺動脈血栓塞栓症（来院時の内服薬はなし），高尿酸血症。
冠危険因子：脂質異常症（＋），糖尿病（＋），喫煙（＋）。
来院時12誘導心電図を図5.2.12に，心電図計測データを表5.2.6に示す。

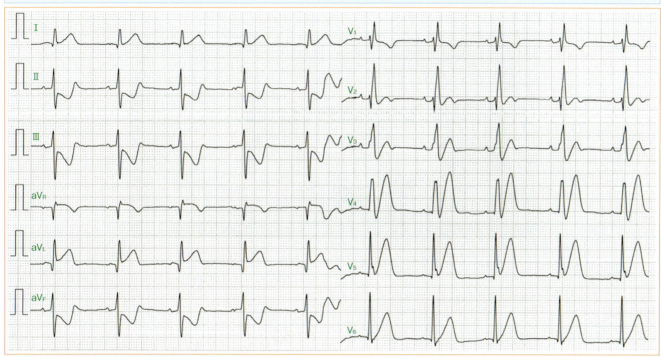

図5.2.12　来院時12誘導心電図

表5.2.6　心電図計測データ

記録条件	記録速度25mm/秒　感度10mm/mV
調律（Rhythm）	洞調律
心拍数（HR）	55/分
QRS軸	−40°
P波	幅0.08秒，高さ0.14mV
PR（PQ）時間	0.19秒
QRS波	幅0.15秒
QT時間	0.40秒

● 1. 心電図所見

洞調律，心拍数55/分，完全右脚ブロック。
aV_RのST上昇，その対側性変化でⅡ，Ⅲ，aV_FのST低下，V_4-V_6のT波の増高（胸部誘導のST変化は不顕性化）。
左冠動脈主幹部（LMT）閉塞の心電図変化は，LAD近位部Seg 6閉塞とLCX近位部（Seg 11）閉塞との総和と考えられている。結果として前胸部誘導のST偏位は互いに相殺され不顕性化する。一方，LAD側枝Seg 9，Seg 10とLCX Seg 12によるaV_LのST上昇およびⅡ，Ⅲ，aV_Fの対側性ST下降は互いに相加され顕性化する。
また，aV_Rの著明なST上昇とⅠ，Ⅱ，aV_L，V_2-V_6誘導と広範な誘導にてST低下が認められる例もある。心電図では，ST上昇の変化は乏しいが，左室の70％近くの広範な領域が梗塞に陥るため，通常ショック状態となり致命的である。緊急度の高い心電図変化としての認識が必要である。

● 2. 臨床経過

上行大動脈内の血栓形成が原因と考えられ，冠動脈造影にてLMTの完全閉塞を認めた症例。
血流の速い上行大動脈壁内に，どのようにして血栓形成されたかは不明であるが，喫煙からの二次性多血症がきっかけとなり，上行大動脈内に血栓形成したと考えられるま

用語　左冠動脈主幹部（left main truck；LMT）

■5章　冠動脈疾患

れな症例を経験した．急性冠症候群のまれな病態として念頭に置いておく必要性がある．胸部CT所見を図5.2.13に示す．

心臓超音波検査では，前壁〜心尖部にかけてdyskinesisであり，下壁は逆にhyperkinesisであった．呼吸状態悪化してきたため挿管し人工呼吸器管理とし，徐々に心不全は軽快し，第6病日に大動脈内バルーンパンピング法（IABP）を抜去し，第8病日に抜管，第9病日に冠疾患集中治療室（CCU）を退室した．

LMTの急性心筋梗塞の予後因子としては，側副血行路が発達していること，完全閉塞でないこと，Dominant RCAである（右冠動脈の灌流領域が広い）ことなどが以前より報告されているが，本症例もDominant RCAであった．

図5.2.14は，LMT99％狭窄を認めた症例．心電図所見では，aV$_R$の著明なST上昇とⅠ，Ⅱ，aV$_L$，V$_2$-V$_6$誘導と広範な誘導にてST低下が認められる．

［泉　礼司］

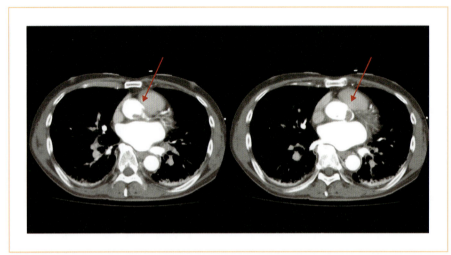

図5.2.13　胸部CT（↓：上行大動脈内血栓）

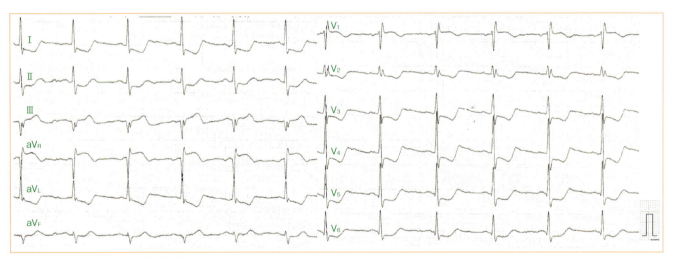

図5.2.14　左冠動脈主幹部高度狭窄例

📖 参考文献

1) Maloy KR, et al. : "Sgorbassa Critevia are Highly Specific for Acute Myocardial Infaction with Pacemakers". West J Emerg Med. 2010 ; 11 354-357.
2) 泉　礼司，内田文也，他：日当直者のための心電図症例集，144-180，日本臨床衛生検査技師会，東京，2005
3) 泉　礼司，内田文也，他：循環機能検査技術教本，133-142，日本臨床衛生検査技師会，東京，2015

✏️ 用語　　逆方向運動（dyskinesis），右冠動脈（right coronary artery；RCA），右冠動脈優位（dominant RCA），大動脈内バルーンパンピング法（intra aortic balloon pumping；IABP），冠疾患集中治療室（coronary care unit；CCU）

6章 その他

章目次

6.1：Brugada症候群 ……………… 168

6.2：J波症候群 ……………… 170

6.3：QT延長症候群 ……………… 172

6.4：電解質異常 ……………… 174
    6.4.1 高カリウム血症
    6.4.2 低カリウム血症

6.5：肺塞栓症 ……………… 178

6.6：心膜炎 ……………… 182

6.7：心筋炎 ……………… 185

6.8：心筋症 ……………… 187
    6.8.1 タコツボ型心筋症
    6.8.2 逆タコツボ型心筋症
    6.8.3 肥大型心筋症
    6.8.4 拡張型心筋症
    6.8.5 不整脈原性右室心筋症

6.9：くも膜下出血など ……………… 202

6.10：右胸心 ……………… 204

6.11：末梢動脈疾患 ……………… 207

6.12：循環器疾患のバイオマーカー … 210

SUMMARY

　12誘導心電図は各種疾患の病態によりさまざまな心電図変化を呈し，また各種疾患に特徴的な心電図波形を認める。

　心電図変化は，特異的な変化から非特異的な変化までさまざまな形態を呈する。非特異的心電図変化の確定診断には，臨床所見のほか，臨床化学検査や心臓超音波検査，心臓カテーテル検査が用いられ，それらの結果がフィードバックされ，心電図診断の進歩につながっている。

　現在ではBrugada型心電図に特異的なcoved型ST上昇も，以前は非特異的所見として正常亜型の早期再分極と分類されていた。また近年，早期再分極が特発性心室細動との関連からJ波症候群が提唱され，これらは，今なお進歩し続ける心電図診断の醍醐味といえる。

　本章ではBrugada症候群，J波症候群，QT延長症候群，電解質異常，肺塞栓症，心膜・心筋炎，心筋症，くも膜下出血，右胸心などについて症例を提示した。また，末梢動脈疾患や循環器疾患の診断に欠かせないバイオマーカーについても記した。

6章 その他

6.1 Brugada症候群

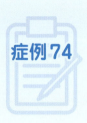

症例74

- 40歳台男性。
- 主訴：意識消失発作。
- 現病歴：前日に意識消失発作を認めたため，救急外来に受診した。
- 既往歴：10年前に心室細動（VF）にて植込み型除細動器（ICD）植込み術施行。
- 生活歴：喫煙（−），飲酒（＋）（ビール350mL/日程度）。
- 受診時12誘導心電図を図6.1.1に，心電図計測データを表6.1.1に示す。

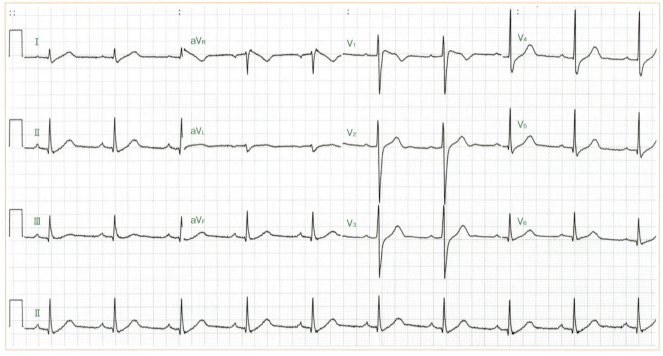

図6.1.1　受診時12誘導心電図

表6.1.1　心電図計測データ

記録条件	25mm/秒　10mm/mV
調律（Rhythm）	洞調律
心拍数（HR）	60/分
QRS軸	＋85°
PR（PQ）時間	0.19秒
QRS波	幅0.11秒
QT時間	0.44秒，QTc：0.44秒

● 1. 心電図所見

　正常洞調律であり，P波，QRS波に明らかな異常所見は認められないが，V₁誘導に着目すると，ST（J点）の上昇が認められる。

● 2. 症例の解説と経過

　今回，意識消失発作を認め，ICDが作動していた。V₁にST（J点）上昇が認められたため，高位肋間を記録したところ，V₁に顕著なcoved型のST（J点）上昇がみられた（図6.1.2↓部分）。

用語　心室細動（ventricular fibrillation；VF），植込み型除細動器（implantable cardioverter defibrillator；ICD）

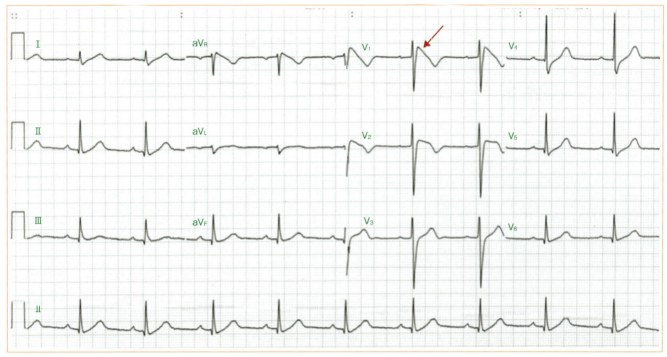

図6.1.2 高位肋間記録（第3肋間）

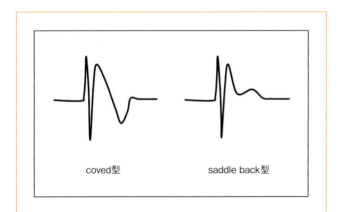

図6.1.3 coved型とsaddle back型のST上昇

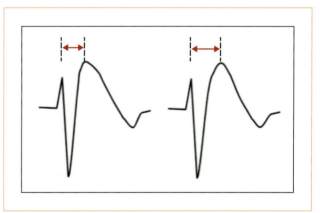

図6.1.4 V₁誘導のS波の幅

● 3. coved型とsaddle back型のST上昇

　Brugada症候群にみられる心電図波形は，V₁-V₃にみられるST上昇の形態がR波の頂点から凸状に下降するcoved型と，凹状になるsaddle back型に特徴がある（図6.1.3）。また，coved型からsaddle back型に変化したり，ST上昇が顕著でなくなることも特徴のひとつである。coved型を有する症例においては，心室細動および突然死の発生のリスクが高いとされている。また，coved型のなかでも，V₁誘導のS波の幅（図6.1.4）が広いほどリスクが高いとされる[1]。

[安保浩二]

📖 参考文献

1) Atarashi H, et al.："Idiopathic Ventricular Fibrillation Investigators. New ECG criteria for high-risk Brugada syndrome". Circ J. 2003；67：8-10.

6.2 J波症候群

症例75

- 30歳台男性。
- 主訴：意識消失，心肺停止。
- 現病歴：デスクワーク中に突然意識を消失し，椅子に寄りかかっているところを同僚に発見された。
- 既往歴：以前より不整脈（心室期外収縮）を指摘されていた。1年前にも同様の意識消失発作があったが，原因不明にて経過観察中であった。
- 生活歴：喫煙（＋）（10本/日），飲酒（＋）（機会飲酒）。
- 救急隊到着時，心室細動であったため除細動が施行され，自発呼吸および心拍が再開し，冠疾患集中治療室に救急搬送となった。
- 受診時12誘導心電図を図6.2.1に，心電図計測データを表6.2.1に示す。

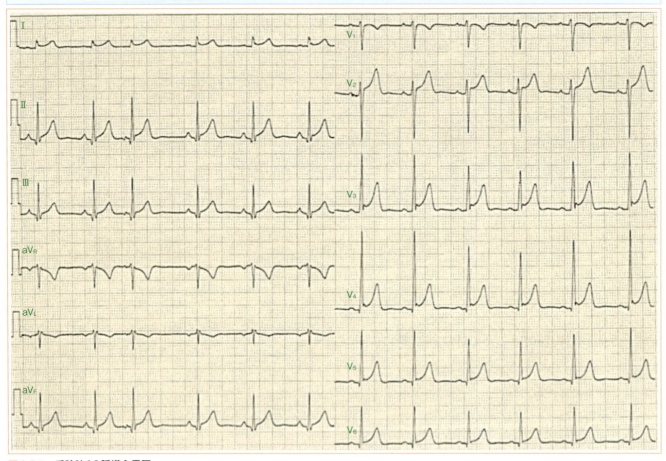

図6.2.1　受診時12誘導心電図

表6.2.1　心電図計測データ

記録条件	25mm/秒　10mm/mV
調律（Rhythm）	洞調律
心拍数（HR）	69/分
QRS軸	＋81°
PR（PQ）時間	0.16秒
QRS波	幅 0.08秒
QT時間	0.37秒，QTc：0.40秒

● 1. 心電図所見

　正常洞調律。3拍目に心房期外収縮を認める。その他，P波，QRS波，ST-T部分，T波に明らかな異常所見は認められない。しかし，QRS波の終末部に着目すると，I，V₃-V₅にてノッチ型のJ波を認める。

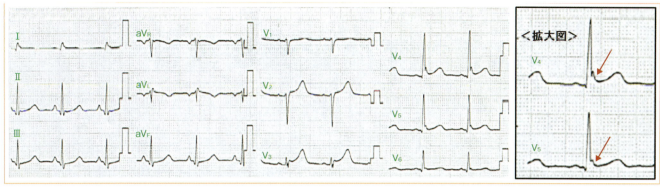

図6.2.2　V₄，V₅誘導にて明瞭に観察されたJ波（搬送翌日）

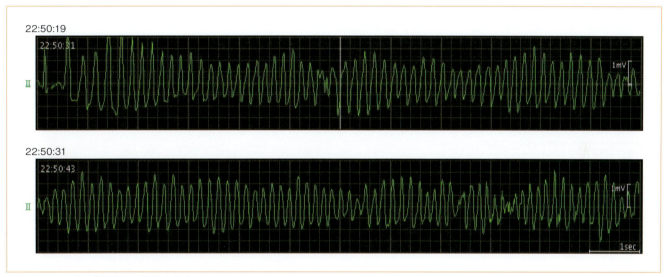

図6.2.3　モニター心電図にて捉えられた torsade de pointes

● 2. 症例の解説および経過

　10年以上前から心室期外収縮を健康診断にて指摘されていた。また，1年前にも同様の意識消失発作があったが，脳波などに問題がないことから他院では経過観察中であった。搬送翌日には側壁誘導（特にV₄，V₅誘導）にて著明なノッチ型のJ波が認められた（図6.2.2）。発見から心拍再開まで約20分を要しており，来院時も意識は回復していなかった。入院中にも torsade de pointes および心室細動が認められた（図6.2.3）。

● 3. J波について

　J波はJ点の上昇により特徴づけられ，QRSの終末部がスラー型を呈するものと，ノッチを形成するものに分類される。その機序が早期に顕在化した再分極と考えられていることから，早期再分極ともよばれる。Haissaguerreらは，下側壁誘導（下壁誘導：Ⅱ，Ⅲ，aV_F，側壁誘導：Ⅰ，aV_L，V₄-V₆）でみられ，隣接する2誘導以上，基線より0.1mV以上上昇しているものを有意なJ波と定義している[1]。J波および早期再分極は健常者でも認められる心電図所見で，これまでの研究から高いJ波（0.2mV以上），広範囲の分布（下壁および側壁），早期再分極に伴う水平型STなどが危険な早期再分極のサインであると報告されている[2]。

［安保浩二］

📖 参考文献

1) Haissaguerre M, Derval N, Sacher F, et al："Sudden cardiac arrest associated with early repolarization". N Engl J Med. 2008；358：2016-2023.
2) Tikkanen JT, Junttila MJ, Anttonen O, et al："Early Repolarization：Electrocardiographic Phenotypes Associated With Favorable Long-Term Outcome". Circulation. 2011；123：2666-2673.

6.3 QT延長症候群

症例76

● 40歳台女性。
主訴：夜間の胸部違和感。
現病歴：ICD植込み術後経過観察中であったが，数日前より夜間の胸部違和感を認めたため，予約外にて外来を受診された。
既往歴：10数年前に心室細動にてICD植込み術施行。
生活歴：喫煙（−），飲酒（＋）（機会飲酒）。
受診時12誘導心電図を図6.3.1に，臨床検査データを表6.3.1に示す。

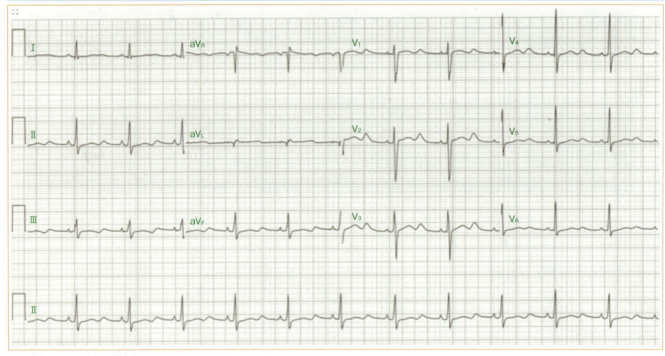

図6.3.1　受診時12誘導心電図

表6.3.1　臨床検査データ

心電図計測データ	
記録条件	25mm/秒　10mm/mV
調律（Rhythm）	洞調律
心拍数（HR）	71/分
QRS軸	＋40°
PR（PQ）時間	0.13秒
QRS波	幅 0.09秒
QT時間	0.55秒，QTc：0.60秒
臨床化学検査データ	
Na（mmol/L）	139
Cl（mmol/L）	103
K（mmol/L）	4.0

● **1. 心電図所見**

心拍数は71/分。心拍数が80/分以下で，QT時間がRR間隔の1/2以上あることから，一見してQT延長と判断できる。特に，胸部誘導ではT波の形態異常が顕著にみられる。

● **2. 症例の解説**

症例のQTc時間は，0.60秒と著明に延長しており，また，T波の形態異常（notched T波，図6.3.2↓部分）が多くの誘導にてみられる。表6.3.2に示すQT延長症候群の診断基準[1]によると，すべての点数の合計が3.5点以上で診断確実となっており，本症例では心電図所見のみで4点であった。notched T波は，bifid（二分，二裂）T波ともよばれ，陽性T波のピーク部の直前（上行脚）あるいは直後（下行脚）に切れ込みがあるT波をいう。通常，3誘導以上に認めた場合に陽性とされる。notched T波がある場合，予後が悪いとされる[2]。

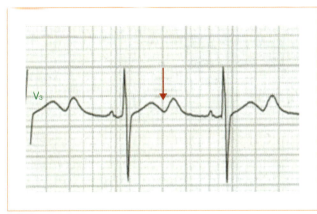

図6.3.2　T波の形態異常（notched T波）

表6.3.2　QT延長症候群の診断

基準項目			点数
心電図所見	QT時間の延長（QTc）	≧480msec	3
		460〜479msec	2
		450〜459msec（男性）	1
	運動負荷後4分のQTc	≧480msec	1
	torsade de pointes		2
	T wave alternans		1
	notched T波（3誘導以上）		1
	徐脈		0.5
臨床症状	失神	ストレス伴う	2
		ストレス伴わない	1
	先天性聾		0.5
家族歴	確実な家族歴		1
	30歳未満での突然死の家族歴		0.5
点数の合計が，≧3.5：診断確実，1.5〜3：疑診，≦1：可能性低い			

〔Schwartz PJ, Crotti L, Insolia R : "Long-QT syndrome : from genetics to management". Circ Arrhythmia Electrophysiol 2012 ; 5 : 868-877.〕

● 3. 症例の経過

　経過観察のため24時間ホルター心電図を施行し，解析結果にてtorsade de pointesが認められた（図6.3.3）。ICDが作動しており緊急入院となった症例である。症例の心電図は入院時のものである。10日程前より夜間に胸部違和感を認めており，その間VT/VF発作によりICDが数回作動していた。

［安保浩二］

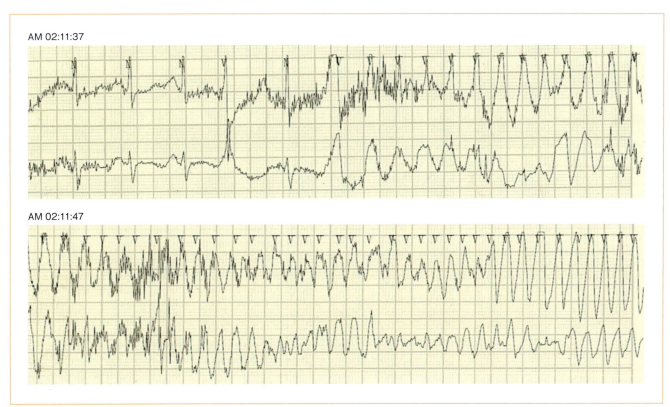

図6.3.3　24時間ホルター心電図にて観察されたtorsade de pointes

📖 参考文献

1）Schwartz PJ, Crotti L, Insolia R : "Long-QT syndrome : from genetics to management". Circ Arrhythmia Electrophysiol. 2012 ; 5 : 868-877.
2）Malfatto G, Beria G, Sala S, et al. : "Quantitative analysis of T wave abnormalities and their prognostic implications in the idiopathic long QT syndrome". J Am Coll Cardiol. 1994 ; 23 : 296-301.

✏️ **用語**　心室頻拍（ventricular tachycardia；VT）

6.4 電解質異常

6.4.1 高カリウム血症

症例77
- 70歳台男性。
- 主訴：全身脱力感，頻回の水溶性下痢。
- 現病歴：1週間前から食欲なく，スイカを頻繁に食べていた。前日に腹痛を発症したが，1時間に1回のペースで下痢を認めていた。その後，歩行困難となり，救急外来に受診した。
- 既往歴：心房細動，慢性腎不全，慢性心不全，2型糖尿病，前立腺がん。
- 生活歴：喫煙の経験あり，飲酒は機会飲酒程度。
- 主な内服薬：抗凝固薬，アンジオテンシンⅡ受容体拮抗薬，β遮断薬，利尿薬。

救急外来受診時の12誘導心電図を図6.4.1に，臨床検査データを表6.4.1に示す。

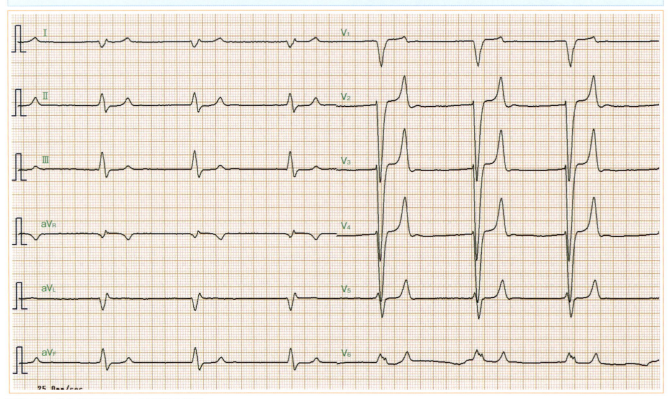

図6.4.1　救急外来受診時の12誘導心電図

表6.4.1　臨床検査データ

心電図計測データ	
記録条件	25mm/秒　10mm/mV
調律 (Rhythm)	房室結節接合部調律
心拍数 (HR)	40/分
QRS軸	+104°
P波	─
PR (PQ) 時間	計測不能
QRS波	幅 0.18秒
QT時間	0.56秒，QTc：B 0.46秒，F 0.49秒

臨床化学検査データ	
K (mmol/L)	9.2

1. 心電図所見

徐脈，房室接合部調律の可能性，左脚ブロック型wide QRS，時計方向回転，軽度QT延長，R波の増高不良：V_2-V_5，ST異常：V_2-V_4，T波尖鋭：V_2-V_4。

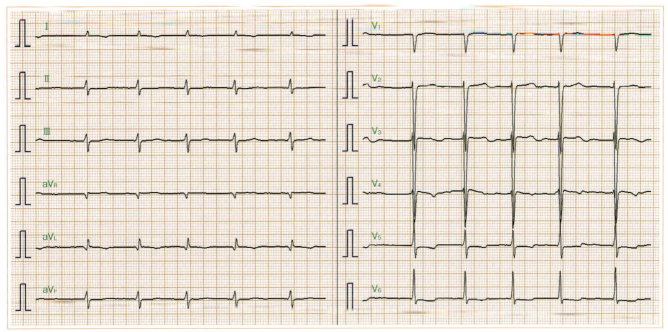

図6.4.2 血清K値4.6mmol/Lのときの12誘導心電図

● 2. 症例の詳細解説

本症例は頻回の下痢, 全身脱力で独歩にて救急外来に受診された患者である。心電図の特徴は, 高度徐脈, wide QRS, V_2-V_4にかけてT波の先鋭化が認められる。このときの血清K値は9.2mmol/Lであったため, 高カリウム血症と診断された。この症例では致死性の不整脈は認められていない。

血清K値上昇の原因は, ①慢性腎不全の病歴, ②アンジオテンシンⅡ受容体拮抗薬 (ARB) 服用により, アルドステロン値の低下を招き, K排泄能の抑制に働く, ③抗アルドステロン性の利尿降圧薬の服用により, K排泄抑制と脱水, ④K含有の高いスイカを多食したため, K摂取過多となった, と思われる。

● 3. 治療後の波形の変化

その後ICU入院となり, グルコース・インスリン療法, 透析を2日間行った。K補正とともに脈拍は80/分台となり, 徐脈は速やかに改善した。このときの血清K値は4.6mmol/Lであった (図6.4.2)。また, 救急外来受診時の心電図と比較すると, QRS時間は0.18秒から0.08秒に改善し, narrow QRSとなった。また, 全誘導においてT波の先鋭化が収まっている。

本症例では心房細動を伴っているため, 高濃度の高カリウム血症で認められる洞室調律であるかは不明である。しかしながら, 重症な高カリウム血症の患者のなかには致死性不整脈を起こすリスクがある。当院救急外来に搬送された高カリウム血症の患者において, 処置室で心室頻拍から心室細動に移行し, 心肺蘇生を行うも, 死亡する症例を経験している。そのため, このような症例では, 除細動装置をベッドサイドに設置し, 24時間モニターを行う必要がある。

用語 アンジオテンシンⅡ受容体拮抗薬 (Angiotensin Ⅱ receptor blocker ; ARB)

6.4.2 低カリウム血症

症例78

● 70歳台男性。
主訴：下肢の浮腫。
現病歴：1年前から下肢に浮腫を自覚し，1週間前から歩行しにくいほどの浮腫が出現したため受診。
既往歴：腰椎骨折，虫垂炎。
生活歴：5年前からアルコール多飲を繰り返す。
受診時12誘導心電図を図6.4.3に，臨床検査データを表6.4.2に示す。

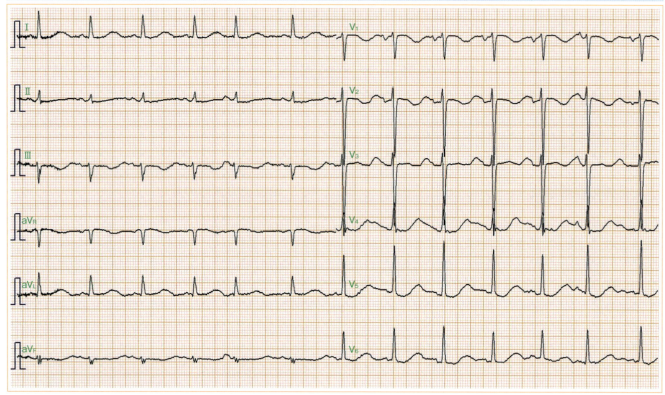

図6.4.3　受診時12誘導心電図

表6.4.2　臨床検査データ

心電図計測データ	
記録条件	25mm/秒　10mm/mV
調律(Rhythm)	洞調律
心拍数(HR)	79/分
QRS軸	−2°
P波	Morris指数（P terminal force）：0.144mm・秒
PR(PQ)時間	0.14秒
QRS波	幅 0.10秒，高さ SV_1 0.91mV，RV_5 1.40mV，R+S=2.31mV
QT時間	0.68秒，QTc：B 0.78秒，F 0.74秒
臨床血液検査データ	
K (mmol/L)	2.3
Mg (mg/dL)	1.7
VB_1 (ng/mL)	22
NT-proBNP (pg/mL)	3,476

1. 心電図所見

洞調律，高度QT延長。V_1からV_2でT波の陰転化。V_2またはV_3でU波が認められる。また，上室期外収縮が認められる。P terminal force＞0.08mm・秒以上であるため，左房負荷の疑いがある。

2. 症例の詳細解説

外来にて採血・心電図を施行後，心臓超音波検査施行中に無脈性心室頻拍になり，検査技師により救急要請。駆けつけた医師とともに心肺蘇生法を開始し，自動体外式除細動器（AED）により自己脈再開した。本症例の心電図は患者が致死性不整脈を起こす前に記録していた心電図である。

用語　自動体外式除細動器（automated external defibrillator；AED）

6.4 | 電解質異常

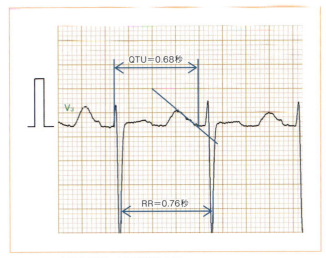

図6.4.4 症例心電図のV₃誘導拡大図
接線法による補正QT時間を計算すると、QTU＝0.68秒，RR＝0.76秒，QTc-B（Bazzet）＝0.78，QTc-F（Fridericia）＝0.74となる．

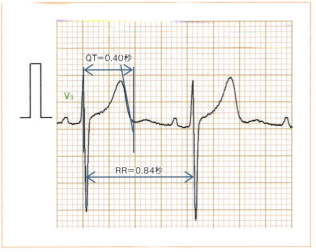

図6.4.5 退院時の心電図V₃誘導拡大図
接線法による補正QT時間を計算すると、QT＝0.40秒，RR＝0.84秒，QTc-B（Bazzet）＝0.43，QTc-F（Fridericia）＝0.42となる．

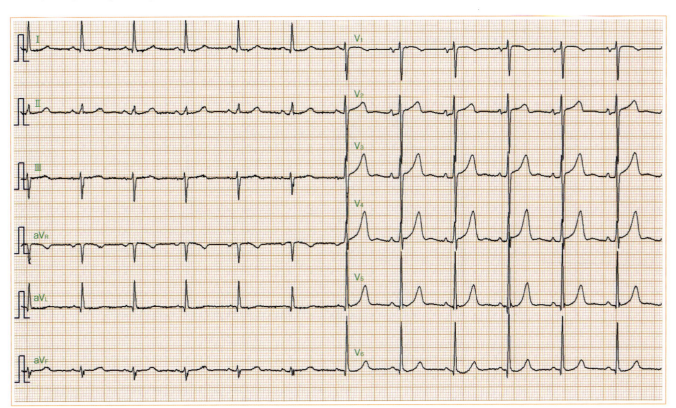

図6.4.6 退院時の心電図

その特徴は，V₁-V₂誘導において，T波の陰転化，U波の増高が認められる．そのため，QT（QTU）時間は0.68秒と高度に延長している（図6.4.4）．このときの血清K値は2.3mmol/Lであったため，低カリウム血症によるQT延長と診断された．緊急冠動脈造影が施行されたが，冠動脈に有意な狭窄は認められなかった．アルコール多飲と栄養不足により，アルコール性肝障害とK摂取不足となっていた．下痢によりさらにKの喪失，心不全の増悪が併発されたことで致死性の不整脈が起こったものと思われる．

● 3. 症例の経過

その後冠疾患集中治療室（CCU）に入院となり，K補正，Mg補充を行った．CCU入院中，心不全増悪傾向を認めたため，大動脈内バルーンパンピング留置管理となった．K補正とともに多相性の心室頻拍，心室性期外収縮が認められなくなった．

退院後の心電図（図6.4.5, 6.4.6）では，QTc：0.43となり，QT時間は正常化した．このときの血清K値は4.6mmol/Lであった．

［武田　淳］

✎ 用語　冠疾患集中治療室（coronary care unit；CCU）

6.5 肺塞栓症

症例79

● 80歳台男性。
主訴：呼吸困難。
現病歴：1週間前から突然労作時に息切れや動悸が出現するようになった。早朝起床時，呼吸困難を主訴に緊急受診となった。
既往歴：16年前に肺炎。
身体所見：肺動脈塞栓による低O_2血症，また，呼吸困難による過換気による低CO_2血症であり，肺組織障害による乳酸脱水素酵素（LD）の上昇，血栓症によるD-dimerの上昇を認めた。
身長160cm，体重55kg，体温36.4℃，血圧120/80mmHg，脈拍84/分（整），頸静脈怒張あり，心音：2p亢進，呼吸音：正常，肝腫大なし，下腿の浮腫・発赤なし。
受診時12誘導心電図を図6.5.1に，臨床検査データを表6.5.1に示す。

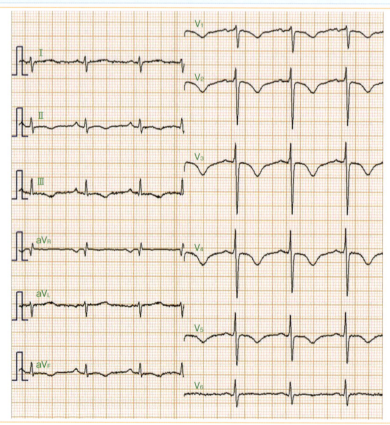

図6.5.1　受診時12誘導心電図

表6.5.1　臨床検査データ

心電図計測データ	
記録条件	25mm/秒　10mm/mV
調律（Rhythm）	洞調律
心拍数（HR）	75/分
QRS軸	＋125°
QT時間	0.70秒（V_2）

臨床血液検査・臨床化学検査データ			
WBC（$10^3\mu L$）	5.8	AST（U/L）	12
Hb（g/dL）	15.2	ALT（U/L）	34
PLT（$10^3\mu L$）	178	LD（U/L）	863
動脈血pH	7.444	CK（U/L）	67
PO_2（mmHg）	59.9	CRP（mg/dL）	0.30
PCO_2（mmHg）	37.3	TC（mg/dL）	160
D-dimer（$\mu g/mL$）	11.1	HbA1c（%）	5.6

用語　乳酸脱水素酵素（lactate dehydrogenase；LD）

1. 心電図所見

右軸偏位，著明な移行帯の時計方向回転，広範な陰性T波，肢誘導ではⅡ，Ⅲ，aV_F誘導，胸部誘導ではV₁-V₅誘導で認める。特に胸部誘導のV₂-V₄で陰性T波が著明であり，QT延長を伴っている。また，Ⅰ誘導のS波の深さが0.15mV以上，Ⅲ誘導の陰性T波を認める（SⅠTⅢ）。

2. 臨床経過

経胸壁心臓超音波検査では右心系・肺動脈の拡大，心室中隔の扁平化（D-shape）を認めた。また，左室の狭小化・右室自由壁の壁運動の低下を認め，右室心尖部の壁運動は保たれていた（McConnell sign）。三尖弁逆流速度から求めた右房-右室の圧較差は57mmHgであった（図6.5.2）。

造影CT検査で右肺動脈に陰影欠損を認め，肺塞栓症と診断された（図6.5.3）。下肢静脈超音波検査では，深部静脈血栓を認めた。

ヘパリン・血栓溶解療法および経カテーテル的肺動脈血栓吸引・破砕により症状改善し，救命し得た。また再発予防のため，下大静脈フィルターを留置した。術後，経過は良好であり，退院時に施行された経胸壁心臓超音波検査では三尖弁逆流速度から求めた右房-右室の圧較差は30mmHgと低下しており，右室収縮期圧の低下が認められた。

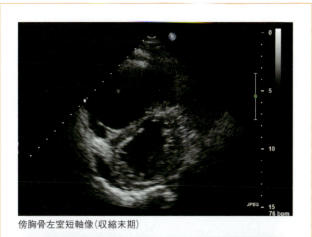
傍胸骨左室短軸像（収縮末期）

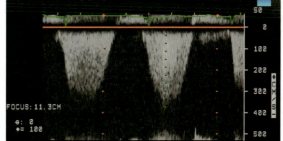
三尖弁逆流血流速度波形

図6.5.2　経胸壁心臓超音波検査図

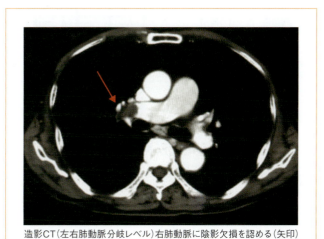
造影CT（左右肺動脈分岐レベル）右肺動脈に陰影欠損を認める（矢印）

図6.5.3　胸部造影CT

6章 その他

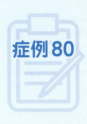

症例80

- 40歳台男性。
- 主訴：胸痛，呼吸困難。
- 現病歴：脊柱管狭窄症のため頸椎前方固定術を受けた。術後は安静臥床を要し，2週間後初めて座位をとったところ，突然の前胸部痛，呼吸困難が出現した。
- 身体所見：顔面蒼白，脈拍は106/分（整），触診にて血圧70mmHg，頸静脈怒張，心雑音・肺野ラ音なし，動脈血：PO_2 58mmHg，PCO_2 36mmHg。
- 術後発症した重症例（急性期）の12誘導心電図を図6.5.4に，心電図計測データを表6.5.2に示す。

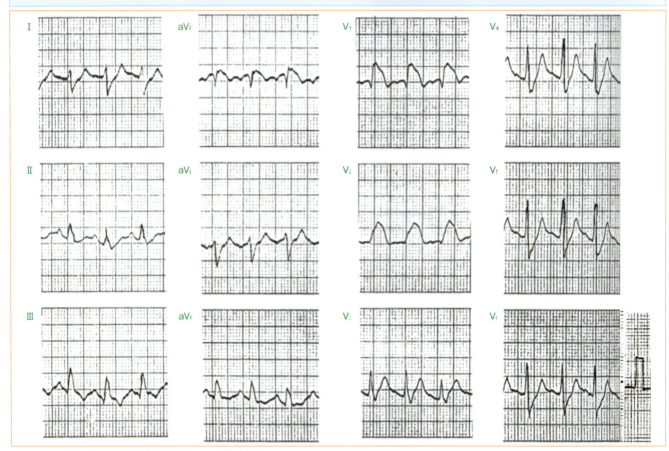

図6.5.4　術後発症した重症例（急性期）の12誘導心電図

表6.5.2　心電図計測データ

記録条件	25mm/秒　10mm/mV
調律（Rhythm）	洞調律
心拍数（HR）	135/分
QRS軸	＋120°

1. 心電図所見

洞頻脈に加え，右室梗塞様の胸部誘導V_1-V_2のST上昇（convex型，右肩下がり），V_4-V_6，Ⅰ，aV_FでS低下，またⅠ，V_5-V_6誘導にて深いS波，Ⅲ誘導にてQ波と陰性T波（SⅠQⅢTⅢ）を認めた。

緊急的に行った気管内挿管による調節呼吸，血栓溶解療法などでも改善せず，発症4時間後に死亡した重症例である。

2. 肺塞栓症の心電図所見

急性期心電図所見は，急性右室梗塞に極めて類似しており[1,2]，急右室流出路虚血によるV_1-V_2のST上昇（convex型，右肩下がり）が特徴であり，左室心内膜下虚血を反映してV_4-V_6のST低下を認める[3]。

第2病日以後には，V_1-V_3の陰性T波が最も高率（78%）に検出される[3,4]。また本症の陰性T波は，同時にQT延長を伴う（V_5-V_6のQT時間より明らかに長い）ことが特徴である[2]。Ⅲ誘導とV_1誘導の両者で陰性T波を認めた場合，感度88%，特異度99%で肺塞栓症の判別が可能である[5]。

［泉　礼司］

6.5 | 肺塞栓症

📖 参考文献

1) 泉礼司, 内田文也, 他：日当直者のための心電図症例集, 162-172, 日本臨床衛生検査技師会, 東京, 2005.
2) 長谷川浩一, 田村敬二, 他：「急性右室梗塞様心電図所見を呈した広範肺塞栓症の2例」. 心臓. 1991；23：1189-1193.
3) 長谷川浩一, 田村敬二, 他：「ホルター心電図記録中に発症した広範肺塞栓症の1例」. 心臓. 1991；23：1291-1297.
4) 長谷川浩一, 沢山俊民, 他：「急性肺塞栓症を早期診断」. 心臓. 1993；23：914-918.
5) Kosuge M, et al.："Electrocardiographic differentiation between acute pulmonary embolism and acute coronary syndromes on the basis of negative T waves". The American journal of cardiology. 2007；99：6.

6章 その他

6.6 心膜炎

症例81

●60歳台女性。
主訴：胸痛。
現病歴：上記疾患で治療中であったが，突然発熱，嘔吐などの感染症状が出現した。その翌日に胸痛が出現したため他院受診し，心電図検査でST上昇を認めたため，精査・加療目的にて当院に搬送された。
既往歴：多発性骨髄腫で治療中。
生活歴：特に問題なし。
冠危険因子：脂質異常症（−），糖尿病（−），喫煙（−）。
受診時12誘導心電図を図6.6.1に，心電図計測データを表6.6.1に示す。

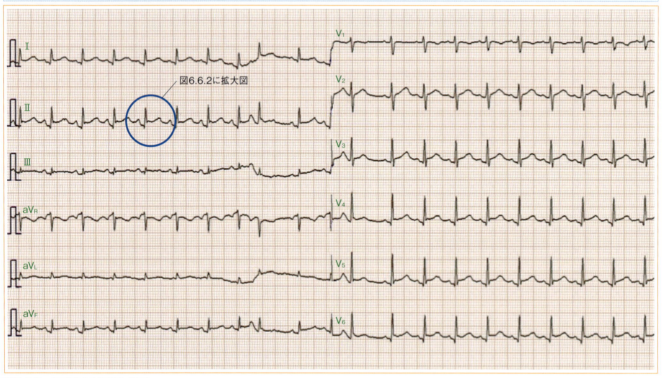

図6.6.1　受診時12誘導心電図

表6.6.1　心電図計測データ

記録条件	25mm/秒　10mm/mV
調律（Rhythm）	正常洞調律
心拍数（HR）	123/分
QRS軸	＋45°
P波	特に異常なし
PR（PQ）時間	0.12秒
QRS波	幅0.08秒，高さSV₁ 0.38mV，RV₅ 1.02mV，R+S=1.40mV
QT時間	0.32秒，QTc：0.46秒
胸部移行帯	V₂誘導
ST-T	Ⅰ，Ⅱ，Ⅲ，aV_L，aV_F，V₃-V₆誘導で凹型ST上昇，aV_RでST低下
その他	aV_R誘導，V₁を除くすべての誘導でPR低下，異常Q波なし

● **1. 心電図所見**

心拍数123/分でやや頻脈である。P波とQRS波は1対1で存在し，正常洞調律である。四肢誘導9拍目に上室期外収縮が出現している。一見基線がなく，心房細動や心房粗動などと間違えやすいが，これはPR低下によるもので心膜炎に特徴的である（特に下壁誘導にて顕著）。P波に異常は認められない。QRS軸は＋45°で正常範囲内である。aV_R誘導，V₁を除くすべての誘導でPR低下と凹型のST-T上昇を認めたが，明らかな対側性変化は認めなかった。異常Q波も認めない。図6.6.2にⅡ誘導の拡大波形を示す。

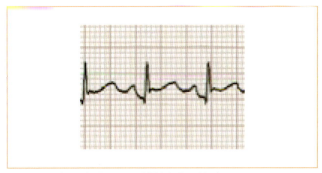

図6.6.2　受診時心電図　Ⅱ誘導拡大（PR低下）

2. 心臓超音波検査所見

明らかな左室拡大はなく，壁運動異常も認めず，左室駆出率は60％であった。大動脈弁逆流は軽度，三尖弁逆流はごく軽度であった。心嚢液は少量（全周性7〜8mmで右心系にcollapse signなし）であった。下大静脈は拡大なく，呼吸性変動は良好であり，明らかな心筋輝度上昇や肺高血圧は認めなかった。

3. 経過

以上より，心膜炎を第一に疑うが，胸痛があり，心電図異常を認めるため，緊急カテーテル検査施行したが，冠動脈には有意な狭窄は認めなかった。以後，急性心膜炎として治療した。経時的に炎症所見，心電図変化は回復し，心嚢液も消失し退院となった。明らかな原因は不明だが，感染，悪性疾患，放射線治療いずれの可能性もあると推測した。

来院後，約3カ月後の心電図を示す（図6.6.3）。凹型ST上昇も回復し，特徴的であったPR低下も目立たなくなった。

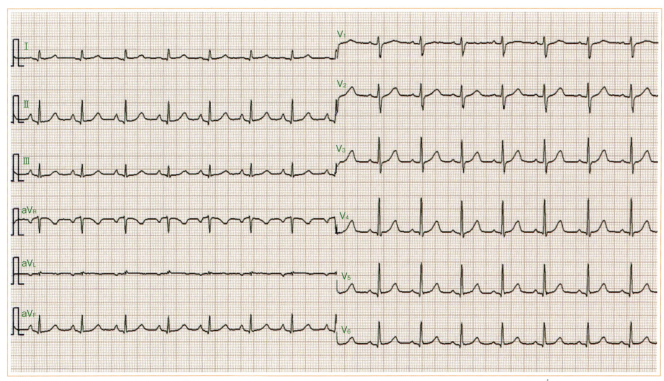

図6.6.3　来院後，約3カ月後の12誘導心電図

6章 その他

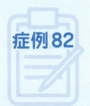

症例82

● 50歳台女性。
主訴：夜間から前胸部絞扼感。
現病歴：近医で広範囲にST上昇を認めたことから，急性冠症候群を疑い当院紹介された。その後，すぐに緊急冠動脈造影を施行したが，有意狭窄，閉塞は認められなかった。
既往歴：糖尿病，高血圧症にて通院中。
生活歴：アレルギー（−），飲酒（＋）。
冠危険因子：脂質異常症（−），高血圧（＋），糖尿病（＋），喫煙（−）。
身体所見：血圧134/80mmHg，SpO₂98％，意識清明，頸動脈怒張なし，呼吸異常なし，浮腫なし
受診時12誘導心電図を図6.6.4に，心電図計測データを表6.6.2に示す。

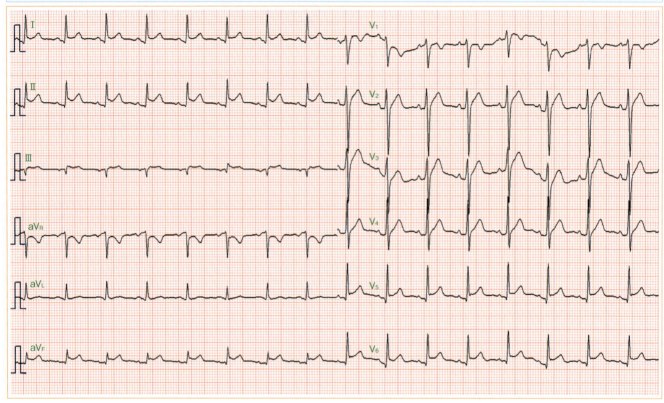

図6.6.4　受診時12誘導心電図　急性心膜炎例

表6.6.2　心電図計測データ

記録条件	25mm/秒　10mm/mV
調律（Rhythm）	正常洞調律
心拍数（HR）	96/分
QRS軸	＋17°
P波	特に異常なし
PR（PQ）時間	0.14秒
QRS波	幅 0.12秒，高さ SV₁ 0.89mV，RV₅ 1.27mV，R+S=2.16mV
QT時間	0.33秒，QTc：0.42秒
胸部移行帯	V₃-V₄誘導
ST-T	Ⅰ，Ⅱ，Ⅲ，aV_L，aV_F，V₅-V₆誘導で凹型ST上昇，aV_RでST低下
その他	Ⅰ，Ⅱ，V₅-V₆誘導でPR低下

● 1. 心電図所見

aV_RおよびV₁を除き，ST-Tは凹型上昇し，PR部分は低下している。PR偏位は一般的には単極肢誘導（ここではaV_L）ではみられないことが多い。

● 2. まとめ

心膜炎は心筋炎や収縮性心膜炎などとも合併しやすく，ときにタンポナーデを引き起こし，重篤な状態になることもしばしばあるので十分な注意が必要である。凹型ST-T上昇を認めることは心膜炎に特徴的であり頻度も高い。また，PR低下も心膜炎に特徴的な心電図所見のひとつではあるが，あまり頻度は高くない（症例1と2でも異なる）。さらに，各誘導の凹型ST-T上昇は通常の冠動脈走行のみでは説明しにくいことが，心電図診断のヒントになるかもしれない。

［筑地日出文］

用語　経皮的動脈血酸素飽和度（percutaneous arterial oxygen saturation；SpO₂）

6.7 心筋炎

症例83

- 60歳台女性。
- 主訴：意識レベル低下。
- 現病歴：6年前より神経因性膀胱のため，自己導尿を開始した．ある日，腎盂腎炎による敗血症性ショックにて入院されていた．発熱してから7日後，突然意識混濁となり，近医に救急搬送された．血液検査でCK 222U/L，TnT陽性にて急性冠症候群が疑われ，当院搬送となった．来院時の収縮期血圧は50～60mmHgであり，拡張期血圧は測定不可であった．
- 既往歴：慢性関節リウマチ，バセドウ病，線状体萎縮症，高血圧，糖尿病．
- 生活歴：不明．
- 冠危険因子：高血圧（＋），糖尿病（＋）．
- 身体所見：血圧84/55mmHg，SpO_2 95%，下腿浮腫（－），手指・足趾の著明な変形．
- 来院2日目の12誘導心電図を図6.7.1に，心電図計測データを表6.7.1に示す．

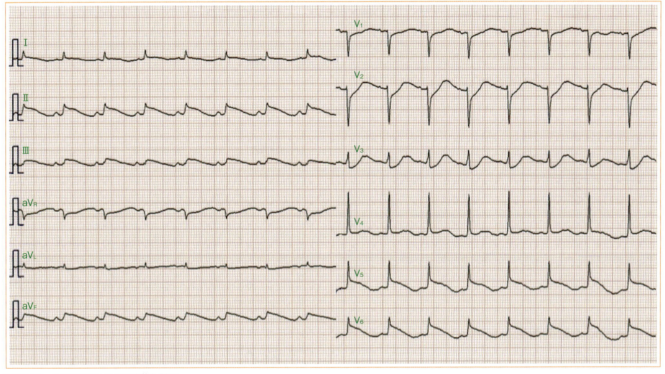

図6.7.1　来院2日目の12誘導心電図

表6.7.1　心電図計測データ

記録条件	25mm/秒　10mm/mV
調律（Rhythm）	正常洞調律
心拍数（HR）	95/分
QRS軸	＋53°
P波	特に異常なし
PR（PQ）時間	0.14秒
QRS波	幅0.11秒，高さ SV_1 0.93mV，RV_5 1.04mV，R＋S＝1.97mV
QT時間	0.35秒，QTc：0.44秒
胸部移行帯	V_2-V_3誘導間

ST-T	Ⅰ，Ⅱ，Ⅲ，aV_F，V_4-V_6誘導で凸型ST上昇，aV_L，V_1-V_3誘導でST低下
その他	異常Q波なし

● 1. 心電図所見

　心拍数95/分で正常上限である．P波とQRS波は1対1で存在し，正常洞調律，QRS軸＋53°で正常範囲内である．P波Q波に異常は認めない．ST-TはⅠ，Ⅱ，Ⅲ，aV_F，

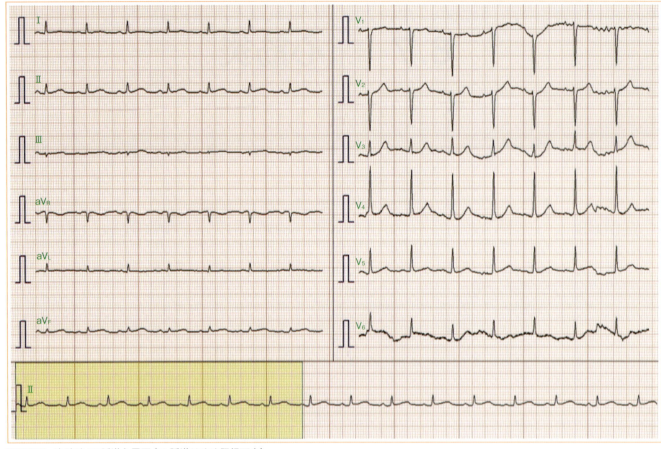

図6.7.2 来院時12誘導心電図（V₆誘導はやや記録不良）

V₄-V₆誘導で凸型ST上昇し，aV_L，V₁-V₃誘導でST低下を認めており，対側性変化を認めるようにも思えるが，虚血を疑って冠動脈支配領域を考えても，どの領域にも該当しない変化となっている。また一見基線がわかりづらいのは，QTc延長に加え，凸型ST上昇の影響と考えられる。このパターンはややサインカーブ様の波形となっており，心室細動に移行するかもしれない緊急報告を必要とする心電図のひとつである。

2. 来院時心電図所見

心拍数94/分で正常上限である。正常洞調律であり，P波，Q波に異常は認めない（図6.7.2）。ST-TはⅠ，Ⅱ，Ⅲ，aV_F，V₅-V₆誘導で軽度凸型ST上昇しているが，明らかなST低下はどの誘導でも認めていない。QT時間 0.35秒（QTc 0.44秒）。

3. 来院時心臓超音波検査所見

左室壁運動は全体的に低下していた（前壁中隔領域：軽度から中等度の低下，それ以外は高度の低下）。僧帽弁逆流は軽度，三尖弁逆流はごく軽度であった。心嚢液は認めなかった。

4. 経過

来院後の心電図，心臓超音波検査，臨床血液検査データなどより，冠動脈疾患が疑われたが，その後の経過により，腎盂腎炎からの敗血症性ショックと診断され，集中治療室に入院となった。翌日，胸部不快感，心電図異常，心筋逸脱酵素の上昇（CK 2,553U/L）を認めたため，急性冠症候群を疑い，緊急心臓カテーテル検査を施行したが，冠動脈に有意な狭窄は認められず，急性心筋炎と診断した。

5. まとめ

急性心筋炎の心電図は一般的には凸型ST-T変化を認めるため，急性冠症候群とは鑑別が困難な場合も多いが，冠動脈支配領域を考えながら判読する必要がある。また，症例によっては必ずしも心筋炎に特徴的な心電図所見が得られるわけではないので，自覚症状や理学的所見および血液検査所見などから総合的に判断しなければならない。炎症の経時的変化とともに心電図は多彩に変化するので，注意深く継続的な記録，観察をすることが重要である。重篤な不整脈出現にも十分に留意したい。

［筑地日出文］

6.8 心筋症

6.8.1 タコツボ型心筋症

症例84

- 70歳台女性。
- 主訴：動悸。
- 既往歴：関節リウマチ。
- 生活歴：ほぼ毎日ジムに通っている。
- 現病歴：ある日の20時ごろに寝ていたときに突然動悸，発汗の症状が出現したが，10分ほどで治まった。翌日，近医を受診したところ，心電図，心臓超音波検査より，急性冠症候群が疑われ，当院搬送となった。
- 冠危険因子：脂質異常症（−），高血圧（−），糖尿病（−），喫煙（−）。
- 身体所見：血圧141/84mmHg，SpO$_2$98％，心雑音なし，下腿浮腫なし。
- 受診時12誘導心電図を図6.8.1に，心電図計測データを表6.8.1に示す。

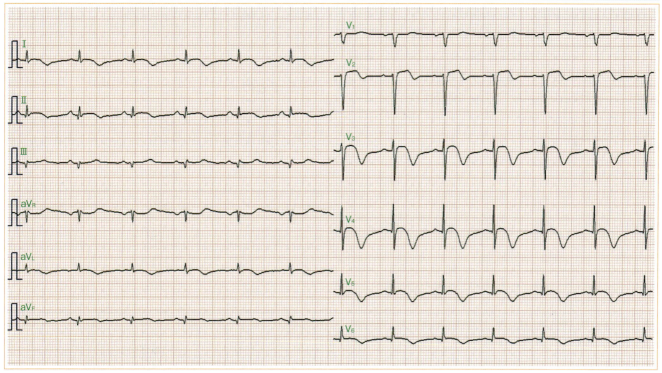

図6.8.1　受診時12誘導心電図

表6.8.1　心電図計測データ

記録条件	25mm/秒　10mm/mV
調律（Rhythm）	正常洞調律
心拍数（HR）	74/分
QRS軸	+13°
P波	特に異常なし
PR（PQ）時間	0.16秒
QRS波	幅0.10秒，高さSV$_1$ 0.45mV，RV$_5$ 0.67mV，R+S=1.12mV

QT時間	0.43秒，QTc：0.43秒
胸部移行帯	V$_3$-V$_4$誘導間
ST-T	Ⅰ，Ⅱ，Ⅲ，aV$_L$，aV$_F$，V$_2$-V$_6$誘導で凸型ST上昇，aV$_R$誘導でST低下。ST部分の対側性変化なし。Ⅰ，Ⅱ，aV$_L$，V$_2$-V$_6$誘導で陰性T波

■ 6章 その他

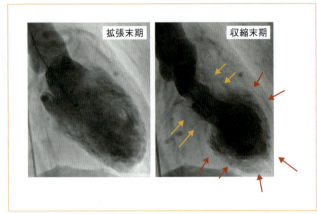

図6.8.2 タコツボ型心筋症（心尖部型）（右前斜位）
↓：無収縮，↓：良好（過収縮）

● 1. 心電図所見

心拍数74/分，P波とQRS波は1対1で存在し，正常洞調律，QRS軸＋13°で正常範囲内である．P波，Q波に異常は認めない（図6.8.1）．ST-TはⅠ，Ⅱ，Ⅲ，aV_L，aV_F，V_2-V_6誘導で凸型ST上昇を認める．aV_R誘導でST低下を認めるが，ST部分の対側性変化は認めない．虚血を疑って冠動脈支配領域を考えてもどの領域にも該当しない変化となっている．また凸型ST上昇があるにも関わらず，Ⅰ，Ⅱ，aV_L，V_2-V_6誘導で陰性T波を認めているのは，発症から時間が数日経過していることが推測される．本症例は発症後24時間経過していた．QT時間は軽度の延長を認めた．

● 2. 心臓超音波検査所見

左室壁運動は全周性に基部領域は過収縮，中部，心尖部領域では無収縮であり，風船状を呈していた．三尖弁逆流は軽度，明らかな肺高血圧，心囊水および心内血栓は認めなかった．

発症2日目の左室造影（右前斜位）では，全周的に基部は過収縮を示し，中部から心尖部は無収縮であった（図6.8.2）．

● 3. 経過

来院後の心電図，心臓超音波図，心筋逸脱酵素（CK 162U/L，CK-MB 9U/L）などより，タコツボ型心筋症を疑い，精査目的にて緊急心臓カテーテル検査を施行した．有意狭窄は認めなかったため，タコツボ型心筋症と診断し，一般病棟に入院した．その後第19病日に退院した．

● 4. 発症5日目の心電図所見

明らかなST-T異常は認めず，正常化している（図6.8.3）．しかし，心臓超音波図では心尖部領域の壁運動異常は残存していた．

● 5. まとめ

タコツボ型心筋症の心電図では凸型ST-T変化を認めるため，急性冠症候群，心膜心筋炎，くも膜下出血，心室瘤

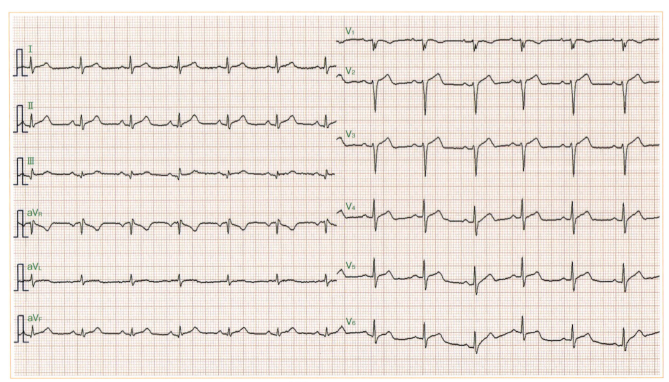

図6.8.3 タコツボ型心筋症（心尖部型）発症5日目の12誘導心電図

6.8 | 心筋症

などとの鑑別が必要であるが，困難な場合も多いので冠動脈支配領域を考えながら判読する必要がある。前壁急性心筋梗塞との鑑別は冠動脈支配領域と合致しないことが最大の違いといえる。誘導としてはII，III，aV_R，aV_F，−aV_R，V_1誘導でのST-T変化に注目するとよい。タコツボ型心筋症ではaV_R誘導で上昇，前壁急性心筋梗塞ではV_1誘導で上昇が鑑別点のひとつである。また特に急性期心電図は発症からの時間単位で状態が変化するので，注意深く経過観察することが重要である。

[築地口出文]

189

6.8.2 逆タコツボ型心筋症

症例85

- 60歳台男性。
- 主訴：失神・心肺停止。
- 現病歴：7年前に核磁気共鳴画像（MRI）にて脳萎縮を指摘され，退職した。以後自宅にて療養中であった。ある日の昼食後，突然台所で失神した（JCS-300）。
- 既往歴：健忘症　虫垂炎。
- 生活歴：直近の行為を忘れることが増えた。以降，外出が減少した。飲酒（＋）（アルコール多飲）。
- 家族歴：父親に狭心症，脳梗塞。
- 受診時12誘導心電図を図6.8.4に，心電図計測データを表6.8.2に示す。

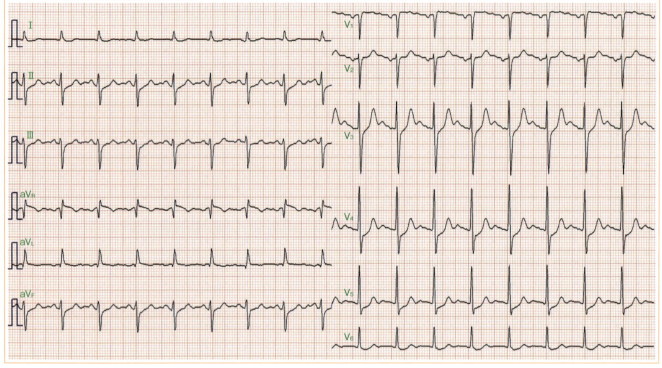

図6.8.4　来院時12誘導心電図

表6.8.2　心電図計測データ

記録条件	25mm/秒　10mm/mV
調律（Rhythm）	正常洞調律
心拍数（HR）	103/分
QRS軸	－53°
P波	II誘導でやや幅広く（2峰性），V_1-V_2誘導で2相性
PR（PQ）時間	0.12秒
QRS波	幅0.09秒，高さ SV_1 0.93mV，RV_5 1.49mV，R＋S＝2.42mV
QT時間	0.32秒，QTc：0.42秒
胸部移行帯	V_3-V_4誘導間
ST-T	I，II，III，aV_F，V_3-V_6誘導でST低下，aV_R，aV_L，V_1誘導でST上昇。ST部分の対側性変化なし。V_3-V_4誘導でT波先鋭化

● 1. 心電図所見

　心拍数103/分，P波とQRS波は1対1で存在し，正常洞調律，QRS軸-53°で左軸偏位である。P波は四肢誘導で幅広く，V_1-V_2のP波終末部は陰性化（2相性）し，P terminal forceは0.08mm・秒で左房拡大を示唆した。異常Q波は認めない。ST-TはI，II，III，aV_F，V_3-V_6誘導でST低下，aV_R，aV_L，V_1誘導でST上昇を認めるが，ST部分の対側性変化は認めない。またV_3-V_4誘導でT波先鋭化を認める。虚血を疑って冠動脈支配領域を考えても，どの領域にも該当しない変化となっている。

用語　核磁気共鳴画像（magnetic resonance imaging；MRI），ジャパン・コーマ・スケール（Japan coma scale；JCS）

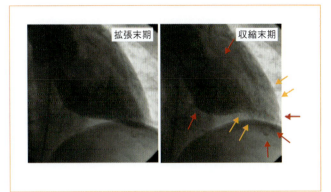

図6.8.5 逆タコツボ型心筋症（基部と心尖部）発症1日目の左室造影（右前斜位）
↓：無収縮，↓：良好（過収縮）

● 2. 心臓超音波検査所見

　左室壁運動は全周性に中部は過収縮，基部領域と心尖部の一部領域で無収縮であった。軽度の三尖弁逆流および僧帽弁逆流を認めたが，明らかな肺高血圧，心嚢液は認めなかった。

　発症1日目の左室造影（右前斜位）では，中部は過収縮しているが，基部と心尖部の一部は無収縮であった（図6.8.5）。

● 3. 経過

　来院後の心電図，心臓超音波検査などより，タコツボ型心筋症を疑い，精査目的にて緊急心臓カテーテル検査を施行した。有意狭窄は認めなかったため，タコツボ型心筋症（基部と心尖部）と診断した。

6章 その他

症例86

- 70歳台女性。
- 主訴：一時的な意識障害，意識消失。
- 現病歴：就寝前にベッドで突然大声を出した後，失神した。救急車で近医を受診し，心臓超音波検査で左室壁運動異常を認めたため，急性冠症候群疑いにて当院搬送となった。
- 既往歴：虫垂炎，上行結腸ポリープ，痙攣。
- 生活歴：自立できている。
- 冠危険因子：脂質異常症（－），高血圧（－），糖尿病（－），喫煙（－）。
- 身体所見：頸静脈怒張なし，心雑音なし，四肢冷感なし。

発作出現翌日の12誘導心電図を図6.8.6に，心電図計測データを表6.8.3に示す。

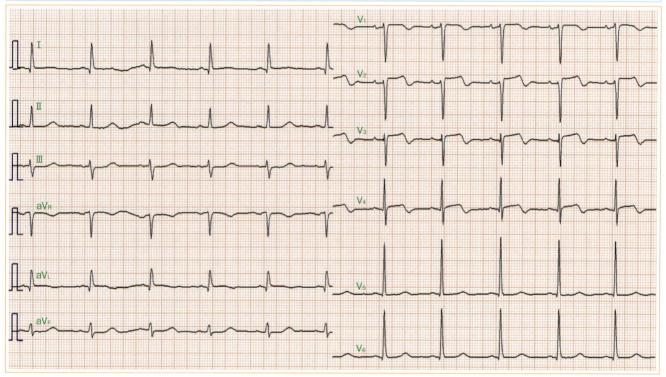

図6.8.6　発作出現翌日の12誘導心電図

表6.8.3　心電図計測データ

記録条件	25mm/秒　10mm/mV
調律 (Rhythm)	正常洞調律
心拍数 (HR)	66/分
QRS軸	＋22°
P波	特に異常なし
PR (PQ) 時間	0.16秒
QRS波	幅 0.10秒，高さ SV_1 1.35mV，RV_5 2.10mV，R＋S＝3.45mV
QT時間	0.48秒，QTc：0.50秒
胸部移行帯	V_3-V_4誘導間
ST-T	I，aV_L，V_2-V_4誘導でST上昇，ST部分の対側性変化なし。V_2-V_4誘導でT波の2相性を認める

1. 心電図所見

心拍数66/分，P波とQRS波は1対1で存在し，正常洞調律，QRS軸＋22°で正常範囲内である。P波に異常なく，異常Q波は認めない。ST-TはI，aV_L，V_2-V_4誘導でST上昇を認めるが，STが低下した誘導は認めない（対側性変化なし）。またV_2-V_4誘導でT波の2相性を認める。

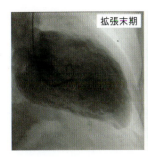 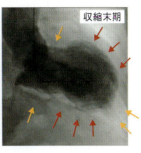

図6.8.7　逆タコツボ型心筋症（中央部型）の左室造影（右前斜位）
　　　　↓：無収縮，↓：良好（過収縮）

● 2. 心臓カテーテル検査

冠動脈造影では有意狭窄，閉塞は認めなかった。左室造影では，基部と心尖部は過収縮であるが，中部は無収縮であった（図6.8.7）。

● 3. 心臓超音波検査所見

左室壁運動は前壁中隔から前壁にかけては基部から無収縮，側壁も低下であるが，そのほかは良好である。中等度の大動脈弁逆流および僧帽弁逆流，軽度の三尖弁逆流を認めたが，肺高血圧は認めなかった。

● 4. まとめ

タコツボ型心筋症の亜型は基部のみ無収縮，基部と心尖部が無収縮，中央部が無収縮と少なくとも3パターンはある。本提示症例では基部が関与するとST-Tは低下，中央部が関与するとST-Tは上昇していたが，実際にはさまざまなバリエーションがあり，異常が出現する誘導もそれぞれ異なってくると推測される。したがって，基本的には冠動脈支配領域を考慮して，また対側性変化を認めるかどうかで鑑別していくことが重要と考える。

［筑地日出文］

6.8.3 肥大型心筋症

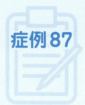

症例87

- 70歳台女性。
- 主訴：心肺停止。
- 現病歴：駅待合室にてうずくまっているところを通行人が発見し救急車要請。その間，心肺停止を確認し，居合わせた看護師が胸骨圧迫開始。救急車内で心室細動を確認し，自動体外式除細動器(AED)を作動させ心拍再開。到着時自発呼吸あるも意識レベル改善みられず，気管内挿管施行。全身管理目的にて入院となる。
- 既往歴：高血圧，緑内障，多発性骨髄腫(内服治療し現在休薬中)。
- 生活歴：飲酒なし，喫煙なし。
- 来院時12誘導心電図を図6.8.8に，感度1/4のV₁-V₆誘導を図6.8.9に，心電図計測データを表6.8.4に示す。

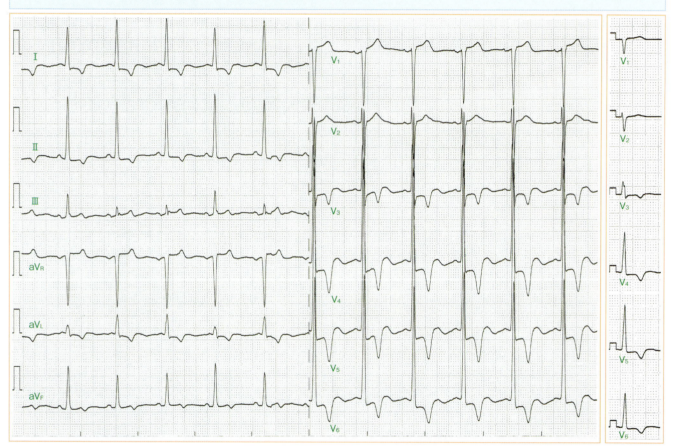

図6.8.8　来院時12誘導心電図　　　　　　　　　　　　　　図6.8.9　感度1/4

表6.8.4　心電図計測データ

記録条件	25mm/秒　10mm/mV
調律 (Rhythm)	心室頻拍
心拍数 (HR)	70/分
QRS軸	+40°
P波	Ⅲ誘導2峰性，V₁ 2相性，P terminal force＞0.04mm・秒
QRS波	幅：0.11秒 高さ：Ⅰ誘導R波 2.0mV，Ⅱ誘導R波 2.6mV Ⅲ誘導R波 1.1mV，V₄-V₆誘導R波＞4.0mV V₁・V₂誘導S波 2.0mV，aV_L誘導S波 2.2mV 異常Q波(−)，V₅・V₆誘導VAT 0.06秒

QT時間	QTc：0.49秒
ST-T	Ⅰ・Ⅱ・aV_L・V₃-V₆誘導ストレイン型ST低下 V₄-V₆誘導巨大陰性T波

✏️ **用語**　自動体外式除細動器 (automated external defibrillator ; AED)

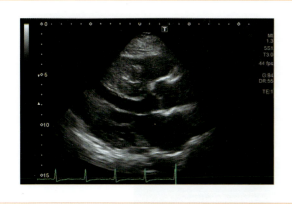

図6.8.10　心臓超音波傍胸骨左室長軸像　ASHを認める

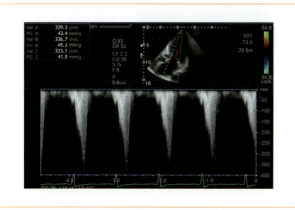

図6.8.11　心臓超音波左室流出路血流波形
圧較差45mmHgと流出路狭窄を認める

1. 心電図所見

V_1-V_2誘導でS波，V_3-V_6誘導でR波の増高を認め，Sokolow-Lyon基準（SV_1波+RV_5またはRV_6波≧3.5mV）とRomhit-Estesポイントスコア11点から左室肥大が示唆される。またⅠ，Ⅱ，aV_L，V_3-V_6誘導のST-T変化は，求心性肥大の心電図所見であるストレイン型を呈し，V_4-V_6誘導を中心に左右対称性の巨大陰性T波を認めることより，心尖部に強い肥大〔心尖部肥大型心筋症（APH）〕が示唆される。なお，入院中のモニター心電図で心室頻拍を数回確認している。

2. 心臓超音波検査所見

全周性に左室壁肥厚像を認め，左室基部にて心室中隔壁厚（23mm）／左室後壁厚（13mm）の比1.8より非対称性中隔肥厚（ASH）を呈し（図6.8.10），左室流出路狭窄（圧較差45mmHg）を伴うため（図6.8.11），閉塞性肥大型心筋症を疑う。

また，左室中部から心尖部にかけて著しい肥厚（全周性に壁厚20mm以上）を認め，APHも伴うが，内腔狭窄および心尖部心室瘤形成は認められず。

3. 症例経過

心電図および心臓超音波所見より肥大型心筋症を強く疑ったが，多発性骨髄腫の既往があり，その合併症として心アミロイドーシスの可能性を考慮し，鑑別目的で心筋生検を施行。病理診断結果は心筋の錯綜配列と核異型を認め肥大型心筋症に矛盾しない組織像であった。

また，明らかな繊維化とアミロイド沈着は認められなかった。

以上の結果より，心肺停止の原因は閉塞性肥大型心筋症に伴う心室細動と判断し，ICDの移植となった。

その後，リハビリも順調に経過し，ほぼ日常生活が可能なレベルにまで改善。また内服により左室流出路圧較差も10mmHg台に改善し，その後入院中は心室性不整脈を一度も認めることなく良好に経過している。

今回の症例は，V_4-V_5誘導を中心とした巨大陰性T波などAPHに特徴的な所見を強く認めるが，ASHを反映する心電図所見としては，V_1-V_2誘導でのR波の増高やⅠ，aV_L，V_5-V_6誘導での異常Q波などがある。これらは中隔肥厚に伴う初期ベクトルの増大や心筋線維化に伴うものと考えられている[1]が，肥大部位によってその特徴所見は変化し，また肥大が同部位であっても患者によってさまざまな所見が得られ[2]，その成因については諸説考えられている（図6.8.12）。

用語　心尖部肥大型心筋症（apical hypertrophy；APH），非対称性中隔肥厚（asymmetric septal hypertrophy；ASH）

■ 6章　その他

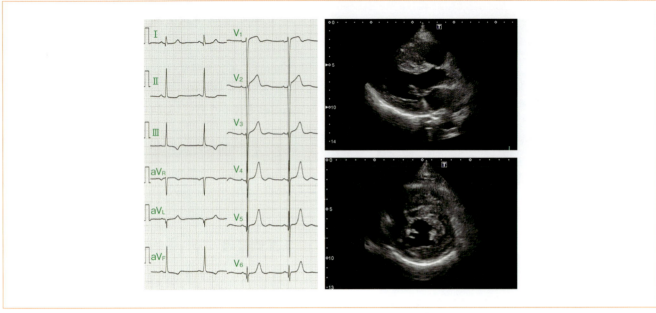

図6.8.12　ASH症例の心電図と心臓超音波画像　心室中隔に強い肥厚を認める

Q 心アミロイドーシスの心電図の特徴は？

A 低電位などいくつかの特徴がある。

心アミロイドーシスは，心臓にびまん性のアミロイド沈着がおこり心肥大をもたらす疾患で，しばしば拘束型心筋症の病態を呈する。心アミロイドーシスの心電図は，低電位，房室ブロック，胸部誘導におけるQSパターン，もしくはR波の増高不良（poor R progression）の特徴的所見があり（図6.8.13），他の心肥大を呈する疾患との鑑別に有用である。

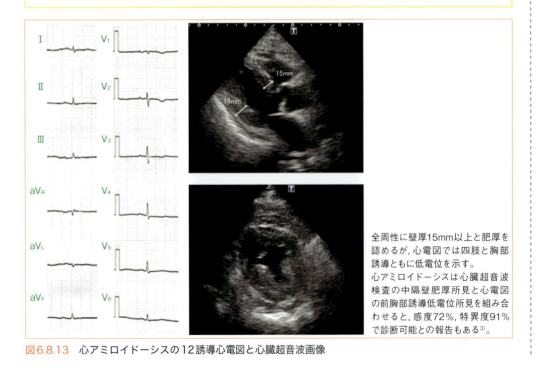

全周性に壁厚15mm以上と肥厚を認めるが，心電図では四肢と胸部誘導ともに低電位を示す。
心アミロイドーシスは心臓超音波検査の中隔壁肥厚所見と心電図の前胸部誘導低電位所見を組み合わせると，感度72％，特異度91％で診断可能との報告もある[3]。

図6.8.13　心アミロイドーシスの12誘導心電図と心臓超音波画像

［齋藤　和］

6.8.4 拡張型心筋症

> **症例88**
> ● 40歳台男性。
> 主訴：息切れ，腹部膨満感。
> 現病歴：1カ月前より息切れと腹部膨満感を感じ近医受診。内服薬処方されるも改善なく，徐々に増悪。その後，全身浮腫と息切れを強く認め体動困難となる。胸部X線写真にて心拡大と胸水貯留を認め，心不全の診断で即日入院となる。
> 既往歴：なし。
> 生活歴：飲酒（＋）（ビール1缶／日），喫煙（－），食事は外食やコンビニ弁当が多い。
> 入院時12誘導心電図を図6.8.14に，心電図計測データを表6.8.5に示す。

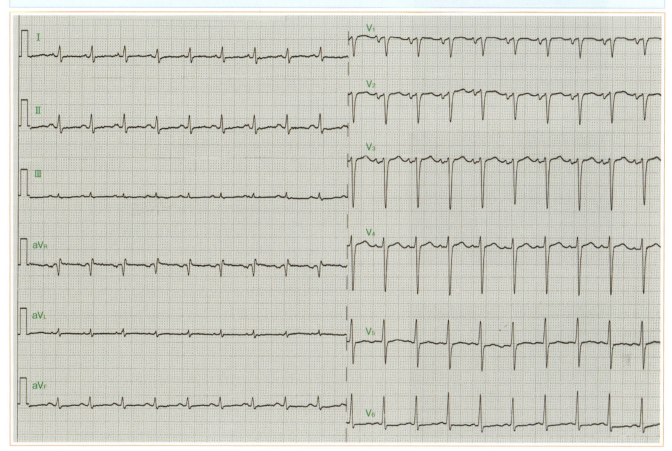

図6.8.14　入院時12誘導心電図

表6.8.5　心電図計測データ

記録条件	25mm／秒　10mm／mV
調律（Rhythm）	洞調律
心拍数（HR）	115／分
QRS軸	＋30°
P波	幅0.12秒，Ⅱ誘導2峰性
QRS波	異常Q波（－），時計方向回転，幅0.11秒，高さ SV_1 0.70mV，RV_6 1.30mV，R＋S＝2.00mV
QT時間	QTc：0.43秒
ST-T	明らかな低下（－） T波：四肢誘導，V_1，V_5，V_6誘導で平坦化

● 1. 心電図所見

洞頻脈を認める。

P波はⅡ誘導幅0.12秒で2峰性，V_1誘導2相性でP terminal force 0.04mm・秒以上と左房負荷を疑う。QRS波は幅0.11秒と延長し，心室筋の伝導遅延を示唆している。また異常Q波とV_1-V_4誘導でR波の増高不良（poor R progression）を認める。

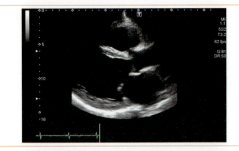

図6.8.15　傍胸骨左室長軸像　左室径の著明な拡大（LVDd 65mm）を認める

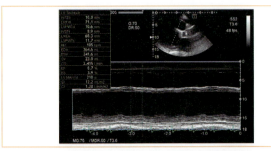

図6.8.16　左室Mモード像　左室の著明な壁運動低下を認める

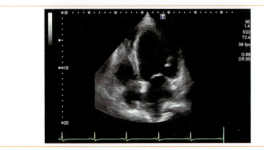

図6.8.17　心尖部四腔像　左室の球状化を認める

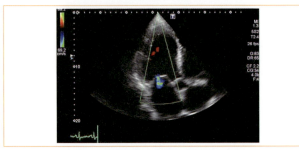

図6.8.18　心尖部左室長軸像　僧帽弁のtetheringに伴う逆流を認める

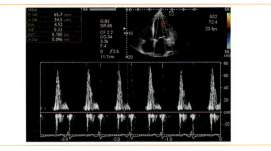

図6.8.19　僧帽弁通過血流速波形　E/A 4.5と拘束型を呈し左室拡張能の低下と左房圧上昇を示唆する

2. 心臓超音波検査所見

著明な左室拡大と左室壁運動低下を認める（図6.8.15，6.8.16）。また左室壁厚は正常範囲。左室リモデリングに伴い僧帽弁のtetheringを生じ，それに伴う僧帽弁逆流を軽度確認（図6.8.17，6.8.18）。また左室拡張能指標は拘束型を呈することから左房圧の上昇（図6.8.19）と，下大静脈の拡大および呼吸性変動消失から，右室圧の上昇が示唆される。

3. 症例の経過

その後，冠動脈造影検査を施行。冠動脈は3枝ともに有意狭窄を認めず。

他心疾患との鑑別目的で心筋生検を施行（図6.8.20）。心筋組織は軽度線維化を認め，拡張型心筋症に矛盾しない組織像であった。

その後，心不全治療を継続し，症状軽快。心臓超音波検査にて左室拡張末期径の縮小と左房圧・右房圧の正常化を確認。心不全は代償し退院となり，その後外来で経過観察となった。

拡張型心筋症の心電図は多くの症例でST-T変化を認めるが，特徴的な所見に乏しいといわれる。しかし，心筋線維化や伝導異常など病状の進行に伴い，QRS時間の延長や脚ブロックを認めることがあり，左側胸部誘導（V_4-V_6）でQRSにノッチ（notched R）や切れ込み（M type）を認めるものは予後不良とされている[1]。また，房室ブロックや心房細動，心室頻拍などの不整脈もときに認められる。

［齋藤　和］

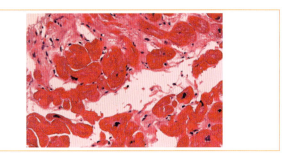

図6.8.20　心筋生検病理組織像　心筋細胞の線維化を認める

用語　左室拡張末期径（left ventricular end-diastolic diameter；LVDd），テザリング（tethering），E波とA波の比（early filling/atrial filling；E/A）

6.8.5 不整脈原性右室心筋症

症例89

- 60歳台男性。
- 主訴：無症状。定期的に経過観察している。
- 現病歴：会社の健診で心電図異常を以前から指摘されている。
- 既往歴：不明。
- 家族歴：兄が持続性心室頻拍から心室細動にて死亡し，病理解剖にて不整脈原生右室心筋症（ARVC）と確定診断されている。

4年前と受診時の12誘導心電図を図6.8.21に，心電図計測データを表6.8.6に示す。

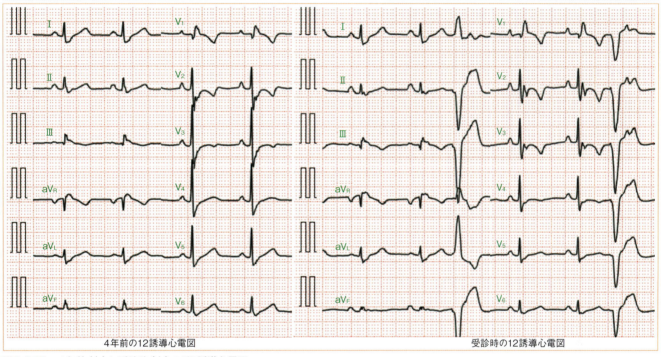

図6.8.21　4年前（左）と受診時（右）の12誘導心電図

表6.8.6　心電図計測データ

記録条件	25mm/秒　10mm/mV
調律（Rhythm）	洞調律
心拍数（HR）	75/分
P波	幅0.08秒，高さ0.18mV
PQ時間	0.12秒
QRS波	幅 0.16秒

● 1. 心電図所見

4年前の12誘導心電図（図6.8.21左）では，洞調律，心拍数約71/分，QRS軸は正常，PQ時間は約0.12秒で正常，QRS時間は約0.14秒，右脚ブロックを呈している。V$_2$誘導にてQRS終末にわずかにノッチ（イプシロン波）を認める程度である。

受診時では，洞調律，心拍数約75/分，QRS軸はほぼ変化なし，PQ時間は約0.12秒で正常，QRS時間は約0.16秒とやや延長，同様に右脚ブロックを呈しているが，V$_2$-V$_3$誘導においてQRS終末のイプシロン波が明瞭となっている。またV$_3$誘導まで陰性T波が認められるようになっている。

● 2. ARVCの病態と心電図判読

ARVCは右室の拡大と機能低下，および右室起源の心室不整脈を特徴とする心筋症で，1978年にFontaineらによって，右室異形成（right ventricular dysplasia）としてはじめて報告された。その後，同疾患の組織学的および電気生理学的異常，さらにMRIなどを用いた診断イメージングなどに関して，多くの研究がなされた。

病理学的特徴は，右室心筋における脂肪浸潤と線維化であるが，それは右室自由壁心外膜側から始まり，次第に心内膜側に広がって貫壁性の病変となる。この変化は右室流

用語　不整脈原生右室心筋症（arrhythmogenic right ventricular cardiomyopathy；ARVC），右室異形成（right ventricular dysplasia）

■ 6章　その他

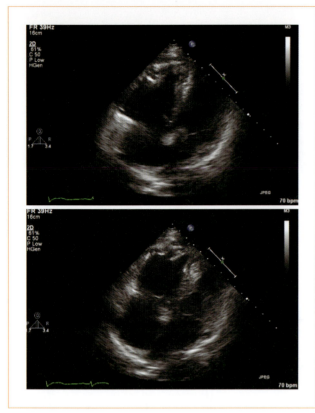

図6.8.22　心臓超音波検査（上段：拡張期，下段：収縮期）

心電図では，右側前胸部誘導（V$_1$-V$_3$），あるいはそれを越えた誘導での陰性T波の出現は，病初期から現れる右室の再分極異常所見で，診断的価値も高い。脱分極・伝導異常としてはイプシロン波が特徴的である。これは主に右側前胸部誘導（V$_1$-V$_3$）において，QRS波終末とT波の間に再現性をもって認められる低電位の波形で，ARVCの約30％に認められるといわれている。

● 3. 症例の経過

ARVCの臨床症状としては，右室起源の心室不整脈に伴う動悸や血圧低下などと，右室不全に伴う下腿浮腫や食思不振などがある。しかしながら，多くは心室頻拍や心室期外収縮で初発し，病態の進行とともに右心不全症状が出現する。心筋の変性が左室にまで及ぶと，左室起源の心室不整脈が出現し，左室不全を来す場合もある。また，初発症状が失神や突然死（血行動態的に不安定な心室頻拍あるいは心室細動）ということもあるので，厳重な経過観察が必要である。

図6.8.22に本症例の心臓超音波検査図を示す。右室の拡張と肉柱構造が明瞭，右室壁の菲薄化傾向があり，壁運動低下（無収縮）が認められた。

● 4. ARVCの診断基準

1994年，ESC/ISFC Task Forceによる診断基準が提唱されたが，主に進行したARVCを念頭に作成されたため，その特異性は高いものの，初期病変やARVC患者家族における保因者の診断に関しては，感度が低いことが問題点であり，2010年に改正診断基準が報告された[5]。

出路，右室下壁，右室心尖部に多く認められ，その好発部位は「triangle of dysplasia」と呼ばれている。形態的特徴である右室の拡大と機能低下は，心臓超音波検査，心臓MRI，右室造影などによって評価できる。右室原性の心室不整脈を特徴とし，進行性の心筋症で，若年の突然死，また運動中に急変することが多く，運動選手の突然死の原因としても注目されている。近年，遺伝子変異によることが明らかとなり，原因遺伝子が次々と見いだされている。

用語　欧州心臓病学会（The European Society of Cardiology；ESC），国際心臓連合（International Society and Federation of Cardiology；ISFC），：傍胸骨長軸像（parasternal long axis；PLAX），右室流出路（right ventricular outflow tract；RVOT），傍胸骨短軸像（parasternal long axis；PSAX），体表面積（body surface area；BSA），面積変化率（fractional area change）

表6.8.7　ARVCの診断基準（大項目）

Ⅰ：広範もしくは限局した機能的異常および形態的異常 　2D心臓超音波検査で 　・限局性の右室壁運動消失，奇異性壁運動，心室瘤 　・かつ下記のいずれか1つ（拡張終末期） 　　―PLAX RVOTが32mm以上（体表面積補正［PLAX/BSA］で 　　　19mm/m²以上） 　　―PSAX RVOTが36mm以上（体表面積補正［PSAX/BSA］で 　　　21mm/m²以上） 　　―あるいはfractional area changeが33%以下 　MRIで 　・限局性の右室壁運動消失，奇異性壁運動，非同期右室収縮 　・かつ下記のいずれか1つ 　　―右室収縮末期容積/BSAが110mL/m²以上（男性）， 　　　100mL/m²以上（女性） 　　―あるいは右室駆出率が40%以下 　右室造影で 　・限局性の右室壁運動消失，奇異性壁運動，心室瘤	Ⅱ：組織所見 　・右室自由壁から採取された心筋生検標本で線維化組織への置換を 　　伴い（脂肪置換の有無は問わず），形態計測解析で残存心筋が60% 　　未満（あるいは定性的に推定50%未満） Ⅲ：再分極異常 　・右側前胸部誘導（V₁-V₃）あるいはそれを越えた誘導での陰性T波 　　（14歳以上で120msec以上の完全右脚ブロックがない場合） Ⅳ：脱分極・伝導異常 　・V₁-V₃でイプシロン波（QRS波終末とT波間にある再現性のある 　　低電位波形） Ⅴ：不整脈 　・左脚ブロック型・上方軸（Ⅱ，Ⅲ，aVF誘導で陰性QRS，aVL誘 　　導で陽性QRS）の非持続性あるいは持続性VT Ⅵ：家族歴 　・本診断基準でARVCと診断された一親等親族 　・病理解剖ないし開胸心筋生検でARVCと診断された一親等親族 　・ARVC患者に関連ないし関連すると思われる遺伝子異常の同定

表6.8.7に各カテゴリーの大項目を示す。また，V₁-V₃誘導でのS波の延長したdelayed S wave upstroke（≧55msec）はARVC診断の小基準に含まれている。

［内田文也，武田　淳］

📖 **参考文献**

1）土居義典，他：肥大型心筋症の診断に関するガイドライン（2007年改訂版）.

2）Shunsuke Ogata, et al：心臓. 2014；46：1240-1246.

3）Klein AI, et al：J Am Coll Cardiol, 1989；13：1017-1026.

4）斎藤靖浩，他：「拡張型心筋症の心電図所見と予後」，心臓，1999；31：13-18.

5）野上昭彦：「第22回頻拍症カンファランス　不整脈原性右室心筋症（ARVC）」，心電図，2014；34（3）：245-262.

6.9 くも膜下出血など

症例90

- 60歳台女性。
- 主訴：意識障害，頭痛。
- 現病歴：午前7時頃，集会中に突然頭痛を訴えて倒れた。救急要請し，当院搬送となった（JCS Ⅲ-300）。
- 既往歴：肥大型心筋症。
- 生活歴：自立している。
- 冠危険因子：脂質異常症（−），高血圧（−），糖尿病（−）。
- 身体所見：血圧175/65mmHg，黄疸なし，貧血なし。
- 受診時12誘導心電図を図6.9.1に，心電図計測データを表6.9.1に示す。

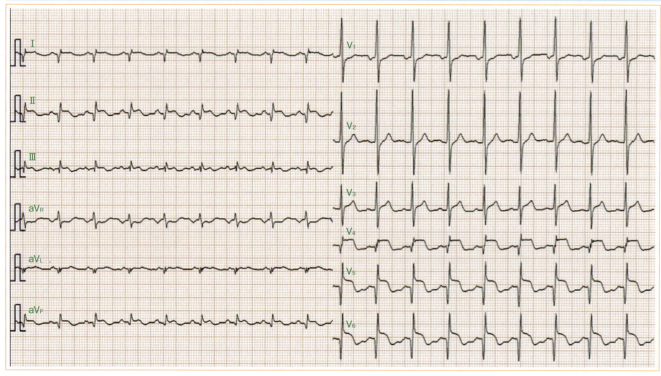

図6.9.1　受診時12誘導心電図

表6.9.1　心電図計測データ

記録条件	25mm/秒　10mm/mV
調律（Rhythm）	正常洞調律
心拍数（HR）	108/分
QRS軸	105°
P波	Ⅱ誘導でやや幅広く（2峰性），V₁誘導で2相性
PR（PQ）時間	＋0.15秒
QRS波	幅0.10秒，高さ SV₁ 0.92mV，RV₅ 1.00mV，R＋S＝1.92mV
QT時間	0.33秒，QTc：0.44秒
ST-T	Ⅰ，Ⅱ，Ⅲ，aV_L，aV_F，V₃-V₆誘導で凸型ST上昇，aV_R，V₁誘導でST低下。ST部分の対側性変化なし
その他	Ⅰ，Ⅱ，aV_L，V₄-V₆誘導で異常Q波を認める

1. 心電図所見

　心拍数108/分，P波とQRS波は1対1で存在し，正常洞調律である。QRS軸＋105°で正常範囲内である。P波は四肢誘導で幅広く，V₁のP波終末部は陰性化（2相性）し，左房拡大を示唆した。ST-TはⅠ，Ⅱ，Ⅲ，aV_L，aV_F，V₃-V₆誘導で凸型ST上昇，aV_R，V₁誘導でST低下を認める。ST部分の対側性変化は認めない。Ⅰ，Ⅱ，aV_L，V₄-V₆誘導で異常Q波を認める。

6.9 | くも膜下出血など

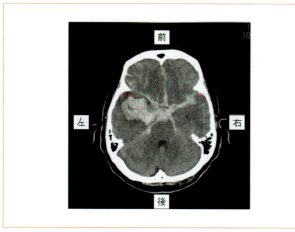

図6.9.2　頭部ＣＴ画像

2. 心臓超音波検査所見

全周性に中部から心尖部にかけて無収縮である（apical capのみは動いているように見える）。基部は過収縮である。弁膜疾患は認めず、肺高血圧も認めない。

3. 経過

心臓超音波検査所見から、タコツボ型心筋症が疑われたため、精査目的で心臓カテーテル検査を施行したところ、冠動脈に有意狭窄、閉塞はなく、くも膜下出血を契機に出現したタコツボ型心筋症と診断した。

4. 頭部コンピュータ断層撮影（CT検査）（図6.9.2）

くも膜下出血を認める。右中大脳動脈周囲背側血腫（50×30mm）がみられ、その内側に結節上の低吸収を認める。

5. 発症5日前の心電図（図6.9.3）

ST-T変化は見られない。異常Q波はⅠ、V_5-V_6で認めるのは肥大型心筋症による変化と考える。

6. まとめ

脳血管障害やその発作が起きたときには、その先駆症状を十分に考えるとともに心電図記録も重要である。心電図判読のポイントとして、ST-T上昇が胸部誘導に加え肢誘導の3誘導以上に認められたら、この疾患を疑うべきである。また凸型ST-T上昇を認めたときには類似疾患もあるので鑑別に注意が必要である。虚血性心疾患との鑑別には支配領域の精査と対側性変化の有無は重要なポイントとなる。

［築地日出文］

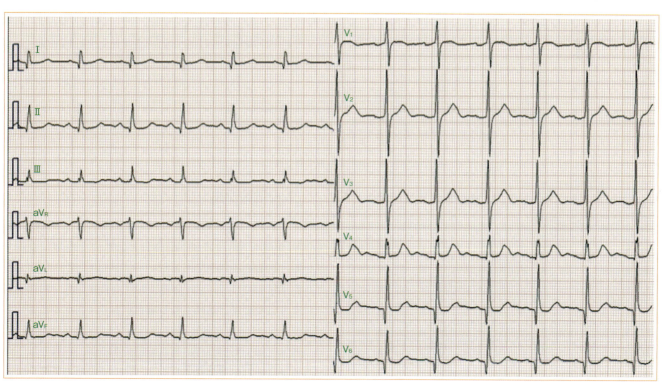

図6.9.3　くも膜下出血の発症5日前の心電図

用語　コンピュータ断層撮影（computed tomography；CT）

■ 6章　その他

6.10　右胸心

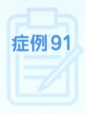

症例91

● 70歳台男性。
主訴：なし。
現病歴：内臓逆位，狭心症，発作性心房細動にて経過観察中。
既往歴：高血圧，脂質異常症，糖尿病にて通院加療中。
冠危険因子：脂質異常症（＋），高血圧（＋），糖尿病（＋），喫煙（＋）（狭心症診断後禁煙）。
経過観察12誘導心電図（通常記録）を図6.10.1に，心電図計測データを表6.10.1に示す。

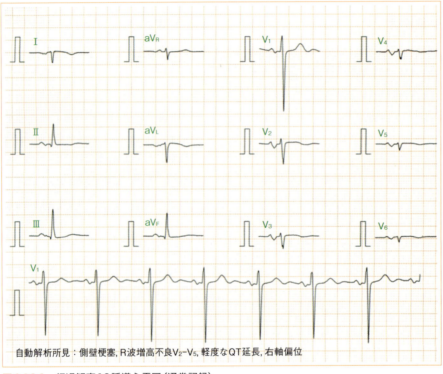

自動解析所見：側壁梗塞，R波増高不良V_2-V_5，軽度なQT延長，右軸偏位

図6.10.1　経過観察12誘導心電図（通常記録）

表6.10.1　心電図計測データ

記録条件	25mm/秒　10mm/mV
調律（Rhythm）	洞調律
心拍数（HR）	67/分（64/分）
QRS軸	＋110°（＋69°）
P波	II誘導：幅0.09秒（0.16秒） 高さ－0.10mV（0.10mV）， V_1 P terminal force 0.07mm・秒（0.16mm・秒）
PR（PQ）時間	0.12秒（0.19秒）
QRS波	幅0.10秒（0.11秒） 高さ SV_1 2.39mV（0.84mV）， RV_5 0.04mV（2.44mV），R＋S 2.43mV（3.28mV）
QT時間	0.44秒（0.45秒），QTc：B 0.46秒（0.47秒）

● 1. 心電図所見

I，aV_LのP波，QRS波，T波が陰性を呈し，胸部誘導はV_1が最も大きく左側へ行くほど低電位でrS型になっている。右胸心心電図である。

自動解析ではI，aV_L誘導における異常Q波，陰性T波により側壁梗塞と診断される場合があり，注意が必要である。

通常記録で右胸心の診断は可能であるが，右胸心以外の心電図診断は困難となる（図6.10.1），そのために修正誘導記録（図6.10.2，6.10.3）が必要になる。

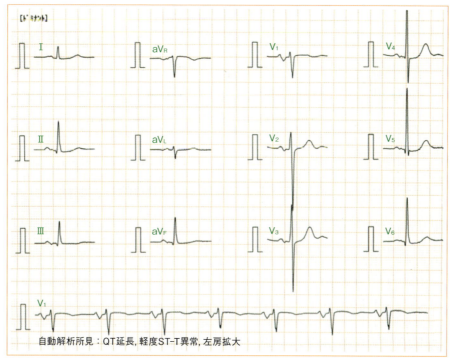

図6.10.2 経過観察12誘導心電図（修正誘導記録）

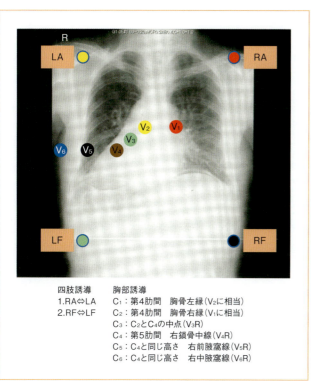

図6.10.3 修正誘導記録の方法（『循環機能検査技術教本』p.26参照）

2. 臨床経過

5年後に慢性心房細動となった。経過観察中に胸部症状出現し，ST低下が認められた（図6.10.4，6.10.5）。治療強化され，症状は軽減し経過観察されている。

［富原 健］

■6章　その他

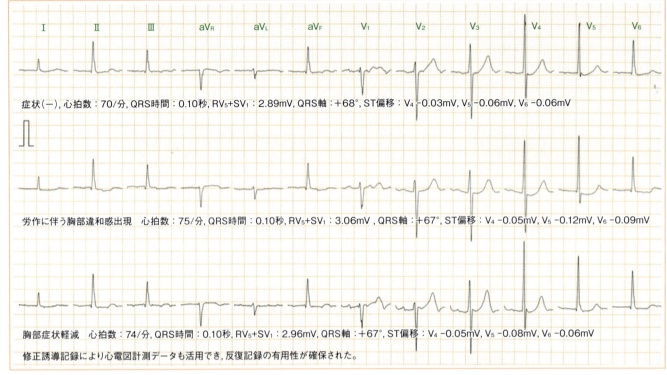

症状（－），心拍数：70/分，QRS時間：0.10秒，RV$_5$+SV$_1$：2.89mV，QRS軸：＋68°，ST偏移：V$_4$ －0.03mV，V$_5$ －0.06mV，V$_6$ －0.06mV

労作に伴う胸部違和感出現　　心拍数：75/分，QRS時間：0.10秒，RV$_5$+SV$_1$：3.06mV，QRS軸：＋67°，ST偏移：V$_4$ －0.05mV，V$_5$ －0.12mV，V$_6$ －0.09mV

胸部症状軽減　心拍数：74/分，QRS時間：0.10秒，RV$_5$+SV$_1$：2.96mV，QRS軸：＋67°，ST偏移：V$_4$ －0.05mV，V$_5$ －0.08mV，V$_6$ －0.06mV
修正誘導記録により心電図計測データも活用でき，反復記録の有用性が確保された。

図6.10.4　経過観察12誘導心電図（修正誘導記録）

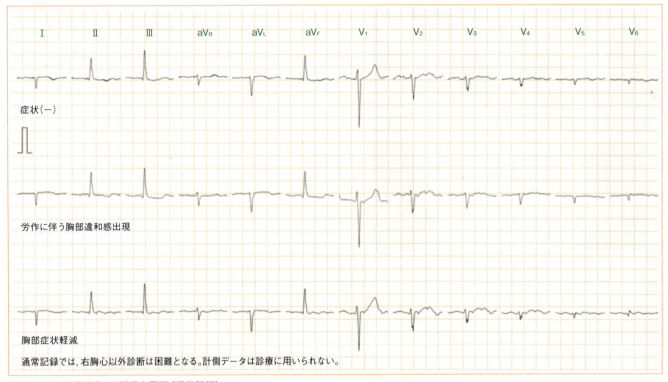

症状（－）

労作に伴う胸部違和感出現

胸部症状軽減
通常記録では，右胸心以外診断は困難となる。計側データは診療に用いられない。

図6.10.5　経過観察12誘導心電図（通常記録）

6.11 末梢動脈疾患

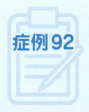

症例92

- 70歳台男性。
- 現病歴：半年前から100〜200m程度の歩行で間歇性跛行を認める。
- 既往歴：不安定狭心症，糖尿病，高血圧，脂質異常症。
- 身体所見：左足背動脈の触知が右側に比して微弱である。足趾に蒼白や潰瘍形成などは認めない。安静時血圧脈波検査所見を図6.11.1に示す。

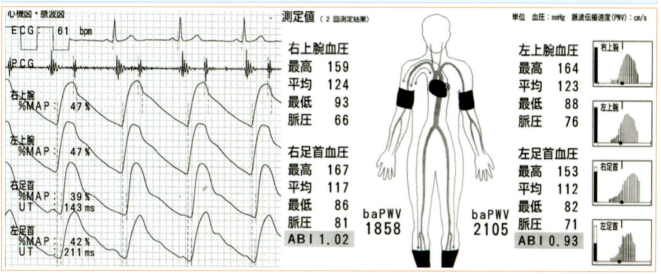

図6.11.1　安静時血圧脈波検査所見

1. 血圧脈波検査測定条件

血圧脈波検査は，室温25℃，仰臥位にて10分間の安静後の条件下で施行した。カフ装着部を観察し，創部などを認めないため，両側上腕および足関節の通常の位置にカフを装着した。

2. 血圧脈波検査所見

心電図は，心拍数61/分の洞調律で整，カフの締め付けによって軽度の痛みを認めるが，体動は少なく良好な脈波形が得られている。足関節上腕血圧比（ABI）は，右側が1.02と正常範囲内，左側が0.93と境界域である。脈波伝播速度（PWV）は，左側において2,105cm/秒と高値を示した。脈波面積平均値を脈波振幅で除した割合（% mean artery pressure；% MAP）は両側とも正常範囲内である（正常値45％未満[1]）。脈波の立ち上がりからピークまでの時間（upstroke time；UT）は，左側が211msec（正常値180msec未満[1]）と延長している（図6.11.1）。左側のABIとUTの所見から末梢動脈疾患の疑いがあり，追加検査として，足趾上腕血圧比（TBI）を施行し，右側は0.70と正常範囲内であるが，左側は0.59と低値を示した。

既往歴に糖尿病および高血圧を有することから，動脈中膜の石灰化（Monckeberg型動脈硬化）によるABIの偽正常化も示唆され，末梢動脈疾患（PAD）除外のため，運動負荷血圧脈波検査を施行した。

3. 運動負荷血圧脈波検査プロトコル

運動負荷血圧脈波検査のプロトコルは，時速2.4km，勾配12％の条件下でトレッドミル歩行を最大5分間，もしくは下肢痛で歩行困難となる距離（maximal walking distance；

用語　足関節上腕血圧比（ankle-branchial index；ABI），脈波伝播速度（pulse wave velocity；PWV），足趾上腕血圧比（toe-branchial index；TBI），末梢動脈疾患（peripheral artery disease；PAD），跛行出現距離（pain free walking distance；PWD）

MWD) まで負荷をかける。また問診により、跛行出現距離 (PWD) も確認する。負荷終了後、仰臥位の安静下で1分間隔に測定を行い、ABIの回復時間を確認する[1]。

● 4. 運動負荷血圧脈波検査所見

運動負荷3分後から左下肢に疼痛を伴いながらも5分間の負荷を完遂した。負荷直後では、左足関節の脈波が平坦化し、ABIは0.28と顕著な低下を示した。また、右足関節においても血圧およびABIが負荷前と比して低下を示した。PWVはABI低下に伴い参考値となっている（図6.11.2）。その後、1分間隔で測定を繰り返し、右側のABIは、負荷4分後に安静時の値まで回復したが、左側ではABIの回復に負荷後15分を要した。以上の結果より、左側の下肢虚血状態（Fontaine分類Ⅱb）が疑われた。

● 5. 症例の経過

血圧脈波検査の結果から末梢動脈疾患の疑いにて下肢動脈超音波検査を施行した。左浅大腿動脈（SFA）の遠位部に約50mmの亜閉塞病変を認めた（図6.11.3）。病変部は微細な血流シグナルを認めるのみで、病変の末梢側は側副血行路にて血流が再開されているが、拡張期逆流波の消失、加速時間の延長を呈し、狭窄後パターンであった。なお、右大腿から下腿の動脈血流波形の血流速および波形パターンは正常であった。

精査のために下肢動脈造影検査が施行され、下肢動脈超音波検査と同様に左SFAの中部から遠位部に閉塞病変を認め、病変部周囲にはシャワー状の側副血行路が発達し、末梢部へ環流していた（図6.11.4）。また、右外腸骨動脈（EIA）には局所的な狭窄病変を認めた。両側の病変にステントが留置され、末梢血流の改善を得た。

治療後のABIは、右1.12、左1.10と正常であり、運動負荷においても有意な低下を認めず、ABI回復時間も3分以内と正常範囲内であった[2]。安静時ABIが境界域であったPADの検出に、運動負荷ABIが著効した症例である。また、運動負荷ABIにおけるABI回復時間の測定は治療効果判定にも有用である。

［松林正人］

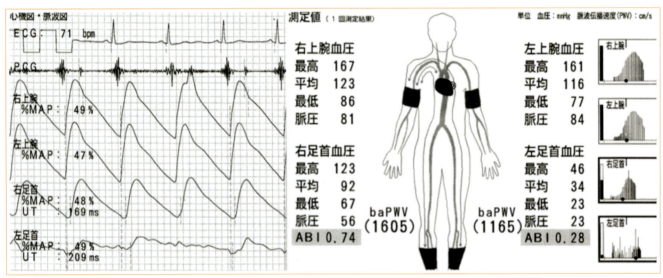

図6.11.2　運動負荷直後血圧脈波検査所見

> **用語**　左浅大腿動脈（superficial femoral artery；SFA）、右外腸骨動脈（external iliac artery；EIA）

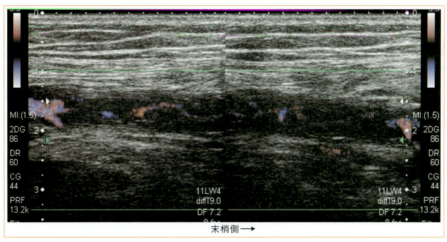

図6.11.3　下肢動脈超音波検査（左浅大腿動脈）

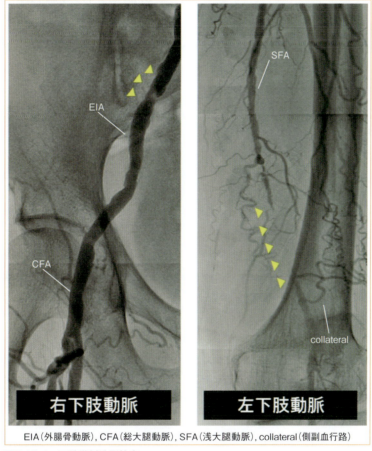

EIA（外腸骨動脈），CFA（総大腿動脈），SFA（浅大腿動脈），collateral（側副血行路）

図6.11.4　下肢動脈造影検査

参考文献

1) 松林正人，他：「脈管診断検査」，循環機能検査技術教本，241-249，じほう，2015.
2) Weltz IJ. et al : "Diagnosis and Treatment of Chronic Arterial Insuffciency of the Lower Extremities: A Criical Review. (AHAMedical/Scientific Statement)". Circulation, 1996; 94: 3026-49.

6.12　循環器疾患のバイオマーカー

1. はじめに

急性心筋梗塞（AMI）と不安定狭心症（UAP）はその発生メカニズムが類似していることから，急性冠症候群（ACS）という概念に包括されている。現在ACSは，不安定プラークの崩壊とそれに引き続く急激な血栓形成により発症すると考えられている[1]。

ACSは，心電図でST上昇を認めるST上昇型と，ST上昇を認めない非ST上昇型に分類される。

心電図による診断が困難な非ST上昇型には，循環器バイオマーカーが有用であると考えられる。本項ではST上昇型心筋梗塞（STEMI），非ST上昇型心筋梗塞（NSTEMI）および非ACS症例を提示し，循環器バイオマーカー測定の有用性と解釈のポイントを示す。

2. 心筋トロポニン

心筋トロポニン（Tn）は心筋傷害の評価に用いられる。Tnの心筋特異性はきわめて高く，外傷などの骨格筋傷害により擬陽性を示さない。つまり，Tnが血中に検出されれば，心筋傷害が存在すると考えられる。

近年，Tnの高感度測定法は，従来法で指摘されていたACS発症早期の診断感度が低いという問題点が改善され，早期の心筋傷害マーカーとして有用性が報告されている[2]。

AMIの診断は心筋虚血の存在を示唆する胸部症状や心電図変化に加え，心筋バイオマーカーの一過性上昇（rise and/or fall：値の上昇と下降，もしくはどちらか一方）を認めることが条件である。また，AMI診断の心筋バイオマーカーはTnが第一選択とされ，その基準値は健常者の上限値の99％値を超える値と定義されている[3]。

一方，Tnの高感度測定系はACS以外の疾患（病態），すなわち心不全や，腎不全患者に認められる微小な心筋傷害を鋭敏に捉える事から，Tnの上昇が急性の変化を捉えているのか，慢性の変化を捉えているのかその鑑別が重要である[4]。

3. 脳性ナトリウム利尿ペプチド／N末端プロ脳性ナトリウム利尿ペプチド

脳性ナトリウム利尿ペプチド（BNP）／N末端プロ脳性ナトリウム利尿ペプチド（NT-proBNP）は，壁応力により主に心室から分泌される。BNPおよびNT-proBNPは心不全の診断および重症度評価に有用とされ，診断・評価のための検査として有用であることがガイドラインに明示されている[5,6]。

心不全診療ではBNPとNT-proBNPの有用性はほぼ同等であると考えられているが，両者にはいくつかの違いが存在する。BNPはホルモン活性を有するが，NT-proBNPはホルモン活性を有しない。BNPの主な生理作用はナトリウム利尿作用，血管拡張作用およびレニン・アンジオテンシン・アルドステロン系の抑制である。また，NT-proBNPはBNPより採血後の安定性が高く，血清での測定が可能である。

一方，心筋へのストレス以外にも，腎機能低下に伴い血中濃度が上昇するため，腎機能低下症例や透析患者では判断に注意を要する。とくに，NT-proBNPの代謝・排泄経路はすべて腎であるため，BNPよりもその影響を受けやすいことが挙げられる。また，高齢者でもBNPおよびNT-proBNPの血中濃度は上昇する。

 用語　急性心筋梗塞（acute myocardial infarction；AMI），不安定狭心症（unstable angina pactoris；UAP），急性冠症候群（acute coronary syndrome；ACS），ST上昇型心筋梗塞（ST-segment elevation myocardial infarction；STEMI），非ST上昇型心筋梗塞（non ST-segment elevation myocardial infarction；NSTEMI），心筋トロポニン（cardiac troponin；Tn），脳性ナトリウム利尿ペプチド（brain natriuretic peptide；BNP），N末端プロ脳性ナトリウム利尿ペプチド（N-terminal-proBNP；NT-proBNP）

◆ST上昇型心筋梗塞（ST-segment elevation myocardial infarction；STEMI）

症例93

● 70歳台男性。
主訴：胸痛（前胸部），発症時間16時25分。　現病歴：特記事項なし。
冠危険因子：脂質異常症（−），高血圧（＋），糖尿病（−），喫煙（＋）（20本/日×44年，10年前に禁煙）。
身体所見：血圧 121/105mmHg，SpO_2 98%（room air），心音（整），肺音（整），胸部X線 胸水・うっ血（−）
来院時12誘導心電図を図6.14.1に，心電図計測データを表6.12.1に示す。

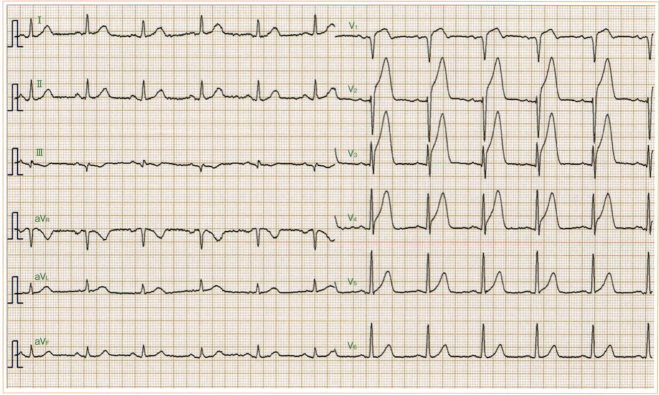

図6.12.1　来院時12誘導心電図（発症約30分後）

表6.12.1　心電図計測データ

記録時間	16時52分（発症経過時間約30分）
記録条件	25mm/秒　10mm/mV
調律（Rhythm）	洞調律
心拍数（HR）	68/分
QRS軸	＋34°
PR時間	0.17秒
QRS波	幅 0.10秒
QT時間	QTc：B 0.44秒
胸部移行帯	V_3

● 1. 心電図所見および血液検査所見

来院時（16時52分：発症経過時間約30分）の心電図ではV_2−V_4（V_5）にてHyper acute T waveおよびST上昇を認める（図6.12.2）。

来院時の臨床血液検査結果（17時17分：発症経過時間約45分，表6.12.2）では，白血球数の増加と腎機能の軽度から中等度の低下を認める。一方，心筋傷害マーカーである

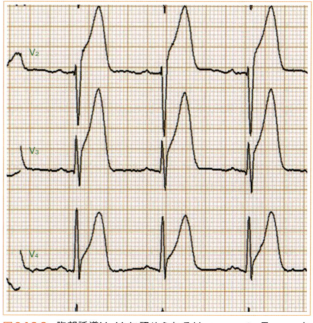

図6.12.2　胸部誘導V_2−V_4に認められるHyper acute T waveとST上昇

6章 その他

表6.12.2 臨床血液検査結果

検査項目	来院時	CCU入室時（治療後）	第5病日
WBC $(10^3/\mu L)$	10.3	12.6	9.5
Hb (g/dL)	16.3	14.5	13.2
AST (U/L)	26	245	19
LD (U/L)	213	526	426
CRE (mg/dL)	1.11	0.93	1.09
eGFRcreat $(mL/min/1.73m^2)$	50.3	61.1	51.3
CK (U/L)	127	3,128	89
CK-MB (ng/mL)	4	546	2
Mb (ng/mL)	52.7	1981.6	
TnI (ng/mL)	0.01未満	81.14	1.69
BNP (pg/mL)		30.4	
NT-proBNP (pg/mL)	31	54	
CRP (mg/dL)	0.30未満	0.30未満	4.10

CK-MB，Mb，およびTnIは上昇を認めず，心筋ストレスマーカーであるNT-proBNPや炎症マーカーであるCRPも上昇していない。冠疾患集中治療室（CCU）入室時（血行再建術施行後）には，心筋傷害マーカーは著しい増加を認めており，再灌流成功による洗い出し（washout）効果を認めている。また，第5病日にはCK-MBは基準範囲内であるが，TnIは上昇が持続している。

心電図変化および心臓超音波所見からSTEMIと診断，血行再建のためハイブリッド手術室へ搬送。

17時25分（発症経過時間約60分）ハイブリッド手術室入室，17時50分（発症経過時間約85分）door-to-balloon time* 90分達成。

● 2. 冠動脈造影所見

冠動脈造影にて右冠動脈近位部に20％狭窄，左前下降枝近位部に100％狭窄を認め責任冠動脈を左前下行枝近位部と診断。引き続き血行再建術施行。

● 3. 循環器バイオマーカー解釈のポイント

本症例では救急外来搬送時のTnIは0.01ng/mL未満であった。Tnの高感度測定系では従来法と比較しAMI発症早期の診断感度が大幅に改善されたが，超急性期には異常値を示さないことがあるため，判断には注意が必要である。本症例は心電図にてST上昇が認められSTEMIの診断にて血行再建術となった。

日本循環器学会の「ST上昇型急性心筋梗塞の診療に関するガイドライン」では，患者到着後10分以内に病態評価（問診，身体所見，12誘導心電図および採血）を行うことが示されている。ただし，診断確定のために採血結果を待つことで再灌流療法が遅れてはならないことも同時に示されている[7]。一方，現在の診療報酬制度においては，緊急冠動脈インターベンションにおいてTnが高値を示すことが10,000点加算の算定要件のひとつとして記載されていることから，Tn測定の重要性が高まっている。

＊：Door-to-balloon time：病院到着から初回バルーン拡張までの時間

用語 冠疾患集中治療室（coronary care unit；CCU）

◆非ST上昇型心筋梗塞（non ST-segment elevation myocardial infarction；NSTEMI）

症例94

- 40歳台男性。
- 主訴：胸痛および咽頭違和感（発症時間13時30分，救急外来到着時には7割程度まで症状改善）。
- 現病歴：特記事項なし。
- 冠危険因子：脂質異常症（１）・家族性高コレステロール血症（両親ともに心筋梗塞），高血圧（−），糖尿病（−），喫煙（＋）（20本/日×28年）。
- 身体所見：血圧 140/90mmHg，SpO₂ 96%（room air），心音（整），肺音（整），胸部X線 胸水・うっ血（−）。
- 来院時12誘導心電図を図6.12.3に，心電図計測データを表6.12.3に示す。

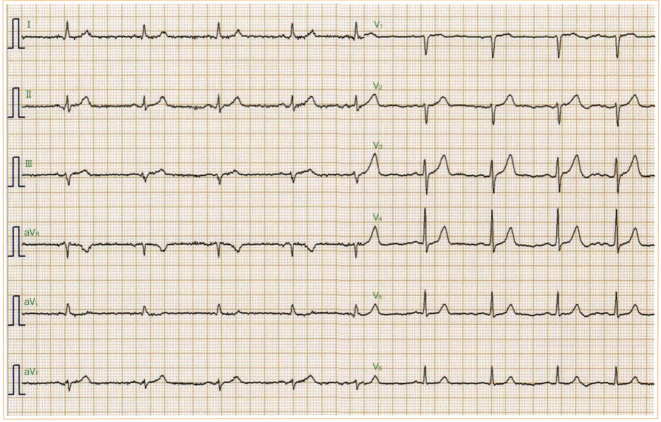

図6.12.3　来院時12誘導心電図

表6.12.3　心電図計測データ

記録時間	14時33分（発症経過時間約60分）
記録条件	25mm/秒　10mm/mV
調律（Rhythm）	洞調律
心拍数（HR）	61/分
QRS軸	−22°
PR時間	0.14秒
QRS波	幅 0.10秒
QT時間	QTc：B 0.43秒
胸部移行帯	V₃

● 1. 心電図所見および臨床血液検査所見

来院時（14時33分：発症経過時間約60分）の心電図では有意な変化なし。

臨床血液検査結果（14時53分：発症経過時間約80分，表6.12.4）では心筋逸脱酵素の上昇なし。

2時間後の再検査にてTnI上昇（0.01ng/mLから0.06ng/mLへ）を認めたためNSTEMIとして冠動脈集中治療室へ入院。

● 2. 冠動脈造影所見および経過

冠動脈造影にて右冠動脈近位部に100%狭窄，左前下降枝近位部に60%狭窄を認めた。なお側副血行路は認めていない。責任冠動脈を右冠動脈近位部と診断。引き続き血行再建術施行。

本症例ではER搬送時のTnIは0.01ng/mL未満であった。ERにて経過観察を行い2時間後のTnI再検査にて0.06ng/mLの上昇を確認。NSTEMIにて冠動脈集中治療室へ入院となった。一方，CK-MBは初回2ng/mL，2時間後5ng/mLであり，ともに基準値以下（基準値5ng/mL以下）であ

6章　その他

表6.12.4　臨床血液検査結果

検査項目	来院時	2時間後
WBC ($10^3/\mu$L)	7.8	9.0
Hb (g/dL)	13.1	12.9
AST (U/L)	18	
LD (U/L)	175	
CRE (mg/dL)	0.68	
eGFRcreat (mL/min/1.73m^2)	97.4	
CK (U/L)	127	
CK-MB (ng/mL)	2	5
TnI (ng/mL)	0.01未満	0.06
NT-proBNP (pg/mL)	24	
CRP (mg/dL)	0.30未満	

表6.12.5　臨床検査データ

来院1時間後の心電図計測データ	
記録時間	15時30分（発症経過時間約120分）
記録条件	25mm/秒　10mm/mV
調律 (Rhythm)	洞調律
心拍数 (HR)	65/分
QRS軸	-3°
PR時間	0.16秒
QRS波	幅0.08秒
QT時間	QTc：B 0.40秒
胸部移行帯	V$_3$
心臓超音波検査所見	
LVDd, LVDs	45mm, 35mm
LVEDV, LVESV	61mL, 29mL
LVEF	52%（肉眼的LVEF：55〜60%）
三尖弁圧較差	19.1mmHg
左室肥大（−）	左室心筋重量計数73g/m^2, 相対的壁厚37%
左室壁運動	下壁にて低収縮。壁の菲薄化および輝度上昇認めず

った。また，心電図変化は来院1時間後の再検査においても，有意な変化は認めていない（表6.12.5，図6.12.4）。

3. 循環器バイオマーカー解釈のポイント

　心電図にてST上昇を認めないNSTEMI症例ではTn測定が有用であり，さらには継時的な測定によりその変化を捉えることが診断に有用である。症例2では初回TnI値が0.01ng/mL未満で，2時間後0.06ng/mLと6倍の上昇を認めることから，急性の心筋傷害と判断できる。欧州心臓病学会から報告されているガイドラインでは非ST上昇型ACSの診断において初回Tn値とその値の変化（値の上昇と下降，もしくはどちらか一方）が鑑別に有用であると示されている[8]。

4. 循環器バイオマーカーの特徴と ACS診療におけるTn解釈の注意点

　Tnは心筋特異性が高く，異常値を示す期間が長いため従来のCKやCK-MBでは捉えることができなかった微小な心筋傷害を捉えることができる[9]。

　一方，上述のごとくTn測定の高感度化により微小な心筋傷害を捉えることが可能となったが，ACS以外の疾患においても異常値を示すことがある。そのため，ACSとそれ以外の疾患や病態に認められる心筋傷害との鑑別が重要である。

　Tn（特に高感度系）はAMI以外にも心筋炎，心不全，腎機能低下，肺血栓塞栓症や敗血症などで上昇することが知られている[4, 10, 11]。また，TnT測定系は用いられる抗体が1種類であるが，TnI測定系は複数メーカーから提供されるため，測定法の違いにより診断基準値（カットオフ値）が異なることから，その判断には注意が必要である。

用語　左室拡張末期径 (left ventricular end-diastolic diameter ; LVDd)，左室収縮末期径 (left ventricular end-systolic diameter ; LVDs)，左室拡張末期容積 (left ventricular end-diastolic volume ; LVEDV)，左室収縮末期容積 (left ventricular end-systolic volume ; LVESV)，左室駆出率 (left ventricular ejection fraction ; LVEF)，三尖弁圧較差 (transtricuspid pressure gradient)

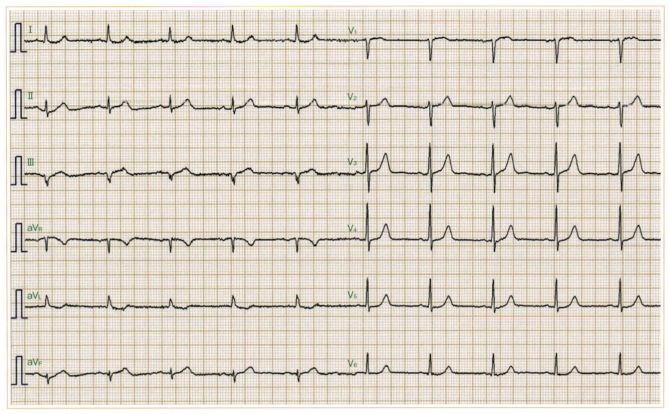

図6.12.4　来院1時間後の12誘導心電図

6章 その他

> 症例95
> ● 60歳台男性。
> 主訴：全身倦怠感，呼吸困難。
> 現病歴：心筋梗塞。
> 冠危険因子：脂質異常症（+），高血圧（+），糖尿病（+），喫煙（−）。
> 身体所見：血圧 140/90mmHg，SpO$_2$ 95%（マスク酸素4L），心音 心尖部で収縮期雑音聴取，呼吸音 両側副雑音聴取，胸部X線 胸水（−），うっ血軽度。
> 来院時12誘導心電図を図6.12.5に，臨床検査データを表6.12.6に示す。

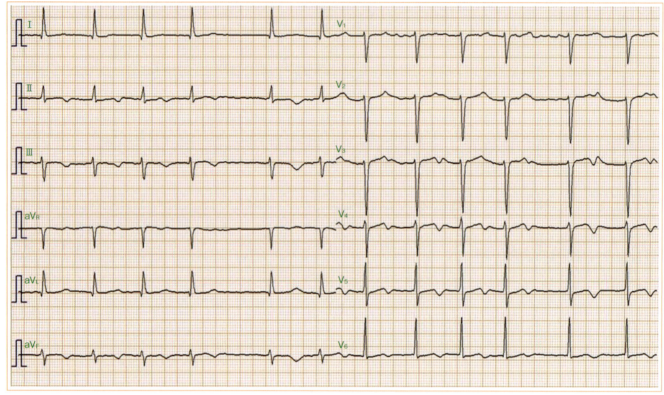

図6.12.5 来院時12誘導心電図

表6.12.6 臨床検査データ

心電図計測データ	
記録条件	25mm/秒　10mm/mV
調律（Rhythm）	心房細動
心拍数（HR）	93/分
QRS軸	0°
PR時間	—
QRS波	幅 0.11秒
QT時間	QTc：B 0.48秒
胸部移行帯	V$_5$
心臓超音波検査所見	
LVDd，LVDs	64mm，50mm
LVEDV，LVESV	105mL，73mL
LVEF	30%（肉眼的LVEF：25〜30%）
三尖弁圧較差	33.1mmHg
LAVI	72.2mL/m^2
推定肺動脈圧	40mmHg
左室肥大（遠心性肥大）	左室心筋重量計数 191g/m^2，相対的壁厚 33%

● 1. 心電図所見および臨床血液検査所見

CCU入室時の心電図は心房細動。

臨床血液検査結果（表6.12.7）では心筋マーカーの上昇あり（TnI：0.11ng/mL）。

翌朝（入院6時間後）の再検査ではTnIの変化はわずかであった（0.11ng/mLから0.10ng/mLへ）。

● 2. 循環器バイオマーカー解釈のポイント

Tn上昇は心筋傷害の存在を意味するが，必ずしもAMIではない。そのため，AMIとそれ以外の疾患や病態に認められる心筋傷害との鑑別が重要である。

症例3は，心不全増悪にてCCUへ入院した非急性冠症候群の症例である。CCU入院時のTnIは0.11ng/mLと上昇を認めている。また，翌朝（入院6時間後）の再検査では0.10ng/mLと大きな変化を認めていない。すなわち慢性の心筋傷害と判断できる。

AMIの除外診断には，初回値とその後の変化を評価することが重要である。一方，BNPとNT-proBNPはそれぞれ308.0pg/mL，6,747pg/mLと著増している。BNPとNT-proBNPはともに，心不全の存在診断，重症度診断，

6.12 循環器疾患のバイオマーカー

表6.12.7　臨床血液検査結果

検査項目	入院時	入院翌日 （入院6時間後）
WBC $(10^3/\mu L)$	12.4	11.6
Hb (g/dL)	12.4	12.9
CRE (mg/dL)	1.44	1.49
eGFRcreat $(mL/min/1.73m^2)$	37.6	38.4
CK (U/L)	128	84
CK-MB (ng/mL)	10	7
TnI (ng/mL)	0.11	0.10
BNP (pg/mL)	308.0	
NT-proBNP (pg/mL)	6,747	

および予後評価に有用で，心不全重症度に伴い血中濃度が上昇し，その濃度は予後と関連する。

筆者らは慢性心不全急性増悪でCCUへ入院した症例において，TnおよびBNPの組み合わせが入院時のリスク評価に有用であること[12]，さらには治療後の退院時におけるリスク評価にも有用であることを報告している[13]。すなわち，左室負荷の指標であるBNPと心筋傷害の指標であるTnが互いに異なる視点で心不全病態を評価しているため，両者の組み合わせが予後評価に有用であることを示唆している。

● 3. まとめ

Tnをはじめとした各種循環器バイオマーカー測定は，心血管疾患の診断および重症度の評価，さらには予後の診断に有用である。各種循環器バイオマーカーの特性を十分理解し，その値を解釈することが大切である。また，これら循環器バイオマーカーは単独ではなく，問診や身体所見，画像診断などと合わせて総合的に判断することが重要である。

［北川文彦］

📖 参考文献

1) Fuster V, Badimon L, Badimon JJ, et al.: "The pathogenesis of coronary disease and the acute coronary syndromes". N Engl J Med, 1992; 326: 242-250, 310-318.

2) Hamm CW, Bassand JP, Agewall S, et al.: "ESC Guidelines for the management of acute coronary syndromes in patients presenting without persistent ST-segment elevation: The Task Force for the management of acute coronary syndromes (ACS) in patients presenting without persistent ST-segment elevation of the European Society of Cardiology (ESC)". Eur Heart J, 2011; 32: 2999-3054.

3) Thygesen K, Alpert JS, Jaffe AS, et al.: "On behalf of the Joint ESC/ACCF/AHA/WHT Task Force for the Universal definition of Myocardial Infarction. Third universal definition of myocardial infarction". Eur Heart J, 2012; 33: 2551-2567.

4) Newby LK, Jesse RL, Babb JD, et al.: "ACCF 2012 expert consensus document on practical clinical considerations in the interpretation of troponin elevations: a report of the American College of Cardiology Foundation task force on Clinical Expert Consensus Documents". J Am Coll Cardiol, 2012; 60: 2427-2463.

5) 松﨑益徳，他：慢性心不全治療ガイドライン（2010年改訂版），http://www.j-circ.or.jp/guideline/pdf/JCS2010_matsuzaki_h.pdf

6) 和泉徹，他：急性心不全治療ガイドライン（2011年改訂版），http://www.j-circ.or.jp/guideline/pdf/JCS2011_izumi_h.pdf

7) 木村一雄，他：ST上昇型急性心筋梗塞の診療に関するガイドライン（2013年改訂版），http://www.j-circ.or.jp/guideline/pdf/JCS2013_kimura_h.pdf

8) Roffi M, Patrono C, Collet JP, et al.: "Task Force for the Management of Acute Coronary Syndromes in Patients Presenting without Persistent ST-Segment Elevation of the European Society of Cardiology (ESC)". Eur Heart J, 2015; 37: 267-315.

9) 石井潤一，北川文彦：「トロポニンⅠ定量」，心筋傷害と心筋/血管マーカー，2002；巻数：114-119.

10) Hasegawa M, Ishii J, Kitagawa F, et al.: "Prognostic value of highly sensitive troponin T on cardiac events in patients with chronic kidney disease not on dialysis". Heart Vessels, 2013; 28: 473-479.

11) Ishii J, Takahashi H, Kitagawa F, et al.: "Multimarker approach to risk stratification for long-term mortality in patients on chronic hemodialysis". Circ J, 2015; 79: 656-663.

12) Ishii J, Nomura M, Nakamura Y, et al.: "Risk stratification using a combination of cardiac troponin T and brain natriuretic peptide in patients hospitalized for worsening chronic heart failure". Am J Cardiol, 2002; 89: 691-695.

13) Ishii J, Cui W, Kitagawa F, et al.: "Prognostic value of combination of cardiac Troponin T and B-Type Natriuretic Peptide after initiation of treatment in patients with chronic heart failure". Clin Chem, 2003; 49: 2020-2026.

付録 共用基準範囲・おもな検査項目のうち
共用基準範囲以外の基準範囲・
パニック値・おもな心臓超音波検査項目

■ 付 録

表1　共用基準範囲（慣用単位）

項目名称	項目	単位		下限	上限
白血球数	WBC	$10^3/\mu$L		3.3	8.6
赤血球数	RBC	$10^6/\mu$L	M	4.35	5.55
			F	3.86	4.92
ヘモグロビン	Hb	g/dL	M	13.7	16.8
			F	11.6	14.8
ヘマトクリット	Ht	%	M	40.7	50.1
			F	35.1	44.4
平均赤血球容積	MCV	fL		83.6	98.2
平均赤血球血色素量	MCH	pg		27.5	33.2
平均赤血球血色素濃度	MCHC	g/dL		31.7	35.3
血小板数	PLT	$10^3/\mu$L		158	348
総蛋白	TP	g/dL		6.6	8.1
アルブミン	ALB	g/dL		4.1	5.1
グロブリン	GLB	g/dL		2.2	3.4
アルブミン / グロブリン比	A/G			1.32	2.23
尿素窒素	UN	mg/dL		8	20
クレアチニン	CRE	mg/dL	M	0.65	1.07
			F	0.46	0.79
尿酸	UA	mg/dL	M	3.7	7.8
			F	2.6	5.5
ナトリウム	Na	mmol/L		138	145
カリウム	K	mmol/L		3.6	4.8
クロール	Cl	mmol/L		101	108
カルシウム	Ca	mg/dL		8.8	10.1
無機リン	IP	mg/dL		2.7	4.6
グルコース	GLU	mg/dL		73	109
中性脂肪	TG	mg/dL	M	40	234
			F	30	117
総コレステロール	TC	mg/dL		142	248
HDL-コレステロール	HDL-C	mg/dL	M	38	90
			F	48	103
LDL-コレステロール	LDL-C	mg/dL		65	163
総ビリルビン	TB	mg/dL		0.4	1.5
アスパラギン酸アミノトランスフェラーゼ	AST	U/L		13	30
アラニンアミノトランスフェラーゼ	ALT	U/L	M	10	42
			F	7	23
乳酸脱水素酵素	LD	U/L		124	222
アルカリホスファターゼ	ALP	U/L		106	322
γ-グルタミルトランスペプチダーゼ	γGT	U/L	M	13	64
			F	9	32
コリンエステラーゼ	ChE	U/L	M	240	486
			F	201	421
アミラーゼ	AMY	U/L		44	132
クレアチンキナーゼ	CK	U/L	M	59	248
			F	41	153
C 反応性蛋白	CRP	mg/dL		0.00	0.14
鉄	Fe	μg/dL		40	188
免疫グロブリン	IgG	mg/dL		861	1747
免疫グロブリン	IgA	mg/dL		93	393
免疫グロブリン	IgM	mg/dL	M	33	183
			F	50	269
補体蛋白	C3	mg/dL		73	138
補体蛋白	C4	mg/dL		11	31
ヘモグロビン A1c	HbA1c	%（NGSP）		4.9	6.0

測定値標準化は血球計数項目以外の項目は認証標準物質測定により評価した。特記すべきは ALB は改良型 BCP 法による，GLU は解答阻止剤による採血の基準個体を使用した。血球計数項目は認証標準物質による校正が困難なため，国際標準測定操作法による測定値にトレーサブルな表示値を持つ試料（キャリブレータ）を測定し，その結果を用いて測定値の一致性を確認することで対応した。メーカー 6 社の基準分析装置にて新鮮なヒト血液を測定し確認した。

（日本臨床検査標準化協議会 基準範囲共用化委員会（編）：「日本における主要な臨床検査項目の共用基準範囲案―解説と利用の手引き―」2014 より転載）

表2　共用基準範囲（英語，SI 単位）

	項目	単位	M/F	下限	上限
leukocytes	WBC	10^9/L		3.3	8.6
erythrocytes	RBC	10^{12}/L	M	4.35	5.55
			F	3.86	4.92
hemoglobin	Hb	g/L	M	137	168
			F	116	148
hematocrit	Ht	L/L	M	0.41	0.50
			F	0.35	0.44
erythrocyte mean corpuscular volume	MCV	fL		83.6	98.2
erythrocyte mean corpuscular hemoglobin	MCH	pg		27.5	33.2
erythrocyte mean corpuscular hemoglobin concentration	MCHC	g/L		317	353
platelets	PLT	10^9/L		158	348
total protein	TP	g/L		66	81
albumin	ALB	g/L		41	52
globulin	GLB	g/L		22	34
albumin/globulin ratio	A/G			1.3	2.2
urea nitrogen	UN	mmol/L		2.7	7.1
creatinine	CRE	μmol/L	M	58	94
			F	41	70
uric acid	UA	μmol/L	M	220	463
			F	152	328
sodium	Na	mmol/L		138	145
potassium	K	mmol/L		3.6	4.8
chloride	Cl	mmol/L		101	108
calcium	Ca	mmol/L		2.18	2.53
inorganic phosphate	IP	mmol/L		0.9	1.5
glucose	GLU	mmol/L		4.1	6.1
triglyceride	TG	mmol/L	M	0.5	2.6
			F	0.3	1.3
total cholesterol	TC	mmol/L		3.7	6.4
HDL-cholesterol	HDL-C	mmol/L	M	1.0	2.3
			F	1.2	2.7
LDL-cholesterol	LDL-C	mmol/L		1.7	4.2
total bilirubins	TB	μmol/L		6.8	26.3
asparate aminotransferase	AST	U/L		13	30
alanine aminotransferase	ALT	U/L	M	10	42
			F	7	23
lactate dehydrogenase	LD	U/L		124	222
alkaline phosphatase	ALP	U/L		106	322
gamma glutamyl transpeptidase	γGT	U/L	M	13	64
			F	9	32
cholinesterase	ChE	U/L	M	240	486
			F	201	421
amylase	AMY	U/L		44	132
creatine kinase	CK	U/L	M	59	248
			F	41	153
C-reactive protein	CRP	mg/dL		0.00	1.39
iron	Fe	μmol/dL		7.2	33.6
IgG	IgG	g/L		8.6	17.4
IgA	IgA	g/L		0.93	3.93
IgM	IgM	g/L	M	0.33	1.83
			F	0.50	2.69
complement C3	C3	g/L		0.73	1.38
complement C4	C4	g/L		0.12	0.31
hemoglobin A1c	HbA1c	mmol/mol		30	42

分子量は以下のようになる。UN（28），CRE（113），UA（168），Ca（40），GLU（180），TG（885），TC，HDL-C，LDL-C（386），TB（584.7），Fe（55.85），HbA1c（10.93 × NGSP% -23.5）

（日本臨床検査標準化協議会 基準範囲共用化委員会（編）：「日本における主要な臨床検査項目の共用基準範囲案―解説と利用の手引き―」2014 より転載）

付　録

表3　おもな検査項目のうち共用基準範囲以外の基準範囲*

項目名称	項目	単位		下限	上限
ハプトグロビン	Hp	mg/dL		19	170
トランスフェリン	Tf	mg/dL		190	320
フェリチン	FER	ng/mL	男性	19	261
			女性	4	64
骨型アルカリホスファターゼ	BAP	μg/L	男性（CLEIA法）	3.7	30.9
			閉経前女性（CLEIA法）	2.9	14.5
			閉経後女性（CLEIA法）	3.8	22.6
下垂体後葉ホルモン					
バソプレシン	AVP	pg/mL	水制限		4.0 以下
			自由飲水		2.8 以下
					2.8 以下
オキシトシン	T	μU/mL	非妊婦		5 以下
			妊婦	3	200
甲状腺ホルモン					
トリヨードサイロニン	T$_3$	ng/dL	ECLIA 法	0.8	1.6
			CLIA 法	76	177
遊離トリヨードサイロニン	FT$_3$	pg/mL	ECLIA 法	1.71	3.71
			CLIA 法	2.1	4.1
サイロキシン	T$_4$	μg/dL	ECLIA 法	6.1	12.4
			CLIA 法	4.8	11.2
遊離サイロキシン	FT$_4$	ng/dL	ECLIA 法	0.9	1.7
			CLIA 法	0.7	1.48
カルシトニン		pg/mL	男性（ECLIA 法）		9.52 以下
			男性（CLIA 法）		5.15 以下
			女性（ECLIA 法）		6.4 以下
			女性（CLIA 法）		3.91 以下
副甲状腺ホルモン					
高感度 PTH		pg/mL		160	520
intact PTH		pg/mL		10	65
whole PTH		pg/mL		8.3	38.7
副腎皮質ホルモン					
コルチゾール		μg/dL		6.2	19.4
アルドステロン		pg/mL		35.7	240
DHEA-S		μg/dL	男性 18〜20 歳	24	537
			男性 21〜30 歳	85	690
			男性 31〜40 歳	106	464
			男性 41〜50 歳	70	495
			男性 51〜60 歳	38	313
			男性 61〜70 歳	24	244
			男性 71 歳以上	5	253
			女性 18〜20 歳	51	321
			女性 21〜30 歳	18	391
			女性 31〜40 歳	23	266
			女性 41〜50 歳	19	231
			女性 51〜60 歳	8	188
			女性 61〜70 歳	12	133
			女性 71 歳以上	7	177
脂溶性ビタミン					
ビタミン A		IU/dL		97	316
		ng/mL		431	1,041
ビタミン D					
1,25-(OH)$_2$ ビタミン D$_3$		pg/mL	RIA 法	20	60
25-OH ビタミン D		ng/mL	CLIA 法		20 以下
ビタミン D$_2$		ng/mL	LC-MS/MS 法		12.1 以下
ビタミン D$_3$		ng/mL	LC-MS/MS 法	5.5	41.4
ビタミン E					
		mg/dL	蛍光法	0.75	1.41
α-トコフェノール		μg/mL	HPLC 法	4.9	13.8
β-トコフェノール		μg/mL		0.06	0.28
γ-トコフェノール		μg/mL		0.1	2.4
δ-トコフェノール		μg/mL			0.14 以下
ビタミン K					
ビタミン K$_1$		ng/mL		0.15	1.25
ビタミン K$_2$		ng/mL			0.10 以下

＊：掲載した基準範囲は『臨床化学検査技術教本』（丸善出版）4 章に掲載した基準範囲に基づく。

221

付　録

項目名称		項目	単位		下限	上限
水溶性ビタミン						
ビタミン B₁			ng/mL	HPLC 法	23.1	81.9
			ng/mL	LC-MS/MS 法	24	66
			µg/dL		2.6	5.8
ビタミン B₂			ng/mL	HPLC 法	66.1	111.4
			µg/dL		12.8	27.6
			µg/dL	蛍光法	4.1	8.8
ビタミン B₆						
	ピリドキサミン	PM	ng/mL			0.6 以下
	ピリドキサール	PAL	ng/mL	男性	6	40
			ng/mL	女性	4	19
	ピリドキシン	PN	ng/mL			3.0 以下
ビタミン B₁₂			pg/mL		180	914
ビタミン C			µg/mL		5.5	16.8
					4.7	17.8
ビタミン B₉（葉酸）			ng/mL		4 以上	
シアル化糖鎖抗原 KL-6			U/mL		105	401
(1→3) β-D- グルカン			pg/mL	ワコー法，マルハ法（カットオフ値）		11 未満
				MK 法，TE 法（カットオフ値）		20 未満
プロカルシトニン		PCT	ng/mL	定量法		0.05 未満
脳性ナトリウム利尿ペプチド		BNP	pg/mL	定量法		18.4 以下
トロポニン T		TnT	ng/mL	TnT 定量法		0.014 以下
トロポニン I		TnI	ng/mL	TnI 定量法		0.04 以下
ヒト心臓由来脂肪酸結合蛋白		H-FABP	ng/mL	カットオフ値		6.2 未満
尿中 L 型脂肪酸結合蛋白		L-FABP	µg/g・CRE			8.4 以下
ミオグロビン		Mb	ng/mL	男性		154.9 以下
				女性		106 以下
CK-MB			ng/mL			5 以下
NT-proBNP			pg/mL			125 以下

〔日本臨床衛生検査技師会（監）：臨床化学検査技術教本，308-312，丸善出版，2017 を改変〕

表4　パニック値（緊急報告値）

検査項目（単位）		臨床検査の ガイドライン 2015		医療機関（急性期病床）における一例	
		低値	高値	低値	高値
臨床化学検査	GLU（mg/mL）	50	350（外来） 500（入院）	50	500
	Na（mmol/L）	115	165	120	180
	K（mmol/L）	1.5	7	2.5	6
	Cl（mmol/L）		120		
	Ca（mg/dL）	6	12	6	14
	UN（mg/dL）		80		
	TB（mg/dL）		20（新生児）		
	TP（g/dL）	4	10		
	ALB（g/dL）	2	6		
	UA（mg/dL）	1	10		
	AST（U/L）		300		400
	ALT（U/L）		300		400（外来） 600（入院）
	LD（U/L）		1,000		2,000
	AMY（U/L）		1,000		500（外来） 600（入院）
	CRE（mg/dL）		急性腎不全：3 慢性腎不全：8		
	CK（U/L）		5,000		
	ChE（U/L）	20			
	アンモニア（µg/dL）		200		
	HbA1c（%）		12		
	乳酸（mmol/L）		5		
	浸透圧（血清）（mOsm/kgH₂O）	255	330		

検査項目（単位）		臨床検査の ガイドライン 2015		医療機関（急性期病床）における一例	
		低値	高値	低値	高値
血液ガス検査	pH	7.2	7.6		
	Paco₂（Torr）	20	70		
	Pao₂（Torr）	40			
	BE（mmol/L）	−10	10		
	HCO₃⁻（mmol/L）	14	40		
	Sao₂（%）	90			
血液検査	WBC（10³/µL）	1.5	20（芽球の出現）		
	Hb（g/dL）	5	20	5	
	PLT（10³/µL）	30	1,000	10	
	PT-INR		2.0（ワルファリン治療時は4.0）		4.0
	フィブリノゲン（mg/dL）	100	700		
	FDP（µg/mL）		20（施設により20〜100）		
髄液検査	糖（mg/dL）	20			
	細胞数（/mm³）		200		

臨床検査のガイドライン（JSLM2015）と医療機関（急性期病床）で用いられている一例との比較

（堀田多恵子：臨床化学検査技術教本，305，丸善出版，2017.）

付　録

表5　おもな心臓超音波検査項目

項目名称	項目	単位
駆出率	EF	%
E波とA波の比	E/A	
E波と弁輪速度の比	E/e'	
左室内径短縮率	FS	%
心室中隔厚	IVST	mm
左房径	LAD	mm
左房容積係数	LAVI	mL/m²
左室拡張末期径	LVDd	mm
左室収縮末期径	LVDs	mm
左室拡張末期容積	LVEDV	mL
左室駆出率	LVEF	%
左室収縮末期容積	LVESV	mL
左室中隔厚	LVIVST	mm
左室後壁厚	LVPWT	mm
後壁厚	PWT	mm
三尖弁圧較差		mmHg
推定肺動脈圧		mmHg

査読者一覧

安保	浩二	大阪市立大学医学部附属病院　中央臨床検査部
生駒	俊和	北陸大学　医療保健学部　医療技術学科
泉	礼司	倉敷芸術科学大学　生命科学部　生命医科学科
遠藤	竜也	岡山医療センター　臨床検査科
大久	典子	東北大学大学院医学系研究科　産業医学部門
小郷	正則	川崎医療短期大学　臨床検査科
古賀	秀信	飯塚病院　臨床研究支援室
齋藤	和	北海道社会事業協会小樽病院　臨床検査科
佐藤	光代	徳島大学病院　診療支援部　臨床検査技術部門
谷口	裕一	岡山赤十字病院　検査部
筑地	日出文	倉敷中央病院　臨床検査技術部
戸出	浩之	群馬県立心臓血管センター　技術部
富原	健	帝京大学医学部附属病院　中央検査部
中井	規隆	前　中部ろうさい病院　中央検査部
山田	辰一	東京女子医科大学病院　中央検査部
山田	宣幸	三菱京都病院　臨床検査科

［五十音順，所属は 2017 年 10 月現在］

索　引

●英数字

% MAP……207
% mean artery pressure……207
1度房室ブロック……83, 84, 93, 100
2：1房室ブロック……93
2束ブロック……138
2度洞房ブロック（Wenckebach型）
　……19, 81
2度洞房ブロック……80
2度房室ブロック……87, 95, 100
2度房室ブロック（MobitzⅡ型）……90
2度房室ブロック（Wenckebach型）
　……84, 87
3次元マッピング装置……32, 69
3束ブロック……138, 139
3度（完全）房室ブロック……93, 99, 102
3度（完全）房室ブロックを合併した心房
　細動……102
3分間心電図……16

ABI……207
ACS……210
acute coronary syndrome……210
acute myocardial infarction……210
AED……176, 194
AMI……210
ankle-branchial index……207
aortic regurgitation……24, 42
APH……195
apical hypertrophy……195
AR……24, 42
arrhythmogenic right ventricular
　cardiomyopathy……199
arterial oxygen saturation……146
artrioventricular reciprocating
　tachycardia……124
ARVC……199
ARVCの診断基準……201
ASH……195
Ashman現象……42, 43
asymmetric septal hypertrophy……195
automated external defibrillator
　……176, 194
AV delay……107, 111
AVRT……124
aVR誘導アルゴリズム……64

A型WPW症候群……125
A型顕性のWPW症候群……122
A波……38

bifid T波……172
BNP……44, 210, 216
body surface area……200
brain natriuretic peptide……44, 210
Bruce変法……65
Brugada症候群……74, 130, 168, 169
Brugadaらの鑑別診断法……64
BSA……200

CAG……6, 140
cardiac memory……124, 125
cardiac troponin……210
catecholaminergic polymorphic
　ventricular tachycardia……70
Ca拮抗薬……16, 69
CCU……166, 177, 212
CCW……46
chronic kidney disease……57
CKD……57
coefficient of variation of RR interval
　……18
computed tomography……90, 203
concealed conduction……54
convex型……180
Cornell voltage基準……48
coronary angiogram……140
coronary angiography……6
coronary care unit……166, 177, 212
counterclockwise rotation……46
coved型……130, 168, 169
coved型ST上昇……74
CPVT……70, 72
CT……90, 203
CVRR……18
C型顕性WPW症候群……30

DDD……109, 111, 116, 118, 155, 158
DDDペースメーカ……155, 158
DDDペースメーカリズム……156
dominant RCA……166
Door-to-balloon time……212
D-shape……147, 179

dyskinesis……166

E/A……5, 20, 198
E/e'……20
early filling/atrial filling……5, 20, 198
EF……5, 20, 42, 126, 143
EIA……208
ejection fraction……5, 20, 42, 126, 143
electrophysiologic study……28, 122
EPS……28, 122
ESC……200
external iliac artery……208
E波とA波の比……5, 20, 198
E波と弁輪速度の比……20

Fontaine分類Ⅱb……208
fractional area change……200
fractional shortening……5
FS……5
f波……44
F波……47

ganglionated plexi……36
GP……36

His束近傍起源……66
Hyper acute T wave……211
hyperkinesis……159
H波……38

IABP……166
ICD……64, 168
ICD植込み術……70
implantable cardioverter defibrillator
　……168
International Society and Federation of
　Cardiology……200
interventricular septal thickness
　……126
intra aortic balloon pumping……166
ISFC……200
IVST……126

Japan coma scale……190
JCS……190
juvenile T wave……3

索 引

J波……170, 171
J波症候群……170

Kent束……30, 122, 125
Kent束の局在……30

lactate dehydrogenase……178
LAD……24, 126, 157
LAVI……35
LCX……140, 161
LD……178
left anterior descending coronary
　artery……157
left atrial dimension……24, 126
left atrial volume index……35
left circumflex coronaly artery branch
　……140
left circumflex coronary artery……161
left main truck……165
left ventricle interventricular septal
　thickness……5
left ventricle posterior wall thickness
　……5
left ventricular ejection fraction……214
left ventricular end-diastolic diameter
　……20, 143, 198, 214
left ventricular end-diastolic volume
　……214
left ventricular end-systolic diameter
　……20, 143, 214
left ventricular end-systolic volume
　……214
Leinhardt症候群……74
LMT……165
LMTの急性心筋梗塞……166
long RP型頻拍……31
LV IVST……5
LV PWT……5
LVDd……20, 143, 198, 214
LVDs……20, 143, 214
LVEDV……214
LVEF……214
LVESV……214

M type……198
magnetic resonance imaging……190
McConnell sign……179
mitral regurgitation……24
mitral valve regurgitation……42
Mobitz Ⅱ型……80, 90
Monckeberg型動脈硬化……207
MR……24, 42
MRI……190
narrow QRS……26
no asynergy……5, 20

non ST-segment elenation myocardial
　infarction……210
normal LV systolic function……5, 20
normal sinus rhythm……58
normal variation……2
notch……27
notched R……198
notched T波……172, 173
NSR……58
NSTEMI……210, 213
N-terminal-proBNP……210
NT-proBNP……210
NU……153
N末端プロ脳性ナトリウム利尿ペプチド
　……210

overdrive suppression……76

P on T……35
P on T期外収縮……36
P terminal force……142, 144, 176, 190, 197
PAC……36
PAD……207
pain free walking distance……207
parasternal long axis……200
parasternal short axis……200
PCI……6
percutaneous arterial oxygen
　saturation……7, 12, 184
percutaneous coronary intervention
　……6
perfect pace mapping……62
peripheral artery disease……207
permanent form of junctional
　reciprocating tachycardia……31
PJRT……31, 32
PLAX……200
poor R progression……145, 196, 197
posterior wall thickness……126
PPCI……51
PR……24
premature atrial contraction……36
premature ventricular contraction
　……42
primary percutaneous coronary
　intervention……51
PR低下……182
PSAX……200
pseudo R'……27
pseudo S……27
PU……153
pulmonic regurgitation……24
pulse wave velocity……207
PVC……42
PWD……207

PWT……126
PWV……207

QRS時間……76
QTU時間……177
QT延長……172
QT延長症候群……172
QT延長症候群の診断……173
QT延長症候群の診断基準……172
QT時間……177

R wave duration index……66
radio frequency catheter ablation
　……28
RAO……159
RCA……162, 166
right anterior oblique……159
right coronary artery……162, 166
right sternal border……142
right ventricular dysplasia……199
right ventricular outflow tract……200
Romhilt-Estes criteria for left
　ventricular hypertrophy……143
Romhilt-Estesによる左室肥大ポイント
　スコア……143, 145
Romhilt-Estes法……145
Romhilt-Estesポイントスコア……195
RSB……142
Rubensteinの分類……76
RVOT……200
RYR2遺伝子の変異……72
R波の増高不良……174, 196, 197

saddle back型……130, 169
saddleback型ST上昇……74
SaO₂……146
severe hypokinesis……159
SFA……208
short RP'……124
short RP型頻拍……27, 29
Short-coupling variant of torsades de
　pointes……74
SIQ Ⅲ T Ⅲ……180
SIQ Ⅲ型……137
SIT Ⅲ……179
SLE……12
Sokolow-Lyon基準……195
Sokolow-Lyonによる右室肥大診断基準
　……147
Sokolow-Lyonによる左室肥大診断基準
　……144, 145
Sokolow-Lyon法……145
SpO₂……7, 12, 184
STEMI……210

226

索　引

ST-segment elevation myocardial infarction……210
ST上昇……164, 165, 192
ST上昇型……210
ST上昇型心筋梗塞……210
superficial femoral artery……208
supraventricular tachycardia……64
SVT……64
systemic lupus erythematosus……12

TBI……207
tethering……198
The European Society of Cardiology……200
Tn……210, 214
TnI……164, 216
toe-branchial index……207
torsade de pointes……171, 173
TR……24, 42
trans-aortic approach……125
transition ratio……58
trans-septal approach……125
transtricuspid pressure gradient……214
tricuspid regurgitation……24, 42
T波減高を伴う陽性U波……161
T波尖鋭……174
T波とU波のシーソー現象……153
T波の陰転化……177
T波の減高を伴う陽性U波……153
T波の先鋭化……175
T波の増高……152
T波の増高を伴う陰性U波……153
T波の増高を伴う陽性U波……153

UAP……210
unstable angina pactoris……210
upstroke time……207
UT……207
U波の増高……152, 177

ventricular fibrillation……168
ventricular tachycardia……64, 173
VF……168
VF zone……71
voltage map……39, 40, 41
VT……64, 173
VT storm……64
VT/VF発作……173
VVIのペースメーカ……40
V波……38

Wenckebach型……81, 87
wide QRS頻拍……63, 65
wide-QRS……174

WPW症候群……122
WPW症候群の型分類……123

β遮断薬……16

●あ

アスリート心臓……16
アンダーセンシング……114, 116

イオンチャンネル病……74
移行帯……3
意識消失……170
意識消失発作……168
異常Q波……3, 156, 197
異所性P波……25, 27, 29, 77
異所性調律……82
イプシロン波……199
陰性U波……150

植込み型除細動器……64, 168
ウォルフ・パーキンソン・ホワイト症候群……122
右外腸骨動脈……208
右冠動脈……162, 164, 166
右冠動脈高度狭窄……152
右冠動脈優位……166
右脚ブロック……44, 126, 127, 199
右胸心……204
右軸偏位……44, 45, 137, 138, 146
右室異形成……199
右室下壁領域起源……61
右室起源……54, 58, 66, 200
右室梗塞……162, 163
右室梗塞合併例……162
右室肥大……90, 146, 147
右室負荷……130
右室流出路……66, 200
右室流出路起源……53, 55, 57
右室流出路起源心室期外収縮……57
右室流出路中隔起源心室期外収縮……57
右前斜位……159
運動負荷血圧脈波検査……207
運動負荷血圧脈波検査所見……208
運動負荷血圧脈波検査のプロトコル……207

永続性心房細動……40, 41
永続性接合部回帰頻拍……31
エプシュタイン奇形……147
遠心性肥大……143, 145
エントリー頻拍……124

横位心……3
凹型ST-T上昇……184
欧州心臓病学会……200

オーバーセンシング……114

●か

下位自動中枢……100
核磁気共鳴画像……190
拡大肺静脈隔離術……36
拡張型心筋症……197, 198
拡張期雑音3/6（4RSB）……142
拡張期負荷……147
過収縮……159
下大静脈フィルター……179
学校生活管理指導……84, 86
カテコラミン感受性多形性心室頻拍……70, 74
ド部起源……54
下壁梗塞……163
下方軸……57
カラーマッピング……39
冠疾患集中治療室……166, 177, 212
冠静脈洞入口部起源心房頻拍……31
冠性T波……156
完全右脚ブロック……95, 127
完全左脚ブロック……132
完全房室ブロック……99, 100
完全房室ブロックを合併した心房細動……44
冠動脈造影……6, 140
冠動脈の区分……151
間入性心室期外収縮……53, 54
貫壁性虚血……155

機械的リモデリング……40
機能的ブロック……22
逆タコツボ型心筋症……190, 191, 193
脚ブロックに合併した心房粗動……51
逆方向運動……166
逆行性P波……26, 27, 29
求心性肥大……145
急性下壁梗塞・右室梗塞合併例……163
急性下壁心筋梗塞……162
急性下後壁心筋梗塞……164
急性冠症候群……133, 155, 210
急性高位側壁心筋梗塞……160
急性広範囲前壁心筋梗塞……156, 157
急性心筋炎……186
急性心筋梗塞……210
急性前壁心筋梗塞……155
急性側壁心筋梗塞……158
胸骨右縁……142
狭心症……150
鋸歯状……34
鋸歯状波……47
巨大陰性T波……145, 195
駆出率……5, 20, 42, 126, 143

227

■ 索 引

くも膜下出血……202,203

頸静脈怒張……180
経大動脈アプローチ……125
経中隔アプローチ……125
経皮的冠動脈インターベンション……6
経皮的動脈血酸素飽和度……7,12,184
血圧脈波検査……207
血清K値上昇の原因……175

高位側壁……158
高位側壁枝……158
高位肋間……168
高位肋間12誘導心電図……74
高位肋間記録……130
高位肋間記録心電図……131
高カリウム血症……174,175
高周波カテーテルアブレーション
　　……28,32,124
高周波カテーテルアブレーション治療
　　……36
甲状腺機能亢進症……13
甲状腺機能低下症……16
後天性QT延長症候群……74
高度QT延長……176
高頻度駆動抑制……76
後壁虚血……152
後壁厚……126
呼吸性洞不整脈……18
国際心臓連合……200
コンピュータ断層撮影……90,203

● さ

細動波……36,44
左回旋枝……140,152,158,160,161
左冠尖起源……66
左冠動脈回旋枝……140
左冠動脈主幹部……165
左冠動脈主幹部高度狭窄例……166
左冠動脈主幹部閉塞……165
左冠動脈前下行枝……157
左脚後枝ブロック……137,138
左脚後枝領域心室頻拍……69
左脚前枝ブロック……44,135,138
左脚ブロック……132,158
左軸偏位……44,45,46,135,190
左室拡張末期径……
　　20,143,198,214
左室拡張末期容積……214
左室起源……54,58
左室駆出率……214
左室後壁厚……5
左室収縮能正常……5,20
左室収縮末期径……20,143,214
左室収縮末期容積……214

左室中隔厚……5
左室内径短縮率……5
左室肥大……48,142
左室流出路……66
左室流出路起源……59
左前下行枝……150,155
左前下行枝Seg 7完全閉塞……155
左浅大腿動脈……208
左房拡大……146,190
左房径……24,126
左房容積係数……35
三枝病変……152
三尖弁逆流……24
三尖弁圧較差……214
三尖弁閉鎖不全症……42,147
三尖弁輪起源心室期外収縮……61
三尖弁輪部中隔起源……61

時相分析図……21,54,55,81,100
持続性心房細動……36
自動体外式除細動器……176,194
若年性T波……3
ジャパン・コーマ・スケール……190
収縮期負荷……147
収縮性心膜炎……184
修正バルサルバ法……50
修正誘導記録……205
修正誘導記録の方法……205
重度の低収縮……159
重度肺動脈狭窄……147
循環器疾患のバイオマーカー
　　……149,210
循環器バイオマーカー……217
上室期外収縮……20,22
上室期外収縮鑑別……21
上室頻拍……26,63,64
上室頻拍の判読手順……27
徐脈……174
徐脈頻脈症候群……82
自律神経障害……18
自律神経叢……36
心アミロイドーシス……196
心筋逸脱酵素……164
心筋炎……184,185
心筋梗塞……155
心筋傷害マーカー……211
心筋トロポニン……210
神経調節性失神……97
心室期外収縮……21,42,53,54
心室期外収縮2段脈……53
心室期外収縮3段脈……55
心室期外収縮の起源……54
心室細動……73,168,169,171,175
心室センシング……105
心室センシング不全……114

心室中隔欠損……147
心室中隔厚……126
心室中隔の扁平化……179
心室内変行伝導……42
心室頻拍……63,64,173,175
心室ペーシング……105,107
心室ペーシング不全……105,106,109
心尖部起源……54
心尖部肥大型心筋症……195
心尖部瘤……145
心電図RR間隔変動係数……18
心内心電図……38
心内心電図所見……38
心肺蘇生法……176
心肺停止……170
心拍依存性……127
深部静脈血栓……179
心房オーバーセンシング……118
心房期外収縮……36,170
心房細動……35,36,44,102,147,216
心房細動中にみられる心室内変行伝導
　　……42
心房センシング不全……116
心房粗動……13,34,46,49,50,52
心房中隔欠損……130
心房中隔欠損症……147
心房中隔欠損閉鎖術後心房頻拍……33
心房頻拍……13,31,32,34
心房ペーシング……107
心房ペーシング不全……107
心房リード不完全断線……118
心膜炎……182,183,184

ストレイン型……195
ストレイン型ST-T波……145
ストレイン型ST-T波低下……142,145
ストレイン型ST低下……146
スポーツ心臓……16
スラー型……171

正常亜型……2
正常心電図……2,7
正常洞調律……58
正方向性房室回帰頻拍……29,30
絶対性不整脈……36,39,44
センシング不全……114
全身性エリテマトーデス……12
先天性QT延長症候群……74
先天性QT短縮症候群……74

早期興奮症候群……122
早期再分極……4,171
早期再分極症候群……74
僧帽弁逆流……24
僧帽弁狭窄……147

索引

僧帽弁狭窄症……147
僧帽弁のtethering……198
僧帽弁閉鎖不全症……42
僧帽弁輪起源心室期外収縮……59
僧帽弁輪部前側壁起源……59
足関節上腕血圧比……207
足趾上腕血圧比……207
粗動波……47

● た
体温……13
体温と心拍数の関係……14
代償性休止期……55
代償性休止期を伴う心室期外収縮……55
対側性ST下降……161
対側性変化……164,165,203
大動脈冠尖……56
大動脈冠尖起源……58
大動脈内バルーンパンピング法……166
大動脈弁逆流……24
大動脈弁狭窄症……144
大動脈弁直下起源……58
大動脈弁閉鎖不全……143
大動脈弁閉鎖不全症……42,142
体表面積……200
多形性の心室頻拍……72
タコツボ型心筋症……187,188,203
タコツボ型心筋症の亜型……193

直接的経皮的冠動脈形成術……51
陳旧性心筋梗塞に合併した心室頻拍
　　……63

通常型心房粗動……46,48
通常型房室結節エントリー頻拍
　　……26,27,28

低CO₂血症……178
低カリウム血症……176,177
テザリング……198
デルタ波……30,122
デルタ波出現の原理……123
デルタ波の極性……122
電解質異常……174
電気軸偏位……138
電気生理学的検査……28,122
電気的リモデリング……40
典型的な心房細動……39
伝導遅延……197

洞休止……15
洞室調律……175
洞徐脈……12,15,75
洞調律の定義……13
洞停止……78,79

等電位線……33,34
洞頻脈……12,13,27
洞不整……17
洞不整脈……17,18
洞不整脈の診断基準……19
洞不全症候群……16,75,76
洞房伝導時間……81
洞房ブロック……15,25
動脈血内酸素飽和度……146
特性性左室脚枝心室頻拍……68
特発性心室細動……74
特発性心室不整脈……66
時計方向回転……3,48
凸型ST-T上昇……203
凸型ST上昇……186,188,202
突然死……169
トレッドミル運動負荷心電図検査
　　……65,70
トレッドミル負荷運動心電図検査にて誘
　　発された心室頻拍……65
鈍角枝……158,160

● な
二尖症……142
ニトログリセリン……151
ニトログリセリン舌下……150
二分T波……172
二方向性心室頻拍……70,72
二方向性非持続性心室頻拍……70
乳酸脱水素酵素……178
二裂T波……172

脳性ナトリウム利尿ペプチド……44,210
ノッチ……27,171,199

● は
肺高血圧症……147
肺静脈（電気的）隔離術……36
肺静脈還流異常症……147
肺性P波……146
肺塞栓症……178,180
肺塞栓症の判別……180
肺動脈弁逆流……24
肺動脈弁狭窄症……147
跛行出現距離……207
バルサルバ手技……50
反時計方向回転……3,46,53

非ST上昇型……210
非ST上昇型心筋梗塞……210
非持続性心室頻拍……56
肥大型心筋症……194
非対称性中隔肥厚……195
非通常型房室結節リエントリー頻拍
　　……31,32

非伝導性上室期外収縮……15,24,25
非伝導性上室期外収縮鑑別……25
非伝導性心房期外収縮……77
非伝導性心房期外収縮の二段脈……77
頻拍起源を推定……32
頻脈性心房細動……39

ファロー四徴症……147
不安定狭心症……210
不完全右脚ブロック……52,128,130
副交感神経……86
副交感神経緊張……16
副伝導路……122,123
副伝導路の局在……30
不顕性伝導……54
不整脈原性右室心筋症……74,199
分枝ブロック……137

閉塞性肥大型心筋症……195
ペーシング不全……105
ペースメーカ心電図……105
壁運動異常なし……5,20
ベラパミル……69
ベラパミル感受性左室起源心室頻拍
　　……68
変行伝導……20,63

傍胸骨短軸像……200
傍胸骨長軸像……200
房室回帰性頻拍……124
房室解離……64
房室結節動脈……163
房室結節二重伝導路……28,32
房室接合部調律……102,174
房室接合部補充収縮……78,79,81
房室接合部補充調律……79
房室伝導時間……107
房室ブロック……15,83,140,164
発作性上室頻拍……13
発作性心房細動……39
発作性心房細動となるP on T期外収縮
　　からの心房細動……35
発作性房室ブロック……97

● ま
マクロ・リエントリー……68
末梢動脈疾患……207
マルファン症候群……142
慢性腎臓病……57

脈波伝播速度……207

無効ペーシング……111

迷走神経……86

229

■索 引

迷送神経緊張……16
面積変化率……200

●や

薬理学的除細動……25

融合収縮……111

陽性Ｕ波……152
容量負荷……130

●ら

リアノジン受容体遺伝子の変異……72
リエントリー性心室頻拍……69
リエントリー頻拍……124
立位心……3
流出路起源……58
流出路起源心室期外収縮診断のアルゴリ
　　ズム……57,58

連結期……22
連合弁膜症……40
連合弁膜症を合併した永続性心房細動
　　……40

JAMT技術教本シリーズ
循環機能検査症例集

定価　本体4,600円（税別）

平成30年1月31日　発　行

監　修　　一般社団法人　日本臨床衛生検査技師会

発行人　　武田　正一郎

発行所　　株式会社　じ ほ う

　　　　　101-8421　東京都千代田区神田猿楽町1-5-15（猿楽町SSビル）
　　　　　電話　編集　03-3233-6361　販売　03-3233-6333
　　　　　振替　00190-0-900481
　　　　　＜大阪支局＞
　　　　　541-0044　大阪市中央区伏見町2-1-1（三井住友銀行高麗橋ビル）
　　　　　電話　06-6231-7061

© 一般社団法人　日本臨床衛生検査技師会，2018

Printed in Japan　　　　　　　組版　(有)アロンデザイン　　印刷　シナノ印刷(株)

本書の複写にかかる複製，上映，譲渡，公衆送信（送信可能化を含む）の各権利は
株式会社じほうが管理の委託を受けています。

JCOPY ＜(社)出版者著作権管理機構 委託出版物＞
本書の無断複製は著作権法上での例外を除き禁じられています。
複製される場合は，そのつど事前に，(社)出版者著作権管理機構（電話 03-3513-6969,
FAX 03-3513-6979, e-mail：info@jcopy.or.jp）の許諾を得てください。

万一落丁，乱丁の場合は，お取替えいたします。

ISBN 978-4-8407-4998-5